Antibiotic Stewardship im Krankenhaus

Ihr Bonus als Käufer dieses Buches

Als Käufer dieses Buches können Sie kostenlos unsere Flashcard-App „SN Flashcards" mit Fragen zur Wissensüberprüfung und zum Lernen von Buchinhalten nutzen. Für die Nutzung folgen Sie bitte den folgenden Anweisungen:

1. Gehen Sie auf **https://flashcards.springernature.com/login**
2. Erstellen Sie ein Benutzerkonto, indem Sie Ihre Mailadresse angeben, ein Passwort vergeben und den Coupon-Code einfügen.

MOREMEDIA

Ihr persönlicher „SN Flashcards"-App Code 8525E-6628F-06704-D6804-75EBE

Sollte der Code fehlen oder nicht funktionieren, senden Sie uns bitte eine E-Mail mit dem Betreff **„SN Flashcards"** und dem Buchtitel an **customerservice@springernature.com**.

Sebastian Schulz-Stübner

Antibiotic Stewardship im Krankenhaus

Springer

Sebastian Schulz-Stübner
Deutsches Beratungszentrum für Hygiene
BZH GmbH
Freiburg im Breisgau, Deutschland

ISBN 978-3-662-60557-8 ISBN 978-3-662-60558-5 (eBook)
https://doi.org/10.1007/978-3-662-60558-5

Die Deutsche Nationalbibliothek verzeichnet diese Publikation in der Deutschen Nationalbibliografie; detaillierte bibliografische Daten sind im Internet über http://dnb.d-nb.de abrufbar.

Springer

Fotonachweis Umschlag: © Sedna
Umschlaggestaltung: deblik Berlin

Springer ist ein Imprint der eingetragenen Gesellschaft Springer-Verlag GmbH, DE und ist ein Teil von Springer Nature.
Die Anschrift der Gesellschaft ist: Heidelberger Platz 3, 14197 Berlin, Germany

Vorwort

Antibiotic Stewardship, Diagnostic Stewardship und Antiseptic Stewardship sind der neue Dreiklang in Ergänzung zu krankenhaushygienischen Interventionen, um der Ausbreitung von multiresistenten Erregern Einhalt zu gebieten. Dieses Buch hat es sich zum Ziel gesetzt, die einschlägigen Leitlinien in eine praktische Anwendungsform zu übersetzen und die Inhalte der strukturierten curricularen Fortbildung „Antibiotic Stewardship (ABS)" so abzubilden, dass das Buch sowohl als Lehrbuch für die Fortbildung als auch als Nachschlagewerk in der Klinik verwendet werden kann.

Dem „Steward" obliegt dabei die Rolle des intelligenten, verantwortungsvollen Kümmerers und nicht des Überwachers oder Besserwissers. Daher beschäftigt sich ein Kapitel auch explizit mit den Fragen der psychologischen Umsetzung unter dem Stichwort Implementierungsstratgien.

Mein besonderer Dank gilt Frau Dr. med. Barbara Maier für das kritische Lesen des Manuskripts und wertvolle Tipps sowie dem Antibiotic-Stewardship-Team des Deutschen Beratungszentrums für Hygiene für viele Falldiskussionen und praktische Anwendungserfahrungen.

Freiburg
Januar 2020

Sebastian Schulz-Stübner

Inhaltsverzeichnis

Multiresistente Erreger (MRE) – Entwicklung, Epidemiologie, Einordnung in krankenhaushygienische und infektionspräventive Zusammenhänge

1

Inhaltsverzeichnis

Der Begriff der Resistenz wurde bereits verwendet, als Kossiakoff 1887 bemerkte, dass Bakterien, die ursprünglich von Borsäure, Phenol und Quecksilber getötet wurden, mit der Zeit tolerant gegenüber diesen Substanzen wurden (Kossiakoff 1887). Diese machen sich ihre genetische Variabilität, zahlreiche intrinsisch vorhandene Resistenzmechanismen, multiple Modi des Genaustauschs und die kurze Generationszeit im Sinne einer raschen Selektion und Mikroevolution zunutze (Abb. 1.1).

Mit der Entdeckung des Penicillins durch Alexander Flemming und seine Erstbeschreibung 1929 begann nicht nur die therapeutische Ära der Antibiotika, die die Medizin entscheidend geprägt und verändert hat, sondern auch die moderne Geschichte der Resistenzentwicklung (Tab. 1.1) der Erreger (Fleming 1929). Bis zum ersten klinischen Einsatz von Penicillin vergingen über 12 Jahre, in denen aber bereits Resistenzen beobachtet wurden. Erst in den 1940er-Jahren erfolgte der breite klinische Einsatz, vor allem bei den Verwundeten im Zweiten Weltkrieg. Rasch bildeten sich penicillinasebildende Staphylokokkenklone heraus, die sich weltweit verbreiteten, und Penicillin G verlor zunehmend an Wirksamkeit.

Im Jahr 1959 wurde mit Methicillin eine neue Substanz eingeführt, die gegenüber den Penicillinasen stabil war. Schon 2 Jahre nach der Einführung von Methicillin wurden die ersten methicillinresistenten *Staphylococcus aureus* (MRSA)-Stämme beschrieben. Nach

S. Schulz-Stübner, *Antibiotic Stewardship im Krankenhaus*,
https://doi.org/10.1007/978-3-662-60558-5_1

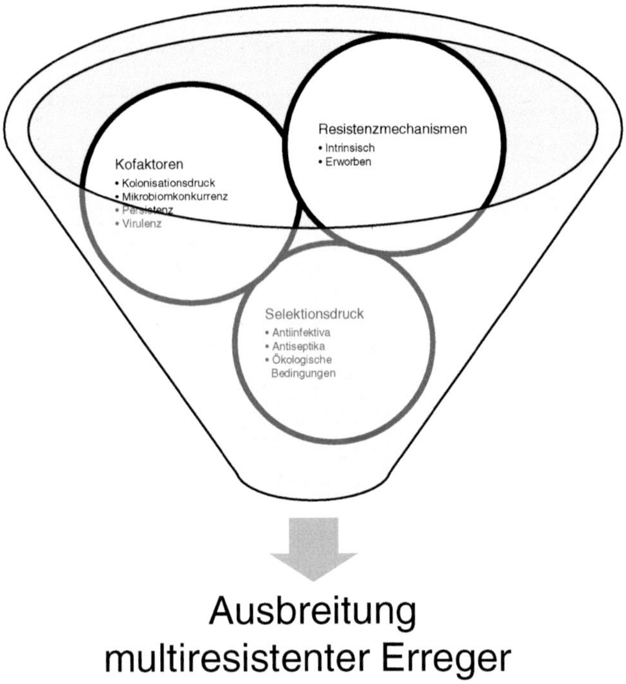

Abb. 1.1 Faktoren für die Entstehung und Verbreitung von multiresistenten Erregern

1961 verbreiteten sich die MRSA in den USA und Europa und sind inzwischen ein weltweites Problem mit Prävalenzraten von 1 % der *Staphylococcus-aureus*-Isolate in den Niederlanden, über 20 % in Deutschland bis zu 60 % in den USA.

Die heutzutage aufgrund des besseren Nebenwirkungsprofils überwiegend verwendeten Substanzen, wie z. B. Oxacillin oder Flucloxacillin, unterliegen dem gleichen Resistenzmechanismus wie Methicillin, doch hat sich der Name MRSA anstelle von Oxacillin-resistenten *Staphylococcus aureus* (ORSA) in der Literatur durchgesetzt.

Vancomycin wurde in den 1950er-Jahren entwickelt und war über 30 Jahre lang ein Reserveantibiotikum, das gegen praktisch alle grampositiven Erreger wirksam war. Im Jahr 1986 gab es die ersten Berichte über VRE in Europa und wenig später auch in den USA. Inzwischen sind auch einzelne Fälle mit Vancomycin- und Methicillin-resistenten Staphylokokken (VRSA) bzw. Linezolid-resistenten Staphylokokken aufgetreten, allerdings haben diese (noch) keine klonale Verbreitung gefunden.

Das Problem unnötiger Antibiotikaverschreibungen, z. B. bei viralen Infekten oder fehlender klarer Diagnose einer Infektion, ist nicht neu. Schon 1970 beschrieben Scheckler et al., dass 60 % aller Antibiotikaverschreibungen fehlerhaft seien (Scheckler et al. 1971), und Fritsche und Schulz-Stübner (1973) dokumentierte den Trend zur Resistenzentwicklung in Deutschland.

Tab. 1.1 Zeit der Markteinführung von Antibiotika und Nachweise resistenter Erreger in den USA. (Mit freundlicher Genehmigung des Centers für Desease Control and Prevention, USA)

Antibiotikum	Jahr der Zulassung oder Markteinführung in den USA	Antibiotikaresistenter Erreger	Jahr der Erstbeschreibung
Penicillin	1941	Penicillin-resistenter *Streptococcus pneumoniae*	1967
		Penicillinase-produzierende *Neisseria gonorrhoeae*	1976
Vancomycin	1958	Plasmid-mediated Vancomycin-resistenter *Enterococcus faecium*	1988
		Vancomycin-resistenter *Staphylococcus aureus*	2002
Amphotericin B	1959	Amphotericin B-resistente *Candida auris*	2016
Methicillin	1960	Methicillin-resistenter *Staphylococcus aureus*	1960
Extended-spectrum- Cephalo-sporine	1980 (Cefotaxime)	Extended-spectrum beta-Lactamase-produzierende *Escherichia coli*	1983
Azithromycin	1980	Azithromycin-resistente *Neisseria gonorrhoeae*	2011
Imipenem	1985	*Klebsiella pneumoniae* Carbapenemase (KPC)-produzierende *Klebsiella pneumoniae*	1996
Ciprofloxacin	1987	Ciprofloxacin-resistente *Neisseria gonorrhoeae*	2007
Fluconazol	1990 (FDA approved)	Fluconazole-resistente *Candida*	1988
Caspofungin	2001	Caspofungin-resistente *Candida*	2004
Daptomycin	2003	Daptomycin-resistenter Methicillin-resistenter *Staphylococcus aureus*	2004
Ceftazidim-Avibactam	2015	Ceftazidim-Avibactam-resistente KPC-produzierende *Klebsiella pneumoniae*	2015

Verschiebungen der bakteriellen Ökologie und konsekutiv das Auftreten anderer Infektionserreger durch den Einfluss von Antibiotika werden ebenfalls seit den 70er-Jahren des 20. Jahrhunderts beschrieben. Damals wurde eine Abnahme der *Staphylococcus-aureus*-Infektion und eine Zunahme von Enterobacteriales- und Pilzinfektionen beobachtet (Finland 1970).

Die WHO veröffentliche unlängst eine Liste der „12 gefährlichsten Bakterienfamilien". Als kritisch werden hier derzeit Carpapenem-resistente *Acinetobacter baumannii*, *Pseudomonas aeruginosa* und Enterobacteriales eingestuft. Mit hoher Priorität werden Vancomycin-resistente Enterokokken (VRE), Methicillin-resistente *Staphylococcus aureus* (MRSA), aber auch weniger im Bewusstsein präsente Vertreter wie Clarithromycin-resistente *Helicobacter pylori*, Chinolon-resistente *Campylobacter spp.*, Salmonellen und Chinolon- und Cephalosporin-resistente *Neisseria gonorrhoeae* aufgelistet. Mit mittlerer Priorität werden Penicillin-unempfindliche *Streptococcus pneumoniae*, Ampicillin-resistente *Haemophilus influenzae* und Chinolon-resistente *Shigella spp.* genannt (WHO 2017).

Die Einteilung orientiert sich an den Auswirkungen fehlender Behandlungsoptionen auf große Bevölkerungsgruppen weltweit, wobei auch wirtschaftliche Faktoren (z. B. fehlender Zugang zu Reserveantibiotika) eine Rolle spielen.

Die Centers for Disease Control and Prevention (CDC 2019a, b) benennen in ihrem Antibiotic-Resistance Threat Report (2019) folgende Erreger als

- dringliche Bedrohung – „urgent threats“:
  - Carbapenem-resistant Acinetobacter,
  - *Candida auris,*
  - *Clostridioides difficile,*
  - Carbapenem-resistant Enterobacteriales,
  - Drug-resistant *Neisseria gonorrhoeae,*
- ernste Bedrohung – „serious threats“:
  - Drug-resistant Campylobacter,
  - Drug-resistant Candida,
  - ESBL-producing Enterobacteriales,
  - Vancomycin-resistant Enterococci (VRE),
  - Multidrug-resistant *Pseudomonas aeruginosa,*
  - Drug-resistant nontyphoidal Salmonella,
  - Drug-resistant *Salmonella serotype* Typhi,
  - Drug-resistant Shigella,
  - Methicillin-resistant *Staphylococcus aureus* (MRSA),
  - Drug-resistant *Streptococcus pneumoniae,*
  - Drug-resistant Tuberculosis,
- besorgniserregende Bedrohung – „concerning threats“:
  - Erythromycin-Resistant Group A Streptococcus,
  - Clindamycin-resistant Group B Streptococcus.

Die Centers for Disease Control and Prevention (CDC) benennen auf einer sogenannten „Watch List“

- Erreger mit Problempotenzial:
  - Azole-resistant *Aspergillus fumigatus,*
  - Drug-resistant *Mycoplasma genitalium,*
  - Drug-resistant *Bordetella pertussis.*

Die weltweite epidemiologische Lage der Verbreitung resistenter bakterieller Erreger stellt sich heterogen dar. Hohe Inzidenzen von multiresistenten gramnegativen Erregern (MRGN) werden insbesondere in Indien und im südostasiatischen Raum beschrieben, wo Antibiotika unkontrolliert ohne Verschreibungspflicht abgegeben und eingenommen werden. Lübbert et al. beschreiben außerdem eine hohe Belastung des Abwassers in der Nähe pharmazeutischer Unternehmen mit Antibiotikarückständen (Lübbert et al. 2017). Die Forscher wiesen in den Gewässern in der Nähe der Produktionsanlagen nicht nur hohe Antibiotikaspiegel, sondern auch eine Vielzahl multiresistenter Erreger nach. Ein Großteil der weltweiten produzierten Antibiotika wird in außereuropäischen Ländern, v. a.in Indien und China hergestellt. Ein Ausfall in diesen Produktionsstätten (gerade bei Grundsubstanzen) führt dann häufig zu weltweiten Lieferengpässen (s. auch Abschn. 3.2.).

Eine Verbreitung von MRGN durch Fernreisen lässt sich aus Untersuchungen von Reiserückkehrern aus Endemieregionen ableiten (Lübbert et al. 2015), aber auch in Deutschland finden sich MRGN in Gewässern und Antibiotikarückstände in Kläranlagen. Im Rahmen des Projektes HyReKA (Hygienisch-medizinische Relevanz und Kontrolle Antibiotika-resistenter Erreger in Abwässern und die Bedeutung für Rohwässer) ergaben sich folgende Ergebnisse:

„Der Vergleich der bisherigen Untersuchungsergebnisse von Abwässern aus dem Klinikbereich bzw. von Klinik-beeinflussten städtischen Abwässern mit kommunalen Abwässern mit ländlich geprägten Einzugsgebieten zeigt qualitativ eine höhere Belastung der Klinik-beeinflussten städtischen Abwässer mit Gram-negativen Erregern, die gegen 4 Antibiotikagruppen einschließlich Carbapenemen und z. T. Colistin-resistent sind. Der Anteil an 4MRGN an allen getesteten Gram-negativen Isolaten betrug bei den urbanen Abwässern inkl. Kliniken 28,4 %, der Anteil an 4MRGN mit zusätzlicher Colistin-Resistenz betrug 9,7 %. Im Vergleich ließen sich nur in 0,4 % bzw. 0,18 % der Gewässer- und Abwasserisolate aus einem ländlichen Fließgewässereinzugsgebiet inklusive kommunaler Abwässer 4MRGN bzw. 4MRGN mit Colistin-Resistenzen nachweisen. Die Reduktion der kulturell nachweisbaren resistenten Bakterien im Zuge der Abwasserbehandlung beträgt dabei in den Kläranlagen des urbanen als auch des ländlichen Raumes rund 2–3 Log-Stufen" (Exner et al. 2018).

Daraus leiten die Autoren die Forderung nach einer Verbesserung der mikrobiologischen Wirkung von Kläranlagen ab.

Hinweise für zoonotische Übertragungswege ergeben sich sowohl durch MRSA-Nachweise in der Lebensmittelkette als auch für ESBL-Bildner oder plasmidkodierte („mobile") Colistin-Resistenzen (Liu et al. 2015; Exner et al. 2017).

Während in den USA beispielsweise der „community-acquired" (CA-) MRSA (meist Typ USA 300) inzwischen der dominierende Vertreter ist, kommen CA-MRSA in Deutschland mit ca. 1 % der Isolate verhältnismäßig selten vor, und die Gesamtzahl der MRSA-Infektionen ist inzwischen eher rückläufig.

► Bei MRSA spielen in Deutschland Healthcare-Associated (HA)-MRSA nach wie vor die Hauptrolle und Lifestock-associated (LA)- und Community-associated (CA)-MRSA eine untergeordnete Rolle, sodass der Verhinderung von Transmission über Kontakte mit dem Gesundheitswesen nach wie vor eine große Bedeutung zukommt.

Für die hauptsächlich im Darm als Reservoir anzutreffenden Enterokokken und MRGN spielen allerdings nicht mit dem Gesundheitswesen assoziierte Verbreitungswege innerhalb der Allgemeinbevölkerung ebenso eine Rolle, sodass transmissionspräventive Maßnahmen innerhalb von Krankenhäusern alleine zur Verhinderung einer weiteren Ausbreitung nicht effektiv sind, zumal es für diese Erreger keine langfristig wirksamen Dekolonisationsregimes – im Gegensatz zu MRSA – gibt.

Derartige Unterschiede in der Epidemiologie gilt es im Rahmen des sogenannten One-Health-Ansatzes (s. Kap. 2) zur Resistenzbekämpfung zu berücksichtigen. Tab. 1.2 gibt eine zusammenfassende epidemiologische Risikobewertung der derzeit klinisch wichtigen Erreger, wobei Resistenzen von Erregern häufiger ambulant erworbener Infektionen (z. B. Harnwegsinfektionen, Pneumonien) bei gleichzeitiger Verbreitung in der Allgemeinbevölkerung naturgemäß ein anderes epidemiologisches Problempotenzial aufweisen als auf den medizi-

Tab. 1.2 Epidemiologische Risikobewertung für Deutschland. (Aus: Schulz-Stübner et al. 2019)

	MRSA	VRE	3 MRGN	4 MRGN
Trend	Abnehmend	Zunehmend	Zunehmend	Auf niedrigem Niveau stabil
Verbreitung	Nosokomial bzw. bekannte Wiederaufnahme, (selten) zoonotisch (Lifestock-associated MRSA, Nachweise in der Lebensmittelkette)	Hohe Aufnahmeprävalenzen deuten auf zunehmende Verbreitung außerhalb medizinischer Einrichtungen hin.	Verbreitung innerhalb der Bevölkerung, Nachweise in der Lebensmittelkette	Risikogruppen (z.B. medizinische Behandlung in Hochendemie-Regionen) aber auch „spontane" Fälle ohne typisches Risikoprofil
Klinische Bedeutung	Infektionen	Viele Kolonisationen, Infektionen v.a. bei Risikopatienten (Immunsuppression, Störungen der Darmbarriere)	Viele Kolonisationen	Komplizierte Therapie bei Infektionen
Krankenhaushygienische Bedeutung	Ausbrüche	Ausbrüche, teilweise scheinbar hohe Umweltpenetranz, Assoziation mit Reinigungsregime	Ausbrüche (v.a. *Acinetobacter baumannii* Klebsiellen, Serratien und *Pseudomonas aeruginosa)*	Ausbrüche
Eher unproblematisch, beherrschbar				
Problematisch, schwer beherrschbar				
Sehr problematisch, hohes Risiko				

nischen Bereich fokussierte Infektionen, die durch konsequente infektionspräventive Maßnahmen im Rahmen der Basishygiene gut beherrschbar sein sollten.

Der Wettlauf zwischen Erreger und Resistenz über die **Multiresistenz** (MDR) über die **extreme Resistenz** (XDR) bis hin zur **Panresistenz** (PDR) spiegelt sich besonders deutlich beim Tuberkuloserreger, dem *Mycobacterium tuberculosis*, wider. Eine in der Nomenklatur ähnliche Klassifikation klinisch bedeutsamer grampositiver und gramnegativer Erreger wurde 2012 von Magiorakos veröffentlicht (Tab. 1.3), wobei sich die Einteilung nicht an klinisch gebräuchlichen oder in Deutschland erhältlichen Antibiotika, sondern an einem eher theoretischen, systematischen Ansatz orientiert, was den klinischen Nutzen der Klassifikation insbesondere bei der Vergleichbarkeit zwischen unterschiedlichen Erregern, aber auch innerhalb einer Spezies einschränkt. So wird ein MRSA ebenso als MDR klas-

Tab. 1.3 Einteilung multiresistenter Erreger in MDR, XDR und PDR. (Adaptiert nach Magiorakos et al. 2012)

Bakterium	Antibiotikaklassen	Multiresistenz (MDR)	Extreme Resistenz (XDR)	Panresistenz (PDR)
Staphylococcus aureus	Aminoglykoside Ansamycine Anti-MRSA-Cephalosporine Antistaphylokokken-Betalaktame Fluorchinolone Folsäureantagonisten Fucidinsäure Glykopeptide Glykozykline Lincosamine Makrolide Oxazolidine Chloramphenicol Fosfomycin Streptogramine Tetracycline	MRSA oder Resistenz in mindestens 3 der gelisteten Antibiotikaklassen	Resistenz gegen alle außer 2 der gelisteten Antibiotikaklassen	Resistenz gegen alle der gelisteten Antibiotikaklassen
Enterokokken	Aminoglykoside (Gentamicin „high level“) Streptomycin „high level“ Carbapeneme Fluorchinolone Glykopeptide Glykozykline Lipopeptide Oxazolidine Penicilline Streptogramine Tetracycline	Resistenz[a] in mindestens 3 der gelisteten Antibiotikaklassen	Resistenz[a] gegen alle außer 2 der gelisteten Antibiotikaklassen	Resistenz gegen alle der gelisteten Antibiotikaklassen

(Fortsetzung)

Tab. 1.3 (Fortsetzung)

Bakterium	Antibiotikaklassen	Multiresistenz (MDR)	Extreme Resistenz (XDR)	Panresistenz (PDR)
Enterobacteriales	Aminoglykoside Anti-MRSA-Cephalosporine Anti-Pseudomonas-Penicilline mit Betalaktamase-Inhibitor Carbapeneme Cephalosporine der 1./2. Generation Cephalosporine der 3./4. Generation Cephamycine Fluorchinolone Folsäureantagonisten Glykozykline Monobaktame Penicilline mit Betalaktamase-Inhibitor Chloramphenicol Fosfomycin Polymyxin (Colistin) Tetracycline	Resistenz[a] in mindestens 3 der gelisteten Antibiotikaklassen	Resistenz[a] gegen alle außer 2 der gelisteten Antibiotikaklassen	Resistenz gegen alle der gelisteten Antibiotikaklassen
Pseudomonas aeruginosa	Aminoglykoside Anti-Pseudomonas-Carbapeneme Anti-Pseudomonas-Cephalosporine Anti-Pseudomonas-Fluorchinolone Anti-Pseudomonas-Penicilline mit Betalaktamase-Inhibitor Monobaktame Fosfomycin Polymyxin (Colistin)	Resistenz in mindestens 3 der gelisteten Antibiotikaklassen	Resistenz gegen alle außer 2 der gelisteten Antibiotikaklassen	Resistenz gegen alle der gelisteten Antibiotikaklassen
Acinetobacter spp.	Aminoglykoside Anti-Pseudomonas-Carbapeneme Anti-Pseudomonas-Cephalosporine Anti-Pseudomonas-Fluorchinolone Anti-Pseudomonas-Penicilline mit Betalaktamase-Inhibitor Cephalosporine der 3./4. Generation Folsäureantagonisten Penicilline mit Betalaktamase-Inhibitor Polymyxin (Colistin) Tetracycline	Resistenz in mindestens 3 der gelisteten Antibiotikaklassen	Resistenz gegen alle außer 2 der gelisteten Antibiotikaklassen	Resistenz gegen alle der gelisteten Antibiotikaklassen

[a]Liegt eine intrinsische Resistenz bei der jeweiligen Spezies vor, wird diese nicht gezählt

sifiziert wie ein *Staphylococcus aureus* mit Resistenz gegen Makrolide, Lincosamide und Streptogramin B (MLSB-Resistenz).

1.1 Multiresistente gramnegative Erreger (MRGN)

Während in die Definitionen der ESCMID zu MDR, XDR oder PDR alle Antibiotikaklassen eingebunden wurden (Magiorakos et al. 2012), hat man für Deutschland eine vereinfachte Kategorisierung der multiresistenten gramnegativen Erreger (MRGN) hinsichtlich ihrer Resistenz gegenüber 4 Leitantibiotikaklassen (Acylureidopenicilline, Cephalosporine der 3./4. Generation, Carbapeneme und Fluorchinolone) vorgenommen: Dabei sind bei den 3MRGN die Erreger noch in einer Antibiotikagruppe sensibel, bei den 4MRGN sind alle vier Antibiotikagruppen resistent. Eine Bewertung etwaiger Empfindlichkeiten gegenüber anderen Antibiotikagruppen (z. B. gegenüber Aminoglykosiden) wurde bewusst ausgeschlossen. Diese Einteilung wurde primär aus krankenhaushygienischer Sicht entwickelt. Im internationalen Schrifttum wird meist nach den zugrundeliegenden Resistenzmechanismen, z. B. ESBL-Bildner, Carbapenemasebildner etc. unterschieden.

Zum 01.01.2019 hat das EUCAST die Kategorien S und I zur Bewertung der Ergebnisse von Resistenztestungen neu definiert:

Das I in der Bedeutung von „intermediär" bzw. „vermindert empfindlich" oder als „Pufferzone für technische Messschwierigkeiten" gibt es nicht mehr.

- S in der neuen Definition bedeutet „sensibel bei normaler Exposition", d. h. wenn bei normaler Exposition des Infektionserregers gegenüber der Substanz (Standarddosis in der üblichen Darreichungsform) eine hohe Wahrscheinlichkeit für einen therapeutischen Erfolg besteht.
- I in der neuen Definition bedeutet „sensibel bei erhöhter Exposition", d. h. wenn bei erhöhter Exposition des Infektionserregers gegenüber der Substanz eine hohe Wahrscheinlichkeit für einen therapeutischen Erfolg besteht. Die erhöhte Exposition kann z. B. durch eine erhöhte Dosis, eine veränderte Verabreichungsform o.Ä. erreicht werden.
- R in der neuen Definition bedeutet resistent, d. h. auch bei erhöhter Exposition besteht eine hohe Wahrscheinlichkeit des therapeutischen Versagens.

Die MRGN-Definitionen wurden aufgrund der Veränderungen hinsichtlich der Definition der intermediären Sensibilität des EUCAST im Jahr 2019 durch die KRINKO (KRINKO 2019) angepasst (Tab. 1.4).

Für die sehr spezielle Risikopopulation neonatologischer Patienten gibt es darüber hinaus die Definition von 2MRGN NeoPäd, da Chinolone in dieser Altersgruppe nicht eingesetzt werden können. Dabei werden für Enterobacteriales, *P. aeruginosa* und *Acinetobacter species* bei resistent getesteten Markerpenicillinen und Cephalosporinen diese Erreger bei

Tab. 1.4 KRINKO-Klassifikation der multiresistenten gramnegativen Erreger (MRGN). (Aus: Ergänzung (2019) zur Empfehlung der KRINKO „Hygienemaßnahmen bei Infektionen oder Besiedlung mit multiresistenten gramnegativen Stäbchen" (2012) im Zusammenhang mit der von EUCAST neu definierten Kategorie „I" bei der Antibiotikaresistenzbestimmung: Konsequenzen für die Definition von MRGN. Epid Bull 9: 82–83, DOI 10.25646/5916; mit freundlicher Genehmigung)

Antibiotikagruppe	Leitsubstanz	Enterobacteriales		*Pseudomonas aeruginosa*		*Acinetobacter spp.*	
		3MRGN	4MRGN	3MRGN	4MRGN	3MRGN	4MRGN
Acylureidopenicilline	Piperacillin	R	R	Nur eine der 4 Antibiotikagruppen wirksam	R	R	R
Cephalosporine der 3./4. Generation	Cefotaxim und/oder Ceftazidim	R	R		R	R	R
Carbapeneme	Imipenem und/oder Meropenem	S/I	R		R	S/I	R
Fluorchinolone	Ciprofloxacin	R	R		R	R	R

3MRGN MRGN mit Resistenz gegen 3 der 4 Antibiotikagruppen
4MRGN MRGN mit Resistenz gegen 4 der 4 Antibiotikagruppen *oder* Enterobacteriales (z. B. *E. coli, K. pneumoniae*) mit einer Resistenz, die auf eine Carbapenemase hinweist bzw. deren Carbapenemasenachweis per PCR bestätigt wurde unabhängig von der Empfindlichkeit der verbleibenden Antibiotikaklassen

sensibel getesteten Chinolonen und Carbapenemen als 2MRGN NeoPäd bezeichnet. Aus dieser Definition werden dann spezielle Hygienemaßnahmen in Analogie zu den 3MRGN abgeleitet.

▶ Die 4MRGN sollten eine besondere infektions- und transmissionspräventive Beachtung erhalten, da die Behandlungsoptionen stark eingeschränkt sind.

Gramnegative Stäbchen mit „normalem" Resistenzmuster weisen recht charakteristische Antibiogramme auf, auf deren Grundlage bei bekannter Speziesidentifizierung bereits gut empirisch behandelt werden kann.

Ambler und Bush haben die wichtigsten molekularen Resistenzmechanismen von gramnegativen Erregern zusammengestellt und kategorisiert (Bush et al. 1995). Diese sind in Tab. 1.5 dargestellt.

Die KISS-Referenzwerte von Januar 2014 bis Dezember 2018 von allen Stationen zeigten eine Gesamtprävalenz von 3MRGN und 4MRGN 0,63 im Median bzw. 0,73 (gepoolter arithmetischer Mittelwert) pro 100 Patienten, die damit etwas höher als die MRSA-

Tab. 1.5 Molekulare Resistenzmechanismen gramnegativer Erreger „Ambler-Schema". (Aus: Mattner 2019)

Bush-Jacoby-Medeiros-Gruppe	Molekulare Klasse (nach Ambler)	Synonym	Bevorzugte Substrate	Hemmbar durch	Repräsentative Enzyme (Beispiele)
1	C		Cephalosporine		Chromosomale AmpC von *Enterobacter spp.*
2a	A		Penicilline	Clavulansäure	Penicillinasen grampositiver Erreger
2b(x)	A	Extended-beta-Laktamasen (ESBL), KPC-Carbapenemasen	Penicilline, Cephalosporine, Monobaktame Carbapeneme	(Clavulansäure)	TEM-1, TEM-2, SHV-1, KPC, CTX-M
2c	A		Penicilline, Carbenicillin	Clavulansäure	PSE-1, 3, 4
2d	D		Penicilline, Cloxacillin	Clavulansäure	OXA-1, …11, …48
2e	A		Cephalosporine	(Clavulansäure)	Cephalosporinase von *P. vulgaris*
3	B	Metallo-Betalaktamasen	Fast alle Betalaktame einschließlich Carbapenemen	EDTA	VIM, IMP, GIM, NDM-1

Clav=Clavulansäure
Molekulare Klassen A, C und D – Betalaktamasen enthalten Serin im katalytischen Zentrum

Prävalenz (Median 0,51 pro 100 Patienten, arithmetisches Mittel 0,58 pro 100 Patienten) und deutlich höher als die VRE-Gesamtprävalenz (Median 0,05 pro 100 Patienten, arithmetisches Mittel 0,21 pro 100 Patienten) lag (www.nrz-hygiene.de, Erstellungsdatum 02.07.2019).

1.2 Methicillin-resistenter Staphylococcus aureus (MRSA)

MRSA steht als Akronym für Methicillin-resistenter *Staphylococcus aureus*. Methicillin steht als Leitsubstanz prototypisch für die Wirkungsweise fast aller Betalaktame, auch wenn sie klinisch heutzutage nicht mehr verwendet wird.

Der Hauptangriffspunkt der Betalaktame ist die Zellwandsynthese der Bakterien. Eine intakte Zellwand erlaubt Bakterienzellen u. a., hohen osmotischen Druckschwankungen zu widerstehen. Die die bakterielle Zytoplasmamembran umhüllende Zellwand besteht aus polymerisiertem Peptidoglykan und ist damit ein großes Molekül. Die Disaccharide N-Acetylglukosamin und N-Acetylmuramin werden miteinander über glykosidische Bindungen zu Zuckerketten zusammengesetzt und stellen die Grundeinheiten des Peptidoglykans dar. Die Quervernetzung erfolgt weiter über die Oligopeptid-Seitenketten des Zuckergrundgerüsts. Die für diese Quervernetzung notwendigen Reaktionen der Transpeptidierung und (vermutlich von geringerer Bedeutung) der Carboxypeptidierung werden nun über sogenannte Penicillin-bindende Proteine (PBP) katalysiert, welche zum Teil in die Zytoplasmamembran integriert sind.

Betalaktame haben eine strukturelle Ähnlichkeit mit den Oligopeptiden, also dem eigentlichen Substrat der PBP. Auf diese Weise können sie stabile Komplexe bilden und somit dessen Funktion inhibieren. Die von MRSA ausgebildete Resistenz gegenüber den meisten Betalaktamen erklärt sich dadurch, dass es ein modifiziertes PBP exprimiert. Dieses als PBP2a oder auch als PBP2‘ bezeichnete Protein ist ein PBP der Klasse B und 78 kDa groß.

Das PBP2a wird durch das sogenannte *mecA*-Gen kodiert. Dieses befindet sich auf einem mobilen genetischen Element, welches „staphylococcal chromosomal cassette“ (SCCmec) genannt wird. Diese SCCmec bestehen aus 3 Teilen:

- einem *mec*-Gen-Komplex, welcher das jeweilige *mec*-Gen sowie dessen Regulatorgene beinhaltet,
- einer chromosomale Kassetten-Rekombinase (ccr), welche für die Mobilität verantwortlich ist, und
- den restlichen Regionen, welche unter dem Begriff „j(junkyard)-regions“ subsumiert werden und ebenfalls variable Längen aufweisen.

Bis 2011 war nur dieses eine *mecA*-Gen, wenn auch in verschiedenen Varianten, bekannt. In jenem Jahr wurde in einem bovinen MRSA-Isolat ein neues *mecA*-Gen-Homolog – ursprünglich als mecA(LGA251) benannt – nachgewiesen mit starken Sequenzunterschieden von den bisher bekannten *mecA*-Gen-Clustern. Dieses ***mecC*** benannte Homolog lag wiederum auf einem ebenfalls bis zu diesem Zeitpunkt nicht bekannten SCCmec, dem SCCmec XI. Das *mecC*-Gen weist zum *mecA*-Gen eine Sequenzhomologie von 61 % auf (Dawson und Schulz-Stübner 2019).

Obwohl beide Gene für die Expression von PBP2a kodieren, unterscheiden sie sich in einigen Eigenschaften. Beispielsweise weist das PBP2a des *mecC*-Gens eine höhere relative Affinität zu Oxacillin als zu Cefoxitin auf (Kim 2012). Die Unterschiede sowohl auf Gen- als auch auf Proteinebene stellen eine Herausforderung in der Diagnostik dar. Neue Testverfahren, welche auch diesen Genotyp nachweisen können, sind mittlerweile erhältlich.

Zusätzlich zu den für die Betalaktamresistenz verantwortlichen *mec*-Genen beherbergen diese SCCmec-Elemente oft weitere genetische Informationen (sei es in Form von Insertionssequenzen, Transposons oder auch integrierten Plasmiden), die wiederum für eine Vielzahl anderer Ko-Resistenzen kodieren. Die SCCmec-Elemente Typ IV, seltener auch Typ V und VI, sind mit CA- und LA-MRSA assoziiert. Sie sind deutlich kleiner (ca. 15 kb), was sich in einer erhöhten Mobilisationsrate bemerkbar macht, und beinhalten in der Regel ein weniger breitgefächertes Resistenz-Arsenal im Vergleich zu „klassischen" HA-MRSA. Ein möglicher Erklärungsansatz beruht auf der Beobachtung, dass mit dem Vorhandensein der größeren SCCmec-Elemente eine langsamere Wachstumsrate einhergeht. In einer Umgebung, in der Antibiotika, anders als im Krankenhaus, nicht mehr den wesentlichen Anteil des Selektionsdrucks darstellen, mag das Tragen dieser Elemente eher zum Nachteil gereichen, wenn es um den Wettbewerb mit schnell wachsenden Bakterien geht. Der Nachweis der SCCmec-Typen IV–VI ist häufig mit dem Nachweis des Panton-Valentine-Toxin vergesellschaftet (Dawson und Schulz-Stübner 2019).

Daneben ist die Low-level-Mupirocin-Resistenz in den letzten Jahren kontinuierlich angestiegen und hat mittlerweile beinahe 7 % erreicht hat. Dies ist möglicherweise mit der vermehrten topischen Anwendung von Mupirocin-haltiger Nasensalbe erklärbar. Diese Vermutung wird von Studien gestützt, die einen Zusammenhang zwischen der umfangreichen topischen Anwendung (z. T. auch bei infizierten Wunden oder Hautläsionen) von Mupirocin und einem schnellen Anstieg der Resistenz beobachten konnten (Vivoni et al. 2005; Lee et al. 2011). Die klinische Bedeutung dieser Low-level-Resistenzen ist noch unklar.

Hinsichtlich der Reserveantibiotika Linezolid und der Glykopeptide Vancomycin und Teicoplanin scheint die Resistenzlage, trotz episodenhaften Auftretens einzelner resistenter Stämme, innerhalb Deutschlands insgesamt noch relativ unkritisch. Dies lässt sich dadurch erklären, dass die Linezolid-Resistenz zum Großteil durch Punktmutationen des 23S-rRNA-Gens verursacht wird, die jedoch durch das Vorhandensein mehrerer Kopien des betroffenen Gens kompensiert werden können, was in der Regel eher in eine Low-level-Resistenz mündet. Zumindest in einigen Fällen ist allerdings auch ein Plasmid-lokalisiertes Resistenz-Gen, das (cfr)-Gen, vorhanden, welches prinzipiell auf andere Stämme übertragbar ist.

Zwei Typen von reduzierter Empfindlichkeit gegenüber Glykopeptiden sind bisher beschrieben worden. Die intermediäre Resistenz wird unter anderem durch eine veränderte Zellwand von *S. aureus* hervorgerufen, während die vollständige Resistenz durch die Akquisition von Transposons vermittelt wird, die als Äquivalent zu den VanA- und VanB-Resistenzen der Enterokokken anzusehen sind. Beide Varianten können zu Therapieversagen führen (Dawson und Schulz-Stübner 2019).

In Bezug auf Daptomycin aus der Gruppe der zyklischen Lipopeptide sind gegenwärtig zwar auch relativ niedrige Resistenzraten zu verzeichnen, doch zeigen die Zahlen der PEG-Resistenzstudien eine stetige Zunahme an (2014 betrug sie laut PEG-Studie 2,9 %). Die verminderte Empfindlichkeit von *S. aureus* beinhaltet mehrere Komponenten wie etwa alterierte Zellmembrane und Zellwände sowie metabolische Anpassungen hinsichtlich der regulatorischen Signalwege zur Stressadaption. Interessanterweise scheint es trotz der unterschiedlichen Wirkweise von Daptomycin und den Glykopeptiden einen Mechanismus zu geben, der in manchen Fällen zu einer Kreuzresistenz führt, sodass bei einer festgestellten verminderten Empfindlichkeit der einen Substanz die andere nur nach genauester Testung als Alternative gegeben werden sollte.

Erhöhte MHK-Werte (>1 µg/ml) gegenüber Daptomycin werden dabei durchaus unterschiedlich interpretiert: Während die US-amerikanische CLSI diese – aufgrund der typischen Abwesenheit eines Resistenzmechanismus – als „Nicht-Suszeptibilität" (d. h. als Selektion von Wildtyp-Varianten) beschreibt, bezeichnet das europäische EUCAST diese als „resistent" (und impliziert damit einen Resistenzmechanismus). Für die Therapieentscheidung hat diese Feinheit jedoch keinen Einfluss, da in beiden Fällen nicht mit Daptomycin behandelt würde.

Unabhängig von dieser eher nomenklatorischen Interpretation sind klinische Therapieversager unter laufender Daptomycin-Therapie mit dem Nachweis solch erhöhter MHK-Werte assoziiert, wobei die Besonderheit ganz offensichtlich darin besteht, dass die erhöhten MHK-Werte bei MRSA typischerweise im Kontext mit tiefsitzenden, therapierefraktären Infektionen auftreten und beispielsweise durch einen undrainierten Abszess, eine durch konservative Therapie nicht zu kurierende Endokarditis oder eine (anhaltende) katheterassoziierte Bakteriämie verursacht werden. Daraus ergibt sich die Forderung, dass die Behandlung mit Daptomycin bei invasiver, fokusassoziierter Infektion durch Methicillin-resistenten, ggf. Glykopeptid-intermediär-empfindlichen *S. aureus* eine aggressive Identifizierung und wenn immer möglich eine Sanierung (Abszessdrainage, Fremdkörperentfernung) zum Ziel haben muss und Daptomycin in hoher Dosierung eingesetzt wird – auch wenn dies einen „off-label use" bedeutet.

Die Bezeichnung HA („healthcare-acquired" bzw. „healthcare-associated")-MRSA umfasst die Stämme, die, wie die Anfang der 1960er- und 1970er-Jahre initial aufgetretenen MRSA-Isolate, weiterhin gehäuft bei Patienten in medizinischen Einrichtungen vorkommen.

Diese Patienten weisen die klassischen Risikofaktoren für eine MRSA-Besiedlung bzw. -Infektion auf:

- Antibiotikaeinnahme,
- invasive medizinische Eingriffe,
- und Multimorbidität etc.

▶ Der Trend zu immer kürzeren Verweilzeiten im Krankenhaus führt zu einem neuen Phänomen. Die dort während des Aufenthalts erworbenen MRSA-Stämme treten – sei es als Erreger von Infektionen oder als reine Besiedler – häufig erst nach Entlassung im häuslichen Umfeld auf. Um dieser Entwicklung gerecht zu werden, wurde zusätzlich die Bezeichnung HCA („hospital associated community onset")-MRSA eingeführt.

Mit dem Ausdruck CA („community-acquired" bzw. „community-associated")-MRSA wird eine Entwicklung beschrieben, die Mitte bis Ende der 1990er-Jahre auftrat und die bisher bekannte Epidemiologie veränderte. Stammten die ersten Berichte hierzu noch aus

Australien, folgten Meldungen aus Neuseeland, den USA und bald darauf auch aus Europa, wobei die europäischen Stämme mit einem von den nordamerikanischen Ausbruchsisolaten deutlich unterschiedlichen molekular-epidemiologischen Profil möglicherweise ihren Ursprung in Sub-Sahara-Afrika aufweisen.

Im Vergleich zu den „klassischen" hospitalassoziierten MRSA waren nun gesunde immunkompetente Individuen von Infektionen mit MRSA-Stämmen betroffen, die vor der Erkrankung keinerlei Kontakt zu Einrichtungen des Gesundheitssystems gehabt hatten. Die unterschiedliche HA- und CA-MRSA-Epidemiologie hat sich daher nach aller vorliegenden Erkenntnis voneinander unabhängig entwickelt und kann – aufgrund der besonderen Ausstattung mit besonderen MRSA-Resistenzkassetten (für CA-MRSA sind vorherrschend SCCmec Typ IV und V) und zumindest in einem Teil der prävalenten Klone mit dem Panton-Valentine-Leukozidin (luk-PV) – unterschiedliche Krankheitsbilder verursachen.

CA-MRSA wird hauptsächlich mit Weichteil- und Gewebsinfektionen in Verbindung gebracht. CA-MRSA-Stämme weisen im Vergleich zu den HA-MRSA-Stämmen ein kleineres Resistenzspektrum auf. 90–100 % der getesteten Stämme sind in vitro auf Cotrimoxazol empfindlich. Auch gegenüber Clindamycin weisen immerhin noch über 80 % eine Empfindlichkeit auf. Bezüglich der Resistenz gegenüber Tetracyclinen gibt es je nach Stamm sehr deutliche Unterschiede. Der CA-MRSA ST80 scheint generell gegen diese Wirkstoffgruppe unempfindlich zu sein, während innerhalb der HA-MRSA-Linien häufig eine hohe Empfindlichkeit besteht.

Dass MRSA auch Tiere besiedelt, konnte schon in den 1970er-Jahren nachgewiesen werden. Erste Berichte Mitte 2000 aus den Niederlanden stellten eine ungewöhnliche Häufung von MRSA-Besiedelung bei Tieren aus Schweinemasthaltung und nachfolgend auch bei Angehörigen entsprechender Betriebe dar. In entsprechenden Regionen in den Niederlanden und Norddeutschland zeigte sich, dass in bis zu 70 % der schweinehaltenden Betriebe der Nachweis von LA-MRSA möglich ist. In Deutschland sind über 90 % der gefundenen LA-MRSA-Isolate dem Sequenztyp 398 aus dem gleichnamigen klonalen Komplex (CC) 398 zugehörig. Gemäß ihrem Reservoir werden diese Stämme als LA („lifestock-associated")-MRSA bezeichnet.

► Das Vorkommen von LA-MRSA beschränkt sich nicht nur auf Schweinemastbetriebe, sondern erstreckt sich auch auf Masttruthähne, Legehennen, Milchkühe sowie Mastkälber. Hinsichtlich der Bandbreite an Infektionen beim Menschen (Wundinfektionen, Endokarditiden, Bakteriämien, Pneumonien und Knocheninfektionen) scheinen sich LA-MRSA und HA-MRSA nicht relevant zu unterscheiden.

Nicht jeder molekularbiologisch differenzierte Stamm lässt sich zweifelsfrei in dieses epidemiologische Schema eingliedern, zumal die Grenzen fließend sind und vermutlich ein ständiger Austausch zwischen den Einrichtungen des Gesundheitswesens (Krankenhäuser, Altenheime, Arztpraxen etc.), der Allgemeinbevölkerung und der Landwirtschaft besteht. Auch sind die ursprünglich ambulant erworbenen Ausbruchsstämme inzwischen

Anlass auch für dokumentierte Übertragungen in Krankenhäusern, und auch gut dokumentierte nosokomiale Übertragungen von „livestock-associated"-ST398-Stämmen sind beschrieben.

Die Letalität von MRSA-Blutstrominfektionen wird international mit ca. 20–40 % angegeben, und umfangreiche ältere Metaanalysen beziffern das Letalitätsrisiko bei einer Blutstrominfektion durch MRSA als ca. verdoppelt im Vergleich zu MSSA (Cosgrove et al. 2003). Zahlreiche Befunde weisen darauf hin, dass die erhöhte Letalität nicht einer im Vergleich zu MSSA-Stämmen erhöhten Virulenz von MRSA-Isolaten zuzuschreiben ist, sondern eher der initial nicht resistenzgerechten Antibiotikatherapie oder dem Vorliegen von Komorbiditäten oder einer Kombination beider Umstände. Neuere Daten (Yaw et al. 2014) stellen die Komorbidität in den Vordergrund, zumal inzwischen zahlreiche gut wirksame und im Vergleich zu Glykopeptiden nebenwirkungsärmere Präparate zur MRSA-Therapie vorhanden sind.

In ihren Empfehlungen aus dem Jahr 2014 nennt die KRINKO überarbeitete Risikofaktoren, welche aus den derzeit in Deutschland vorliegenden epidemiologischen Kenntnissen resultieren und als Grundlage für das Screening verwendet werden (KRINKO 2014).

Risikofaktoren für MRSA

- Patienten mit bekannter MRSA-Anamnese
- Patienten aus Regionen/Einrichtungen mit bekannt hoher MRSA-Prävalenz (z. B. Einrichtungen in Ländern mit hoher MRSA-Prävalenz oder Einrichtungen mit bekannt hoher MRSA-Prävalenz in Deutschland)
- Dialysepatienten
- Patienten mit einem stationären Krankenhausaufenthalt (>3 Tage) in den zurückliegenden 12 Monaten (in einem Krankenhaus in Deutschland oder in anderen Ländern)
- Patienten, die regelmäßig beruflich direkten Kontakt zu MRSA haben, wie z. B. Personen mit Kontakt zu landwirtschaftlichen Nutztieren (Schweine, Rinder, Geflügel)
- Patienten, die während eines stationären Aufenthaltes Kontakt zu MRSA-Trägern hatten (z. B. bei Unterbringung im gleichen Zimmer)
- Patienten mit chronischen Hautläsionen (z. B. Ulkus, chronische Wunden, tiefe Weichgewebeinfektionen)
- Patienten mit chronischer Pflegebedürftigkeit (z. B. Immobilität, Störungen bei der Nahrungsaufnahme/Schluckstörungen, Inkontinenz, Pflegestufe) und einem der nachfolgenden Risikofaktoren:
  - Antibiotikatherapie in den zurückliegenden 6 Monaten
  - liegende Katheter (z. B. Harnblasenkatheter, PEG-Sonde, Trachealkanüle)

► **Tipp** Im Rahmen des Anstiegs der Anzahl Asylsuchender in Deutschland veröffentlichte das RKI 2016 eine Stellungnahme in der bei Aufnahme dieses Patienten-

Tab. 1.6 Sanierungsschema MRSA. (Nach Dawson und Schulz-Stübner 2019)

Lokalisation	Produkt	Anwendungsart
Nase	Mupirocin-haltige Nasensalbe Alternativ: Octenidin®-haltige Nasensalbe	3× täglich (5 Tage)
Mund-Rachen-Raum	Antiseptische Mundspüllösung	3× täglich (5 Tage)
Haut-/Haarwaschung	Antiseptische Waschlotion	1–2× täglich (5 Tage)
Wunden (chronisch, akut)	Wund- und Schleimhautantiseptikum	1× täglich (5 Tage)
Leibwäsche, Oberbekleidung, Bettwäsche, Handtücher, Waschlappen	Handtücher und Waschlappen müssen nach jedem Gebrauch bei mindestens 60 °C gewaschen werden. Bettwäsche und Leibwäsche täglich wechseln und bei mindestens 60 °C waschen. Oberbekleidung, wenn möglich, ebenfalls bei 60 °C waschen.	
Utensilien	Auf folgende Utensilien sollte während der 5-tägigen Sanierung verzichtet werden, um eine „Wiederbesiedlung" mit MRSA-Keimen zu vermeiden: – Deoroller, Cremetöpfchen, Lippenstifte und Seifenstücke entsorgen – Schmuck, Uhr, Haarschmuck mit antiseptischer Waschlotion abwischen und erst nach der Sanierung wieder tragen	

kollektivs in Krankenhäusern ein generelles MRSA-Screening in den ersten 12 Monaten nach Ankunft in Deutschland empfohlen wird.

Die in Deutschland gängigen Sanierungskonzepte bestehen aus einer ganzen Reihe von Maßnahmen, die Hand in Hand gehen, um MRSA von der Haut und den Schleimhäuten zu entfernen (Tab. 1.6). Da es bisher keine Daten hinsichtlich der Wirksamkeit von Einzelmaßnahmen gibt, sollte auch bei der Besiedlung nur einer Lokalisation (beispielsweise der Nase) das Gesamtschema durchgeführt werden. Die Sanierung der Nase erfolgt mittels antibiotischer bzw. antiseptischer Nasensalbe, die des Mund-Rachen-Raums mit antiseptischer Mund- und Rachenspüllösung. Durch antiseptische Waschungen wird MRSA von Haut und Haaren entfernt. Mindestens genauso wichtig sind jedoch die supportiven Maßnahmen wie die Händedesinfektion, die Dekontamination der Umgebung und das tägliche Wechseln der Leib- und Bettwäsche, um einen „Ping-Pong-Effekt" infolge einer Autoinokulation zu vermeiden.

▶ **Cave** Die Gabe von systemischen Antibiotika zur Dekolonisation ist nur in Ausnahmefällen von Dekolonisationsversagen und dringlicher Indikation zu erwägen.

Die Erfolgsraten einer Dekolonisierung werden initial mit bis zu 90 % beschrieben. Jedoch kommt es häufig zu einer Rekolonisation, sodass effektiv vermutlich eher in 60 % der Fälle eine dauerhafte Eradikation gelingt (Ammerlaan et al. 2009). Es gilt zu beachten, dass das Vorliegen bestimmter Umstände die Erfolgsraten einer Dekolonisation deutlich senken bis unmöglich machen kann. Die als sanierungshemmend bezeichneten Faktoren sind kein Ausschlusskriterium für den Beginn einer Dekolonisation. Es liegen Berichte von erfolgreichen Therapien trotz vorhandener sanierungshemmender Begleitumstände vor (Reich-Schupke et al. 2010). Dennoch ist es in manchen Fällen sinnvoll, falls möglich, erst diese Faktoren zu beseitigen bzw. die Grunderkrankung, die zu deren Ausbildung führt, zu behandeln, um die Erfolgschancen zu optimieren.

1.3 Enterokokken mit besonderen Resistenzen

Enterokokken sind grampositive, Katalase-negative Bakterien, die als aerotolerante anaerobe Mikroorganismen eingestuft werden (Fehlen von Porphyrinen und Cytochromen). Hauptreservoir ist der Gastrointestinaltrakt von Menschen und Tieren. Die kugelförmigen (kokkoiden) Erreger sind mikroskopisch in Paaren oder kurzen Ketten angeordnet. Die wichtigsten Entereokokkenspezies sind:

- *E. faecalis* (klinisch relevant besonders auch als Erreger von Endokarditiden)
- *E. faecium*
- *E. durans* und *E. hirae* (mit *E. faecium* verwandt; selten)
- *E. gallinarum* und *E. casseliiflavus* (selten)

Enterococcus-faecium-Stämme zeigen intrinsisch ausgeprägte Resistenzen. Gegen Cephalosporine und einige Penicilline besteht bereits eine natürliche Resistenz (sog. Enterokokkenlücke dieser Antibiotika).

Die orale Applikation und Wirkung dieser Antibiotika im Intestinaltrakt als natürliches Habitat von Enterokokken übt einen wirksamen Selektionsdruck aus. Bei Einsatz von Glykopeptid-Antibiotika besteht dann ein erhöhtes Risiko der Selektion von Vancomycin- bzw. Glykopeptid-resistenten Enterokokken (VRE, GRE).

Als klinisch bedeutsame transferable Glykopeptid-Resistenztypen werden VanA- und VanB-Typ Unterschieden. Der VanA-Resistenztyp zeichnet sich durch eine Kreuzresistenz Vancomycin–Teicoplanin aus, während beim VanB-Resistenztyp eine Vancomycin-Resistenz, aber Teicoplanin-Empfindlichkeit vorliegt. Als weitere erworbene Resistenztypen sind VanD, VanE, VanG, VanL, VanM und VanN nachweisbar, ohne dass damit eine bekannte klinische Bedeutung verbunden ist.

In den letzten Jahren hat sich in Deutschland eine gewisse Zunahme von Linezolid-resistenten *E. faecium*-Isolaten (LRE), selten auch in Kombination mit Vancomycin-Resistenz (LVRE) gezeigt. Der Anteil der Linezolid-resistenten Isolate scheint in gewisser Weise mit einem zunehmenden Einsatz der Substanz zu korrelieren. Ansteigende Trends werden allerdings nur in Referenzlaboren auffällig. In klassischen Resistenz-Surveillance-Systemen wie ARS und den Studien der Paul-Ehrlich-Gesellschaft ist der Anteil Linezolid-resistenter Enterokokken-Isolate seit Jahren konstant <1 % (KRINKO 2018).

Enterokokken mit erhöhter MHK gegen Daptomycin sind vor allem im angloamerikanischen Raum nachgewiesen worden. Mehrere Faktoren, die mit der Zusammensetzung der Zellmembran, dem Ladungspotenzial und der Fluidität assoziiert sind, stehen im Zusammenhang mit der Ausbildung und Selektion von Resistenzen unter Daptomycin-Therapie. Alle diese Modifikationen beeinflussen im weitesten Sinne die bakterielle Zellwand- und Zellmembranhomöostase und verändern somit die Effektivität von Daptomycin. Das nationale Referenzzentrum für Enterokokken hat bisher nur wenige Enterokokken mit Daptomycin-Unempfindlichkeit erhalten, in welchen die Unempfindlichkeit mit zwei unabhängigen Methoden bestätigt werden konnte. Allerdings ist bekannt, dass in Einrichtungen mit einem häufigen Einsatz der Substanz Daptomycin-resistente Enterokokken selektiert werden. Nicht selten kann eine ursprünglich angezeigte Unempfindlichkeit gegen Daptomycin in nachfolgenden Tests nicht bestätigt werden, was an einem instabilen Resistenzphänotyp liegen kann (KRINKO 2018).

▶ Die Pathogenität von Enterokokken ist generell als gering bis mäßig einzustufen. Neben Harnwegsinfektionen (häufigste Entität) und Wundinfektionen (hier häufig als Mischinfektion, z. T. mit fraglicher Relevanz) können Enterokokken (einschließlich VRE) vor allem bei schwer kranken Patienten und Immunsupprimierten in selteneren Fällen Infektionen der Blutstrombahn (Sepsis) und Endokarditiden verursachen, mit *E. faecalis* als klinisch häufigster Spezies.

Gefährdet sind neutropene, immunsupprimierte Patienten, mit besonderem Risiko für hämato-onkologische Patienten – insbesondere nach Knochenmarktransplantation (KMT) oder Blutstammzelltransplantation (PBSCT) –, lebertransplantierte Patienten, Patienten nach großen viszeralchirurgischen Eingriffen und neonatologische Intensivpatienten.

Durch das Hauptreservoir von Enterokokken (Gastrointestinaltrakt von Mensch und Tier) ist eine weite Verbreitung über Ausscheidungen in die Umwelt gegeben. Da sich Enterokokken generell und damit auch VRE durch eine hohe Umweltpersistenz auszeichnen, können die Erreger noch bis zu mehrere Wochen lang auf unbelebten Flächen oder Gegenständen in der Umgebung von Patienten nachweisbar sein.

Die Übertragung von Enterokokken erfolgt ganz überwiegend durch direkten und indirekten Kontakt (Übertragung über die Hände/Handschuhe und auch über kontaminierte Gegenstände). Neben dem Darm sind auch bei Infektion/Kolonisierung sezernierende Wunden und die Harnwege relevante Reservoire. Besonders bei Patienten mit Inkontinenz, Diarrhö, Enterostoma oder mit Enterokokken besiedelten/infizierten, drainierenden Wunden ist die Umgebungskontamination oft hoch. Dies gilt noch vermehrt bei mangelnder Compliance in Bezug auf Basishygienemaßnahmen. Grundsätzlich besteht das Verbreitungsrisiko so lange, wie eine Kolonisation oder Infektion vorliegt.

Seit den 1980er-Jahren kam es zu einer weltweiten Ausbreitung von VRE als nosokomiale Infektionserreger, hauptsächlich von multiresistenten *E.-faecium*-Stämmen, die als humane und nutztierbezogene Stämme jeweils Assoziationen zu unterschiedlichen genetischen Gruppen aufweisen. Die nosokomialen Stämme konnten in 3 Linien gruppiert werden, ausgehend von den Sequenztypen ST 17, ST 18 und ST 78.

Als wahrscheinlicher Ausbreitungsmechanismus wird eine Kombination von horizontalem Gen-Transfer und Selektionsdruck im Krankenhaussektor gesehen.

Seit 2003 wurde in verschiedenen deutschen Krankenhäusern eine zunehmende Verbreitung krankenhausassoziierter und virulenzmarkertragender VanA- und VanB-positiver *E.-faecium*-Stämme beobachtet. In den Jahren 2004 und 2005 kam es zu größeren Ausbrüchen von VRE-Besiedelungen und auch Infektionen, vor allem in südwestdeutschen Krankenhäusern. Die in den letzten Jahren gesteigerte Aufmerksamkeit für multiresistente Erreger generell hat auch zu vermehrtem Screening geführt (v. a. in Risikobereichen und bei Risikopatienten) mit einer verbesserten Identifizierung der Verbreitung auch von VRE, insbesondere des VanB-Typs. Der in Deutschland dokumentierte Trend steigender VanB-VRE-Nachweisraten wurde auch im nahen europäischen Umfeld beobachtet (Schweden, Frankreich, Polen, Niederlande). Als weitgehend verlässliche epidemiologische Angaben für Europa können die von den ECDC publizierten EARS-net Daten zugrunde gelegt werden, die auch interessante und relevante Vergleiche ermöglichen (http://ecdc.europa.eu).

Die Zunahme von mit VRE-assoziierten Infektionen setzte sich im Wesentlichen auch in den Jahren bis 2016 fort (Remschmidt et al. 2018). Das Nationale Referenzzentrum (Klare et al. 2019) berichtet im Epidemiologischen Bulletin über die weitere Entwicklung:

> Im Jahr 2017 wurden erstmals deutlich mehr VanB-positive *E. faecium* (57 %) als VanA-positive *E. faecium* (30 %) an das NRZ gesandt; 2018 war dieser Unterschied in den Häufigkeiten VanB- (68 %) versus VanA-positiver (19 %) *E. faecium* noch deutlicher (s. Tab. 5, S. 369). Die Ursachen eines seit einigen Jahren zu beobachtenden deutschland- und europaweiten Anstiegs von nosokomialen VanB VRE sind unklar, wurden und werden jedoch am NRZ untersucht. Im Jahr 2017 enthielten wir 35 *E.-faecium*-Isolate (1,9 %), die VanA- und VanB-positiv waren; 2018 waren es 21 *E.-faecium*-Isolate (1,2 %), die beide van-Gencluster besaßen. *E.-faecalis*-Isolate mit VanA oder VanB sind nach wie vor selten. In den Einsendungen von 2017/2018 waren auch einzelne *E.-gallinarum-* bzw. *E. casseliiflavus*-Stämme enthalten, die neben der natürlichen vanC1- bzw. vanC2-kodierten low-level-Vancomycin-Resistenz ein zusätzliches VanA-bzw. VanB-Gencluster besaßen. Solche Isolate mit zusätzlichem VanA-Gencluster sind hochresistent gegenüber Vancomycin und Teicoplanin. Außerdem waren in den 2017/2018 erfolgten Einsendungen folgende, als selten einzustufende, Enterokokken-Stämme vertreten: insgesamt zwei VanD-positive *E. faecium*, sechs VanA-positive *E. avium*-Stämme sowie ein Glykopeptid-sensibler *Enterococcus silesiacus*. Im Jahr 2017 wurden 527 Enterokokken-Isolate (zumeist VRE der Spezies *E. faecium*), die von Patienten aus 101 Krankenhäusern/Kliniken stammten, mittels Small-Makrorestriktionsanalyse (PFGE) genotypisiert. Im Jahr 2018 waren es 1.080 Isolate aus 104 Krankenhäusern. Die Auswertung von Fingerprintmustern von VRE verschiedener Kliniken, Regionen und Jahre lässt eine z. T. überregionale Verbreitung bestimmter Klone vermuten.

Literatur

Ammerlaan HS, Kluytmans JA, Wertheim HF et al (2009) Eradication of methicillin-resistant Staphylococcus aureus carriage: a systematic review. Clin Infect Dis 48(7):922–930

Bush K, Jacoby GA, Medeiros AA (1995) A functional classification scheme for beta-lactamases and its correlation with molecular structure. Antimicrob Agents Chemother 39:1211–1233

Centers für Desease Control and Prevention – CDC (2019a) Antibiotic resistance threats in the United States, 2019, U.S. Department of Health and Human Services. Atlanta. www.cdc.gov/DrugResistance/Biggest-Threats.html. Zugegriffen am 07.12.2019

Centers für Desease Control and Prevention – CDC (2019b) About antibiotic resistance. https://www.cdc.gov/drugresistance/about.html. Zugegriffen am 07.12.2019

Cosgrove SE, Sakoulas G, Perencevich EN et al (2003) Comparison of mortality associated with methicillin-resistant and methicillin-susceptible Staphylococcus aureus bacteremia: a meta-analysis. Clin Infect Dis 36(1):53–59

Dawson A, Schulz-Stübner S (2019) MRSA-Infektionen. In: Schulz-Stübner S, Dettenkofer M, Mattner F, Meyer E, Mahlberg R (Hrsg) Multiresistente Erreger, 2. Aufl. Springer, Berlin/Heidelberg

Exner M, Bhattacharya S, Christiansen B et al (2017) Antibiotic resistance: what is so special about multidrug-resistant Gram-negative bacteria? GMS Hyg Infect Control 12:2196–5226

Exner M, Schmithausen R, Schreiber C, Bierbaum G, Parcina M, Engelhart S, Kistemann T, Sib E, Walger P, Schwartz T (2018) Zum Vorkommen und zur vorläufigen hygienisch-medizinischen Bewertung von Antibiotika-resistenten Bakterien mit humanmedizinischer Bedeutung in Gewässern, Abwässern, Badegewässern sowie zu möglichen Konsequenzen für die Trinkwasserversorgung. Hyg Med 43(5):D46–D54

Finland M (1970) Changing ecology of bacterial infections as related to antibacterial therapy. J Infect Dis 122:419–431

Fleming A (1929) On the antibacterial action of cultures of a penicillium, with special reference to their use in the isolation of B. influenzæ. Br J Exp Pathol 10(3):S. 226–S. 236

Fritsche D, Schulz-Stübner A (1973) Die derzeitige Resistenzsituation gegenüber Antibiotika und Chemotherapeutika und deren Entwicklungstendenzen. Dtsch Med Wochenschr 97(51):1963–1968

Kim C, Milheirico C, Gardete S et al. (2012) Properties of a novel PBP2A protein homolog from Staphylococcus aureus strain LGA251 and its contribution to the beta-lactam-resistant phenotype. J Biol Chem 287(44): 36854–36863

Klare I, Bender JK, Marktwart R, Reuss A, Abu Sin M, Eckmanns T, Werner G (2019) Eigenschaften, Häufigkeit und Verbreitung von Vancomycin-resistenten Enterokokken in Deutschland – Update 2017/2018. Epidemiol Bull 37:365–372. https://doi.org/10.25646/6236

Kommission für Krankenhaushygiene und Infektionsprävention, K. (2014) Empfehlungen zur Prävention und Kontrolle von Methicillinresistenten Staphylococcus aureus-Stämmen (MRSA) in medizinischen und pflegerischen Einrichtungen. Bundesgesundheitsbl 57:696–732

Kossiakoff MG (1887) De la propriété qui possèdent les microbes de s'accomoder aux milieux antiseptiques. Ann Inst Pasteur Microbiol 1:465–476

KRINKO (2018) Empfehlung der Kommission für Krankenhaushygiene und Infektionsprävention (KRINKO) beim Robert Koch-Institut. Hygienemaßnahmen zur Prävention der Infektion durch Enterokokken mit speziellen Antibiotikaresistenzen. Bundesgesundheitsbl 61:1310–1361

KRINKO (2019) Ergänzung zur Empfehlung der KRINKO „Hygienemaßnahmen bei Infektionen oder Besiedlung mit multiresistenten gramnegativen Stäbchen“ (2012) im Zusammenhang mit der von EUCAST neu definierten Kategorie „I“ bei der Antibiotika-Resistenzbestimmung: Konsequenzen für die Definition von MRGN. Epidemiol Bull 9:82–83. https://doi.org/10.25646/5916

Lee AS, Macedo-Vinas M, Francois P et al (2011) Trends in mupirocin resistance in meticillin-resistant Staphylococcus aureus and mupirocin consumption at a tertiary care hospital. J Hosp Infect 77(4):360–362

Liu YY, Wang Y, Walsh TR et al (2015) Emergence of plasmid-mediated colistin resistance mechanism MCR-1 in animals and human beings in China: a microbiological and molecular biological study. Lancet Infect Dis. Published Online November 18. https://doi.org/10.1016/S1473-3099(15)00424-7

Lübbert C, Straube L, Stein C, Makarewicz O, Schubert S, Mössner J, Pletz MW, Rodloff AC (2015) Colonization with extended-spectrum beta-lactamase-producing and carbapenemase-producing Enterobacteriaceae in international travelers returning to Germany. Int J Med Microbiol 305:148–156

Lübbert C et al (2017) Environmental pollution with antimicrobial agents from bulk drug manufacturing industries in Hyderabad, South India, is associated with dissemination of extended-spectrum beta-lactamase and Carbapenemase-producing pathogens. Infection 45:479–449

Magiorakos AP, Srinivasan A, Carey RB, Carmeli Y, Falagas ME et al (2012) Multidrug-resistant, extensively drug-resistant and pandrug-resistant bacteria: an international expert proposal for interim standard definitions for acquired resistance. Clin Microbiol Infect 18:268–281

Mattner F (2019) Multiresistente gramnegative Erreger (MRGN). In: Schulz-Stübner S, Dettenkofer M, Mattner F, Meyer E, Mahlberg R (Hrsg) Multiresistente Erreger, 2. Aufl. Springer, Berlin/Heidelberg

Reich-Schupke S, Warneke K, Altmeyer P, Stucker M (2010) Eradication of MRSA in chronic wounds of outpatients with leg ulcers is accelerated by antiseptic washes – results of a pilot study. Int J Hyg Environ Health 213(2):88–92

Remschmidt C, Schröder C, Behnke M, Gastmeier P, Geffers C, Kramer TS (2018) Continuous increase of vancomycin resistance in enterococci causing nosocomial infections in Germany – 10 years of surveillance. Antimicrob Resist Infect Control 7:54. https://doi.org/10.1186/s13756-018-0353-x. eCollection 2018

Scheckler WE, Garner JS, Kaiser AB, Bennett JV (1971) Prevalence of infections and antibiotic usage in eight community hospitals. In: American Hospital Association. Proceedings of the international conference on nosocomial infections, August 3–6, 1970. Centers for Disease Control, Atlanta, S 299–305

Schulz-Stübner S, Dettenkofer M, Mattner F, Meyer E, Mahlberg R (Hrsg) (2019) Multiresistente Erreger, 2. Aufl. Springer, Berlin/Heidelberg

Vivoni AM, Santos KR, de-Oliveira MP et al (2005) Mupirocin for controlling methicillin-resistant Staphylococcus aureus: lessons from a decade of use at a university hospital. Infect Control Hosp Epidemiol 26(7):662–667

WHO (2017) Global priority list of antibiotic-resistant bacteria to guide research, discovery, and development of new antibiotics. http://www.who.int/medicines/publications/global-priority-list-antibiotic-resistant-bacteria/en/. Zugegriffen am 10.07.2019

Yaw LK, Robinson JO, Ho KM (2014) A comparison of long-term outcomes after methicillin-resistant and methicillin-sensitive Staphylococcus aureus bacteraemia: an observational cohort study. Lancet Infect Dis 14(10):967–975

One Health Approach und die Bedeutung von Antibiotic Stewardship

2

Inhaltsverzeichnis

Grundsätzlich gibt es zwei Möglichkeiten, der Ausbreitung von resistenten Erregern zu begegnen:

- erstens eine Senkung des Antibiotikaeinsatzes bei Mensch und Tier, damit weniger resistente Keime selektioniert und weniger resistente Keime in die Umwelt eingetragen werden,
- zweitens eine Begrenzung der Ausbreitung durch Übertragung (Infektionsprävention/Hygiene).

Interdisziplinäre und internationale Forschung ist notwendig, um Wissenslücken zu schließen und der Komplexität des Problems Rechnung zu tragen. Diese Anstrengungen werden heutzutage unter dem Begriff „One-Health-Konzept" zusammengefasst und auch auf politischer Ebene diskutiert.

Der Begriff „One Health" steht dabei für einen ganzheitlichen, interdisziplinären Ansatz, der die komplexen Zusammenhänge zwischen Mensch, Tier, Umwelt und Gesundheit beschreibt und die enge Zusammenarbeit aller im öffentlichen Gesundheits- und Veterinärwesen tätigen Berufsgruppen und der politisch Gestaltenden erfordert.

S. Schulz-Stübner, *Antibiotic Stewardship im Krankenhaus*,
https://doi.org/10.1007/978-3-662-60558-5_2

Hinsichtlich des Selektionsdruckes spielen vor allem folgende Punkte eine wichtige Rolle und stellen klassische Ansatzpunkt des Antibiotic Stewardship dar:

- übermäßiger Einsatz weniger Antibiotikagruppen,
- unkritischer Einsatz von Breitbandantibiotika,
- subtherapeutische Dosierung und
- inadäquate Substanzen und Therapiezeiten.

Hinzu kommen die Behandlung von mehr Risikopatienten (Alter, Diabetes mellitus, Multimorbidität) und die vermehrte Durchführung von invasiven und immunsuppressiven Therapien, die einerseits insbesondere die Krankenhauspopulation von Patienten vulnerabler und andererseits den Einsatz von Antiinfektiva erforderlich machen, um überhaupt durchgeführt werden zu können.

► Menschen und Tiere bestehen aus gleich vielen bis ca. 10-mal mehr bakteriellen als aus menschlichen/tierischen Zellen. Die Gesamtheit der Mikroorganismen, die Lebewesen beispielsweise im Darm, auf der Haut, im Mund etc. besiedeln, wird als Mikrobiom bezeichnet.

Die Zusammensetzung des Mikrobioms scheint individuell wie ein genetischer Fingerabdruck zu sein, wobei das Mikrobiom in seiner Entstehung durch Ernährung, entzündliche Erkrankungen, Reisen etc. beeinflusst werden kann und durch das geographische Umfeld und die Lebensweise geprägt wird. Familien haben ein gemeinsames Mikrobiom. Die charakteristische Zusammensetzung der Bakterien (Mikrobiota) findet sich auch in dem Haus, das die Familie bewohnt. Bei einem Umzug wird das neue Haus innerhalb kurzer Zeit mit den Mikrobiota der Familie besiedelt. Das bedeutet, die Bakteriengemeinschaft der Familie zieht mit um, und auch ein Krankenhaus wird nicht nur von den Menschen, sondern auch von ihrem Mikrobiom besiedelt (Lax et al. 2014).

► Grundsätzlich gilt für die Zusammensetzung des Mikrobioms: Je diverser, desto besser.

Ist das Darmmikrobiom im Gleichgewicht, dann leben Menschen und Tiere in einem kooperativen Miteinander mit ihren Darmbakterien. Diese sind nicht nur für die Verdauung der Nahrung unabdingbar, sondern dienen auch als eine Art Immunsystem.

Neben einem Basismikrobiom gibt es einen variablen Teil: Je nach dominierender Bakteriengattung lassen sich die Menschen in Gruppen einteilen. Das Mikrobion wird entweder von Bacteroidetes geprägt oder von Firmicutes-Stämmen.

Bei adipösen Menschen nimmt die Bakteriengruppe der Firmicutes zu, die Gruppe der Bacteroidetes nimmt ab. Diese Verschiebung wirkt sich auf den Energiestoffwechsel aus: Das Mikrobiom von stark übergewichtigen Menschen produziert deutlich mehr Enzyme, die unverdauliche Kohlenhydrate wie Zellulose spalten können. Damit holen diese Menschen mehr Energie aus ihrer Nahrung als normalgewichtige Menschen, bei denen Bacteroidetes dominieren. Sie nehmen an Gewicht zu. Unklar bleibt derzeit in diesem Zusammenhang die „Henne oder Ei“-Frage einer möglichen Kausalität. Allerdings ist Adipositas als Komplikation einer fäkalen Mikrobiotatherapie inzwischen beschrieben.

Die Besiedelung der Darmflora beginnt mit der Geburt und unterliegt in den ersten beiden Lebensjahren starken Veränderungen abhängig von äußeren Faktoren – dazu gehört die Einnahme von Antibiotika: Kinder, die vor dem 6. Lebensmonat antibiotisch behandelt wurden, waren mit 3 Jahren öfter adipös. Der frühe Einsatz von Antibiotika kann also langfristig die Darmflora verändern und Kinder dick machen (Bailey et al. 2014).

Generell kann nach Absetzen von Antibiotika die Zusammensetzung der Darmbakterien lange Zeit (Wochen, Monate) beeinflusst sein. Dabei sind einige Antibiotikaklassen problematischer als andere Antibiotika, vor allem die, die auf Anaerobier wirken (Bakterien, die typischerweise im Darm vorkommen), aber auch z. B. Chinolone (Dethlefsen und Relman 2011).

Die Einnahme von Antibiotika beeinflusst das Mikrobiom, d. h. es macht es weniger divers/vielfältig und befördert somit Resistenzentwicklung. Aber auch der Einsatz von Desinfektionsmitteln und die damit verbundene Reduktion der Diversität der Mikrobiota erhöht den Pool resistenter Gene (auch als Resistom bezeichnet) und kann das biologische Gleichgewicht z. B. in Räumen stören, nicht nur in Krankenhäusern, sondern auch in industriellen Reinräumen (Mahnert et al. 2019). Eine Assoziation von Triclosan und der Ausbildung von Antibiotikaresistenzen ist aus Laborversuchen seit Längerem bekannt.

Fahimipour et al. 2018 untersuchten nach eigenen Angaben erstmalig unter realen Bedingungen, ob die Anwendung von Desinfektionsmittel in der Routineanwendung in Sporthallen zu einer Veränderung des Umgebungsmikrobioms und zur Ausbildung von Antibiotikaresistenzen führen kann. Hierzu wurden die Präsenz von Desinfektionsmitteln mittels Liquid-Chromatography-Isotype-Dilution-Tandemmassenspektrometrie (LC-ID-MS) und die Präsenz von Resistenz-Genen mittels metagenomischer Sequenzierung im Schrotschussverfahren aus in Turnhallen gewonnenem Staub untersucht. Es wurden 116 Proben aus 42 Fluren, Büros und Trainingsräumen von Sportzentren im US-Bundesstaat Oregon untersucht. Dabei handelte es sich um Einrichtungen, in denen Fitnesstraining, Entspannungsübungen, Tanz, Yoga und Kampfsport durchgeführt wurde. In allen Räumen ließen sich Triclosan, Triclocarbon und 5 verschiedene Parabene nachweisen. Erhöhte Werte fanden sich in den eigentlichen Trainingsräumen im Vergleich zu Büros und Fluren („analysis of variance“, ANOVA $F1{,}106 = 2{,}01$, $p = 0{,}018$), in Räumen mit mehr Feuchtigkeitsquellen wie Waschbecken o.Ä. (ANOVA: $F1{,}106 = 2{,}12$, $p = 0{,}022$) und solchen mit Teppichboden (ANOVA:$F1{,}106 = 3{,}17$, $p = 0{,}072$). Besonders Räume mit hohem Nutzungsgrad (Besucher/qm) wiesen hohe Raten für Triclosan und Benzylparaben auf. In häufig gelüfteten Räumen oder solchen mit einem Ausgang ins Freie waren die Konzentrationen niedriger.

Die Verteilung der Mikroorganismen in den untersuchten Einrichtungen war sehr unterschiedlich, sodass als Kernmikrobiom (nach Lloyd und Price bei Nachweis in mehr als 75 % der Gebäude) lediglich 6 Taxa, namentlich *Propionibacterium acnes*, *Pseudomonas spp., Massila spp., Subdoligranulum spp., Enhydrobacter aerosaccus* und C2-like-Viren (Bakteriophagen), die im Wesentlichen Haut- und Urogenitalflora repräsentieren, nachgewiesen wurden. In der Multivarianzanalyse verschiedenster Einflussfaktoren ergab lediglich der Nachweis von Triclosan einen Zusammenhang zur Beta-Diversität des Mikrobioms im Staub (PERMANOVA; p = 0,002). So stieg die relative Abundance von 17 gramnegativen und grampositiven Mikroorganismen an mit einer Verschiebung hin zu grampositiven Mikroorganismen. Die am stärksten angereicherte Spezies war *Micrococcus luteus*, assoziiert mit dem Nachweis von Chinolon-Resistenz (qnr-Gen) und Aminoglykosidresistenz (ftsH), gefolgt von *Finegoldia magna, Kocuria rhizophila, Eubacterium rectale, Gardnerella vaginalis* und *Lactobacillus crispatus*. Gene für das generische Effluxprotein (QacA) fanden sich vor allem bei *K. rhizophila*. Daneben wurde eine Reihe weiterer Resistenzmechanismen sowie Kreuzresistenzen zu Betalaktamen und Tetracyclinen im Staub mit hoher Triclosanexposition nachgewiesen.

Die Autoren diskutieren die Limitationen ihrer Studie, insbesondere hinsichtlich der Komplexität möglicher Interaktionen und Faktoren bei der Besiedelung von Gebäuden, heben aber hervor, dass sie eine klare Assoziation zwischen dem Nachweis von Triclosan und einer Veränderung des Mikrobioms und dem vermehrten Nachweis von Resistenz-Genen in Staub von routinemäßig exponierten Räumen zeigen konnten. In diesem Zusammenhang verweisen sie auf den Bann von Triclosan-haltigen Händehygieneprodukten durch die Federal Drug Administration (FDA), aber den immer noch weit verbreiteten Gebrauch in Kosmetika, Kunststoffen und Baumaterialien. Sie fordern verstärkte Forschungsanstrengungen, um den Zusammenhang zwischen derartigen chemischen Residuen in der Umwelt und der Resistenzentwicklung und -verbreitung besser zu verstehen.

Einerseits sind länger anhaltende Wirkungen durch Substanzverbleib auf der Oberfläche in der klinischen Anwendung durchaus erwünscht (Stichwort Remanenzwirkung bei der Hautdesinfektion), andererseits stellen gerade auch subletale Konzentrationen von Desinfektionsmitteln in der Umwelt möglicherweise ein größeres Problem dar, als bislang angenommen wurde (Kampf 2018). Die Studie von Fahimipour et al. ist deshalb von besonderem Interesse, da sie nicht unter Laborbedingungen, sondern unter Alltagskonditionen in realen Gebäuden durchgeführt wurde, in denen in bestimmten Bereichen durchaus eine Indikation z. B. für eine Flächendesinfektion nach Gebrauch besteht (Stichwort hohe Rate von CA-MRSA in den USA).

► Zwar ist bislang unbekannt, was unter einem „gesunden" Raummikrobion zu verstehen wäre, aber die beobachteten Veränderungen bei Langzeitexposition gegenüber Triclosan und das vermehrte Auftreten von Resistenzgenen sollten Anlass genug sein, neben einer strengen Indikationsstellung solche Substanzen zu bevorzugen, die leicht flüchtig und schnell biologisch abbaubar sind, um einen schnellen und guten klinischen Effekt im Augenblick der Notwendigkeit bei der Flächendesinfektion und keine langanhaltenden (unerwünschten) Wirkungen zu erreichen.

Insofern erscheint die Forderung nach einem „Desinfektionsmittel und Antiseptika-Stewardship" als ergänzende Maßnahme zum Antibiotic Stewardship gerechtfertigt, um unnötigen Gebrauch von Desinfektionsmitteln – gerade auch in privaten Haushalten – zu limitieren.

Antibiotika töten sensible Bakterienspezies ab und selektionieren antibiotikaresistente Bakterien. Antibiotikaeinsatz begünstigt darüber hinaus den Transfer von genetischer Information zwischen Bakterien und schafft ökologische Nischen. Die Gabe eines Antibiotikums kann auch Resistenz gegen andere Antibiotikaklassen selektieren, wenn verschiedene Resistenz-Gene u. a. auf demselben mobilen genetischen Element (Plasmiden) liegen. Diese Plasmide können zum Teil auch zwischen Bakterien verschiedener Spezies ausgetauscht werden.

Meier (2019) beschreibt den problematischen Einsatz von Antibiotika als Wachstumsförderer bei Tieren: Das Prinzip der besseren Energieverwertung durch Gabe von Antibiotika und dadurch gewünschter Gewichtszunahme wird bei lebensmittelproduzierenden Tieren bzw. in der Tiermast eingesetzt. Um diesen Effekt (höheres Gewicht) zu erzielen, sind niedrige Dosen von Antibiotika ausreichend, da nur auf eine Verschiebung der Darmflora und damit der angekurbelten Stoffwechselprozesse abgezielt wird, nicht auf eine Behandlung von Infektionen, die höhere Dosen erfordern würden.

► Die Ausbildung von Antibiotikaresistenzen ist eng gekoppelt an die Art und Quantität des Antibiotikaeinsatzes sowohl in der Humanmedizin als auch in Tierhaltung und Landwirtschaft.

Vielfach kommt es in Abhängigkeit von bakterienspezifischen Faktoren und äußeren Umständen (z. B. inadäquate Hygienemaßnahmen, horizontaler Gen-Transfer) zu einer weiteren Verbreitung in die Umgebung (Mensch, Tier, Umwelt wie z. B. Wasser). Das gehäufte Auftreten der plasmidkodierten, „mobilen" Colistin-Resistenz (MCR-1) in China (Liu et al. 2016) mit Nachweisen in klinischen Isolaten bei Patienten und in zahlreichen Stallpopulationen von Geflügel und Schweinen sowie in verarbeiteten Fleischproben ist hierfür ein eindrucksvolles Beispiel. Es gibt einen Zusammenhang zwischen der Menge an Antibiotikaverordnungen und der Resistenzenzwicklung. Dieser ist unterschiedlich schnell und nicht unbedingt in linearer Dosis-Wirkungs-Beziehung. Dass das genetische Material von MCR-1 keineswegs neu und auch in Europa vorhanden ist, zeigen retrospektive Analysen von asservierten Isolaten aus mehreren europäischen Ländern, darunter Deutschland (Falgenhauer et al. 2016).

Daraus folgt, dass Antibiotikaresistenz oft nicht und vor allem nicht unmittelbar reversibel ist. Trotzdem kann ein sorgsamer Umgang mit Antibiotika den Selektionsdruck reduzieren und die Resistenzsituation positiv beeinflussen.

Weltweit gesehen ist der Verbrauch von Antibiotika um 65 % gestiegen, wobei vor allem in den Ländern mit niedrigem bis mittlerem Einkommen immer häufiger Antibiotika eingesetzt werden und in manchen Ländern auch frei verkäuflich ohne Rezeptpflicht („over the counter") erhältlich sind.

In Deutschland werden nach GERMAP-Daten aus dem Jahr 2015 ca. 85 % der Antibiotika im ambulanten Bereich verschrieben, 15 % im Krankenhaus (Abb. 2.1).

Auf Intensivstationen stieg der Antibiotikaverbrauch um 19 % im Zeitraum von 2001–2015, was auf kürzere Verweildauern, gestiegenen Case-Mix-Index und erhöhte Dosisempfehlungen zurückzuführen sein dürfte.

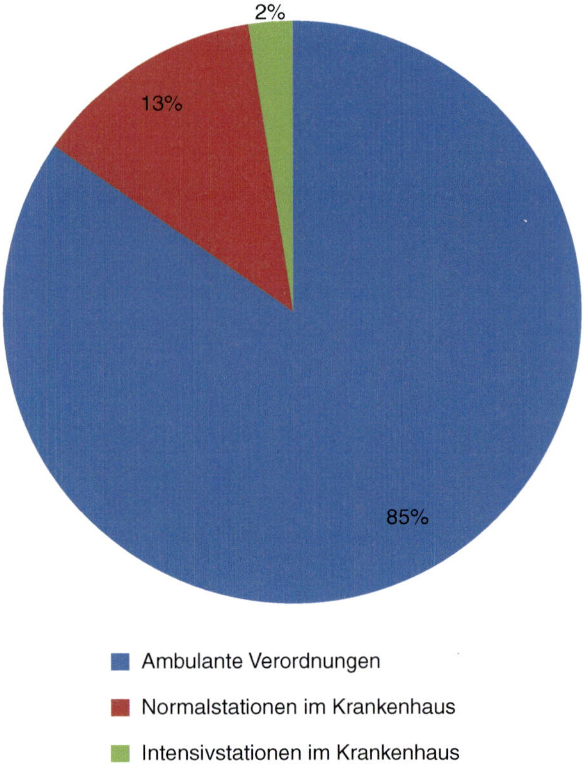

Abb. 2.1 Verteilung des Antibiotikaverbrauchs in der Humanmedizin

Im ambulanten Bereich bestehen große regionale Unterschiede. So werden im Nordosten und in Bayern weniger Antibiotika verordnet als in westlichen Bundesländern – die Ursachen dafür sind unklar. Insgesamt geht der ambulante Verbrauch in Deutschland aber zurück, wie Daten des Zentralinstituts für die kassenärztliche Versorgung (ZI) aus dem Jahr 2019 zeigen. Demnach wurden 2010 je 1000 gesetzlich Versicherte 562 Verordnungen über Antibiotika ausgestellt. 2018 waren es 446, was einem Minus von 21 % entspricht. Kinder und Jugendliche bis 14 Jahre bekamen 2018 im Vergleich zu 2010 41 % weniger Antibiotikagaben, Säuglinge sogar 49 %. Bei den Wirkstoffklassen ermittelten die ZI-Forscher die deutlichsten Abnahmen für Tetracycline (44 %), Fluorochinolone (41 %) und Sulfonamide/Trimethoprim (3 %), bei Cephalosporinen ging die Anwendungshäufigkeit um 17 % zurück.

Geographische Unterschiede zeigen sich auch im europäischen Vergleich – südliche Mitgliedstaaten verabreichen deutlich mehr als Staaten im nördlichen Europa. Im Vergleich der EU-Mitgliedstaaten findet sich Deutschland mit den Niederlanden im unteren Drittel; Griechenland als Spitzenreiter hat einen mehr als doppelt so hohen Verbrauch.

In einer repräsentativen Punktprävalenz-Studie des European Centre for Disease Prevention and Control (ECDC) wurden 2017 Daten zum Vorkommen von nosokomialen

Infektionen und zum Antibiotikaeinsatz publiziert: In Deutschland bekommen durchschnittlich 25 % aller Patienten, die im Krankenhaus liegen, Antibiotika. Das Ergebnis von 2016 hat sich im Vergleich zu 2011 nicht verändert: 25,9 % im Vergleich zu 25,5 % (Behnke et al. 2017). 17 Jahre früher (1994) waren es nur 17 %. Dabei zu beachten ist, dass das Durchschnittsalter der Krankenhauspatienten signifikant gestiegen und es gleichzeitig zu einer signifikanten Reduktion der durchschnittlichen Aufenthaltsdauer der Patienten von mehr als 4 Tagen gekommen ist.

Die Indikation war größtenteils die Therapie von Infektionen, aber immerhin auch in fast einem Drittel (29 %) der Fälle eine prophylaktische Gabe. Antibiotika werden beispielsweise vor Operationen gegeben (präoperative Prophylaxe, PAP), um das Risiko einer postoperativen Wundinfektion zu verhindern (Behnke et al. 2017), aber auch in der Hämato-Onkologie sind Antibiotikaprophylaxen bei bestimmten immunsuppressiven Therapien indiziert.

Fast die Hälfte der Antibiotika zur Prophylaxe wurde jedoch länger als einen Tag gegeben. Dies ist für die PAP nicht empfohlen, nicht sinnvoll und sogar schädlich im Hinblick auf Resistenzentwicklung und Nebenwirkungen und lediglich bei Langzeitprophylaxen, z. B. bei Immunsupprimierten oder Patienten mit rezidivierenden Infektionen indiziert.

Ein anderes Beispiel für den vermutlich nicht adäquaten Einsatz von Antibiotika im ambulanten Bereich ist die hohe Saisonalität der Verbräuche, da anzunehmen ist, dass hier nicht nur bakterielle Superinfektionen, sondern in erster Linie rein virale Atemwegsinfektionen mit Antibiotika behandelt werden. Schreibt dazu: Aufgrund der Häufung von Atemwegsinfektionen in den Wintermonaten ist die Antibiotikaverordnungsdichte in den Wintermonaten sehr viel höher als im Sommer. Diese Schwankungen können zugrunde gelegt werden, um Antibiotika, die – adäquat oder inadäquat – bei Atemwegsinfektionen eingesetzt werden, zu identifizieren.

2.1 Antibiotikaverbräuche in der Veterinärmedizin

Die European Medicines Agency (EMA) beobachtete in einzelnen Staaten wesentliche Unterschiede im Verschreibungsmuster der Tierärzte. Die Variationen innerhalb der Länder beruhen beispielsweise auf Marktverfügbarkeit und Preis der antimikrobiellen Pharmaka oder dem jeweiligen Risikomanagement des Staates.

Im Juli 2017 erschien der zweite gemeinsamen Bericht von verschiedenen europäischen Behörden, die eine integrierte Analyse des Verbrauchs antimikrobieller Wirkstoffe und das Auftreten von Antibiotikaresistenzen bei Bakterien in Menschen und zur Lebensmittelgewinnung dienenden Tieren abliefern. Er wurde von den ECDC, der European Medinces Agency (EMA) und der Europäischen Behörde für Lebensmittelsicherheit (EFSA) im Jahr 2017 verfasst. 2014 lag der europäische Durchschnittsverbrauch von Antibiotika beim Menschen bei 124 und bei Tieren bei 152 mg pro kg geschätzte Biomasse. In

Deutschland lag der Verbrauch bei Tieren mit 149 mg/kg fast dreimal so hoch wie bei Menschen (57 mg/kg). Der Antibiotikaverbrauch bei Lebensmittel produzierenden Tieren war in 18 von 28 Ländern niedriger oder viel niedriger als bei Menschen (z. B. in den Niederlanden, Schweden, Norwegen oder Österreich).

Auch in der Nutztierhaltung können Krankheiten durch Präventionsmaßnahmen, wie Impfungen, Hygienemaßnahmen, Verbesserung von Haltungsmanagement und Haltungsbedingungen vermieden werden. Hygienemaßnahmen umfassen z. B. Reinigung und Desinfektion vor Neubelegung oder eine regelmäßige Reinigung der Tränkanlagen, um die Bildung von Biofilmen mit schädlichen Bakterien und Medikamentenrückständen in den Tränkwasserleitungen zu verhindern (Meier 2019).

► „Antibiotic Stewardship" zielt auf eine verbesserte Qualität der Antibiotikatherapie: Sie soll für den einzelnen Patienten (oder das Tier) das bestmögliche klinische Behandlungsergebnis bei minimaler Toxizität und Resistenzentwicklung erreichen. Der „One Health-Ansatz" verlangt ein interdisziplinäres, sektorenübergreifendes Herangehen an die Problematik. Desinfektionsmittel bzw. Antiseptika-Stewardship, Diagnostic Stewardship und Hygienemaßnahmen (nicht nur klassischerweise im Sinne der Krankenhaushygiene, sondern z. B. auch bei der Abwasserbehandlung) sind dabei weitere wesentliche Faktoren, um die unkontrollierte Ausbreitung von Resistenzen zu verhindern.

Literatur

Bailey LC, Forrest CB, Zhang P et al (2014) Association of antibiotics in infancy with early childhood obesity. JAMA Pediatr 168:1063–1069

Behnke M, Hansen S, Leistner R et al (2017) Prävalenz von nosokomialen Infektionen und Antibiotika-Anwendung in deutschen Krankenhäusern. Dtsch Arztebl Int 114:851–857

Dethlefsen L, Relman DA (2011) Incomplete recovery and individualized responses of the human distal gut microbiota to repeated antibiotic perturbation. Proc Natl Acad Sci USA 108(Suppl 1):4554–4561

Fahimipour A, Mamaar SB, McFarland A et al (2018) Antimicrobial chemicals associate with microbial function and antibiotic resistance. msystems 3(6):e002000 18

Falgenhauer L, Waezsada SE, Yao Y et al (2016) Colistin resistance gene mcr-1 in extended-spectrum β-lactamase-producing and carbapenemase-producing Gram-negative bacteria in Germany. Lancet Infect Dis 16(3):282–283

Kampf G (2018) Adaption an subletale Wirkstoffkonzentrationen – Beispiel Benzalkoniumchlorid. Krankenhaushygiene up2date 13(04):383–394

Lax S, Smith DP, Hampton-Marcell J et al (2014) Longitudinal analysis of microbial interaction between humans and the indoor environment. Science 345:1048–1052

Liu YY, Walsh TR, Yi LX et al (2016) Emergence of plasmid-mediated colistin resistance mechanism MCR-1 in animals and human beings in China: a microbiological and molecular biological study. Lancet Infect Dis 16(2):161–168

Mahlberg R (2019) Multiresistente Erreger, 2. Aufl. Springer, Berlin/Heidelberg

Mahnert A, Moissel-Eichinger C, Zojer M et al (2019) Man-made microbial resistances in built environments. Nat Commun 10:968. https://doi.org/10.1038/s41467-019-08864-0

Meier E (2019) Prävention der Resistenzentwicklung in Krankenhaus, Arztpraxis und in der Veterinärmedizin. In: Schulz-Stübner S, Dettenkofer M, Mattner F, Meyer E , Mahlberg R. Multiresistente Erreger, Springer Berlin

Gesetzliche Grundlagen

3

Inhaltsverzeichnis

3.1 Infektionsschutzgesetz, gesetzliche Qualitätssicherung

Der Abs. 3 des § 23 IfSG formuliert als wichtigste Voraussetzung einer wirksamen Infektionsprävention die erforderlichen Maßnahmen, zu denen jeder Leiter der folgenden Einrichtungen verpflichtet wird:

1. Krankenhäuser,
2. Einrichtungen für ambulantes Operieren,
3. Vorsorge- oder Rehabilitationseinrichtungen, in denen eine den Krankenhäusern vergleichbare medizinische Versorgung erfolgt,
4. Dialyseeinrichtungen,
5. Tageskliniken,
6. Entbindungseinrichtungen,
7. Behandlungs- oder Versorgungseinrichtungen, die mit einer der in den Nummern 1 bis 6 genannten Einrichtungen vergleichbar sind,
8. Arztpraxen, Zahnarztpraxen,
9. Praxen sonstiger humanmedizinischer Heilberufe,

S. Schulz-Stübner, *Antibiotic Stewardship im Krankenhaus*,
https://doi.org/10.1007/978-3-662-60558-5_3

10. Einrichtungen des öffentlichen Gesundheitsdienstes, in denen medizinische Untersuchungen, Präventionsmaßnahmen oder ambulante Behandlungen durchgeführt werden,
11. ambulante Pflegedienste, die ambulante Intensivpflege in Einrichtungen, Wohngruppen oder sonstigen gemeinschaftlichen Wohnformen erbringen und
12. Rettungsdienste.

Die Leiter werden verpflichtet sicherzustellen, dass die nach dem Stand der medizinischen Wissenschaft erforderlichen Maßnahmen getroffen werden, um

- nosokomiale Infektionen zu verhüten und
- die Weiterverbreitung von Krankheitserregern, insbesondere solcher mit Resistenzen, zu vermeiden.

Den zunehmenden Resistenzen bakterieller Infektionserreger wurde im Infektionsschutzgesetz dadurch Rechnung getragen, dass auch die Erfassung des Antibiotikaverbrauchs im Abs. 4 ergänzend vorgeschrieben wurde. Sinn dieser Forderung ist, Art und Umfang des Antibiotikaverbrauchs in den betroffenen medizinischen Einrichtungen zu erfassen und epidemiologisch (deutschlandweit) auszuwerten. Zudem ermöglicht eine solche Erfassung aber auch jeder Einrichtung, das eigene Antibiotikaverordnungsverhalten, insbesondere vor dem Hintergrund der eigenen Keim- und Resistenzstatistik, zu bewerten und ggf. zu optimieren.

Die Leiter von Krankenhäusern und von Einrichtungen für ambulantes Operieren müssen sicherstellen, dass

- die vom Robert Koch-Institut nach § 4 Absatz 2 Nummer 2 Buchstabe b festgelegten nosokomialen Infektionen und
- das Auftreten von Krankheitserregern mit speziellen Resistenzen und Multiresistenzen (s. Tab. 3.1.)

fortlaufend in einer gesonderten Niederschrift

- aufgezeichnet,
- bewertet und
- sachgerechte Schlussfolgerungen hinsichtlich erforderlicher Präventionsmaßnahmen gezogen werden
- und dass die erforderlichen Präventionsmaßnahmen dem Personal mitgeteilt und umgesetzt werden.

Darüber hinaus müssen die Leiter bezüglich des Antibiotikaverbrauchs sicherstellen:

- Aufzeichnung der nach § 4 Abs. 2 Nr. Buchstabe b festgelegten Daten zu Art und Umfang des Antibiotikaverbrauchs fortlaufend in zusammengefasster Form,

Tab. 3.1 Liste der gemäß § 23 Abs. 4 in Verbindung mit § 4 Abs. 2 Nr. 2 Buchstabe b IfSG zu erfassenden Krankheitserreger mit speziellen Resistenzen und Multiresistenzen. (Aus: RKI (2013) Surveillance nosokomialer Infektionen sowie die Erfassung von Krankheitserregern mit speziellen Resistenzen und Multiresistenzen. Bundesgesundheitsbl 56:580–583; mit freundlicher Genehmigung)

Erregerspezies	Resistenzen
Grampositive Erreger	
Staphylococcus aureus	**Oxacillin (Cefoxitin), Vancomycin, Linezolid, Daptomycin, Tigecyclin, Teicoplanin als Einzelresistenzen**
S. pneumoniae	**Vancomycin, Penicillin (Oxacillin 1 µg), Cefotaxim, Linezolid, Daptomycin, Levofloxacin, Moxifloxacin als Einzelresistenzen**
Enterococcus faecalis *E. faecium*	Ampicillin *(E. faecalis)*, **Vancomycin, Teicoplanin, Linezolid, Tigecyclin als Einzelresistenzen**
Enterobacteriales	
Escherichia coli *Proteus* spp. *Klebsiella pneumoniae* *K. oxytoca*	**Ertapenem** oder **Imipenem** oder **Meropenem, Cefotaxim** oder **Ceftazidim als Einzelresistenzen; Mehrfachresistenz** Piperacillin + (Cefotaxim oder Ceftazidim) + Ciprofloxacin **(3MRGN)**, ggf. + Imipenem oder Meropenem **(4MRGN)**
Andere *Klebsiella* spp.[a] *Enterobacter cloacae* *Citrobacter* spp. *Serratia marcescens* *Morganella morganii*	**Imipenem oder Meropenem als Einzelresistenzen; Mehrfachresistenz** Piperacillin + (Cefotaxim oder Ceftazidim) + Ciprofloxacin **(3MRGN)** ggf. + Imipenem oder Meropenem **(4MRGN)**
Pseudomonas aeruginosa	
Pseudomonas aeruginosa	**Imipenem und Meropenem; Mehrfachresistenz** Piperacillin + (Cefotaxim und Ceftazidim und Cefepim) + Imipenem und Meropenem **(3MRGN)** bzw. Piperacillin + Ciprofloxacin und Meropenem **(3MRGN)** bzw. Piperacillin + (Cefotaxim und Ceftazidim und Cefepim) + Ciprofloxacin **(3MRGN)** bzw. (Cefotaxim und Ceftazidim und Cefepim) + Ciprofloxacin + Imipenem und Meropenem **(3MRGN)** bzw. Piperacillin + (Cefotaxim und Ceftazidim und Cefepim) + Imipenem und Meropenem + Ciprofloxacin **(4MRGN)**
Acinetobacter baumannii	
Acinetobacter-baumannii-Komplex	**Imipenem oder Meropenem als Einzelresistenzen; Mehrfachresistenz** Piperacillin + (Cefotaxim oder Ceftazidim oder Cefepim) + Ciprofloxacin **(3MRGN),** ggf. + Imipenem oder Meropenem **(4MRGN)**
Andere	
Stenotrophomonas maltophilia	**Cotrimoxazol als Einzelresistenz**
Candida spp.[b]	**Fluconazol**

Fett gedruckte Antibiotika/MRGN bezeichnen **Leitresistenzen bzw. Mehrfachresistenzen** für wichtige Erregergruppen (z. B. MRSA, Carbapenemase bildende *Enterobacteriales*)

[a]Außer *Klebsiella pneumoniae* bzw. *K. oxytoca*

[b]Erfassung nur in Einrichtungen mit hämatologisch-onkologischen Abteilungen, auch von primär resistenten Spezies

- Bewertung unter Berücksichtigung der lokalen Resistenzsituation,
- Sachgerechte Schlussfolgerungen hinsichtlich des Einsatzes von Antibiotika,
- Mitteilung der erforderlichen Anpassungen des Antibiotikaeinsatzes an das Personal und Umsetzung.

Nach den Sätzen 1 und 2 müssen die Aufzeichnungen 10 Jahre nach deren Anfertigung aufbewahrt werden. Dem zuständigen Gesundheitsamt ist auf Verlangen Einsicht in die Aufzeichnungen, Bewertungen und Schlussfolgerungen zu gewähren.

Prinzipiell hat damit das Infektionsschutzgesetz eigentlich Kernelemente eines Antibiotic-Stewardship-Programms bereits in Form eines klassischen Plan-Do-Check-Act-Zyklus vorgeschrieben, nämlich die Erfassung und Bewertung von Resistenzen und ihrer Entwicklung sowie des Antibiotikaverbrauchs, das Ableiten von Schlussfolgerungen und die Information der Mitarbeitenden über dieselben.

Die Kommission Antiinfektiva, Resistenz und Therapie (ART) wurde wegen der zunehmenden Bedeutung von resistenten Krankheitserregern gegründet. Aufgabe der Kommission ist es, Empfehlungen für Standards zu Diagnostik und Therapie von Infektionskrankheiten nach aktuellem Stand der medizinischen Wissenschaft zu erstellen. Sie soll diese Aufgaben „in enger Zusammenarbeit mit der AWMF, den einzelnen Fachgesellschaften, anderen wissenschaftlichen Institutionen und Organen der Selbstverwaltung wahrnehmen“. Die Kommission ART wird vorhandene Empfehlungen und Leitlinien sichten und gegebenenfalls Bedarf für aktuelle Leitlinien in den Bereichen Diagnostik und Therapie von Infektionskrankheiten identifizieren.

► Den Stellenwert der Kommissionsempfehlungen formuliert der Gesetzgeber in § 23 IfSG in der sogenannten „Vermutungsklausel“, die sich in ähnlicher Form auch in anderen Gesetzen zu Gesundheitsthemen findet: „Die Einhaltung des Standes der medizinischen Wissenschaft auf diesem Gebiet wird vermutet, wenn jeweils die veröffentlichten Empfehlungen der Kommission für Krankenhaushygiene und Infektionsprävention beim Robert Koch-Institut und der Kommission Antiinfektiva, Resistenz und Therapie beim Robert Koch-Institut beachtet worden sind.“

Diese Formulierung hat in medizinischen Einrichtungen häufig zu der Auffassung geführt, die KRINKO-Empfehlungen oder ART-Empfehlungen seien nunmehr quasi Gesetz und müssten unbesehen befolgt werden. Dass dem nicht so ist, kann man bereits der Begründung zur Gesetzesinitiative entnehmen, in der sinngemäß steht:

- Die widerlegbare Vermutung lässt im Einzelfall ein Unterschreiten der Empfehlungen der KRINKO und der Kommission ART zu, etwa wenn nicht erfüllte baulich-funktionelle Voraussetzungen durch betrieblich-organisatorische Maßnahmen kompensiert werden können.
- Ein Überschreiten der Empfehlungen ist erforderlich, soweit diese objektiv nicht an den Stand der Wissenschaft angepasst sind.

- Die Vermutungswirkung entbindet die Adressaten nicht davon, den nach Erscheinen einer Empfehlung erfolgten wissenschaftlichen Fortschritt auch selbst zu verfolgen.
- Im Ergebnis muss eine dem Stand der Wissenschaft entsprechende Prävention von nosokomialen Infektionen und Krankheitserregern mit Resistenzen sichergestellt sein.

Die ART hat berechtigterweise, nicht zuletzt aufgrund der „Vermutungsklausel", keine konkreten Therapieempfehlungen abgebeben – von einer Beteiligung bei Empfehlungen zum Vorgehen bei Lieferengpässen (s. Abschn. 3.2.) einmal abgesehen, sondern sich auf strukturelle Empfehlungen z. B. zur Art der Antibiotikaverbrauchserfassung oder ähnliche Themen beschränkt. Hierzu gehören die folgenden Empfehlungen:

- Antiinfektiva und Resistenzen: Gesundheitsgefahren wirksam begegnen (Vermittlung und Vertiefung von Kenntnissen über Wirkungsweise von Antibiotika, Resistenzentstehung und ihre Weiterverbreitung; Veränderung und Verbesserung der Verschreibungspraxis von Antibiotika; mikrobiologische Diagnostik; Surveillance von Infektionserregern, Resistenzdaten und Antibiotikaverbrauchsdaten; Infektionsprävention; Förderung von Netzwerkstrukturen und Öffentlichkeitskampagnen), vom 07.05.2014
- Bestandsaufnahme, Bedarfsanalyse und notwendige Verbesserungen für die Entwicklung und Überarbeitung der Leitlinien in der Infektionsmedizin in Deutschland (vom 25.11.2015).
- Voraussetzungen und Strategien für die erfolgreiche Implementierung infektiologischer Leitlinien (strukturelle, personelle und inhaltliche Voraussetzungen für die Implementierung von Leitlinien im stationären Bereich; Implementierungsstrategien im stationären Bereich; Herausforderungen der Implementierung von Leitlinien im ambulanten Bereich; Bedarfsanalyse an Experten) (vom 16.02.2017).

Des Weiteren Dokumente zu den folgenden Themen:

- Grundsätze der Antibiotikatherapie (vom 10.11.2014),
- Surveillancesysteme und Datenquellen (vom 20.01.2015),
- Lieferengpässe und Alternativen (vom 03.03.2017).

Seit Mitte 2020 gibt es ein Positionspapier der Kommission Antiinfektiva, Resistenz und Therapie (Kommission ART) beim Robert Koch-Institut mit Beratung durch Fachgesellschaften „Strukturelle und personelle Voraussetzungen für die Sicherung einer rationalen Antiinfektivaverordnung in Krankenhäusern". Darin wird der in Tab. 3.2 und 3.3 dargestellt Zeit- und Personalbedarf für das Antibiotic Stewardship festgestellt.

Auch im Bereich der gesetzlichen Qualitätssicherung „Vermeidung nosokomialer Infektionen – postoperative Wundinfektionen" werden verschiedene Elemente eines Antibiotic-Stewardship-Programmes als Strukturqualitätsparameter gefordert (s. fettgedruckte Markierungen in Tab. 3.4).

Tab. 3.2 Abschätzung des Personalbedarfs im ABS-Team (Ärzte, Apotheker), exemplarisch für ein 500-Betten-Krankenhaus mit 25 Stationen bei 10 Fachabteilungen pro Jahr ohne Berücksichtigung besonderer Schwerpunkte mit erhöhter Patientenkomplexität (Schätzung der Autorengruppe). (Aus: Abele-Horn, M., de With, K., Seifert, J. et al. Strukturelle und personelle Voraussetzungen für die Sicherung einer rationalen Antiinfektivaverordnung in Krankenhäusern. Bundesgesundheitsbl (2020). https://doi.org/10.1007/s00103-020-03152-5; mit freundlicher Genehmigung)

Tätigkeit	Stunden, Frequenz	Stundenberechnung	Hochrechnung aufs Jahr (Gesamtstunden)
ABS-Teamsitzungen	8 h pro Quartal	8 × 4	32
Punktprävalenzerhebungen zu Antiinfektivaverordnungen inkl. Auswertung und Bericht/Kommunikation der Ergebnisse	4 h pro Erhebung (einmal pro Jahr pro Fachabteilung) und Auswertung +4 h pro Bericht/Kommunikation	4 × 2 × 10	80
Regelmäßige ABS-Visiten und teilweise apothekenbasierte Indikationsprüfungen, Beratungen (Konsile)	1 h pro Visite pro Woche pro Station	25 × 52	1300
Leitlinienerstellung und Aktualisierung je nach Fachabteilung	8 h pro Jahr pro Fachabteilung	8 × 10	80
Fortbildung/Schulung, Kommunikation und Feedback je nach Fachabteilung	3 h pro Quartal pro Fachabteilung inkl. Vorbereitung	3 × 4 × 10	120
Erreger-/Resistenz- sowie Antibiotikaverbrauchsstatistik inkl. Auswertung und Kommunikation	16 h pro Quartal	16 × 4	64
Planung, Durchführung, Supervision von ABS-Projekten zur Therapieoptimierung (z. B. Präanalytik mikrobiologischer Diagnostik, Oralisierung)	16 h pro Quartal	16 × 4	64
Zusätzliche Personalstunden ergeben sich aus Aufgaben im Kontext des Qualitätsmanagements, für Mitarbeit in Hygiene- und Arzneimittelkommission, Gesundheitsamtsbegehungen, Ausbruchsmanagement, Netzwerkarbeit, Supervision der ABS-beauftragten Ärzte, Berichtspflicht gegenüber der Krankenhausleitung etc.	16 h pro Quartal	16 × 4	64

Tab. 3.2 (Fortsetzung)

Tätigkeit	Stunden, Frequenz	Stundenberechnung	Hochrechnung aufs Jahr (Gesamtstunden)
–	–	Gesamtstunden pro Jahr ohne Urlaub/Fortbildung	1804
–	–	Gesamtstunden (+15 % wg. Urlaub/Fortbildung)	2075[a]

[a] = 40 h pro Woche

Tab. 3.3 Beispiel für Personalbedarfsberechnung ABS-Team. (Aus: Abele-Horn, M., de With, K., Seifert, J. et al. Strukturelle und personelle Voraussetzungen für die Sicherung einer rationalen Antiinfektivaverordnung in Krankenhäusern. Bundesgesundheitsbl (2020). https://doi.org/10.1007/s00103-020-03152-5; mit freundlicher Genehmigung)

Krankenhaustyp/-größe[a] und Schwerpunkte	Mindestbedarf (1 VZÄ pro 500 Betten)	Zusatzbedarf (0,5 VZÄ je definierten Schwerpunkt)	Gesamtbedarf (VZÄ)
Universitätskrankenhaus 1200 Betten mit Organtransplantationseinheit, Hämatologie inkl. allogener Stammzelltransplantation, mit Fachabteilung für Kinder- und Jugendmedizin inkl. Neonatologie und eigenen Fachabteilungen für Herzchirurgie und für Neurochirurgie, 5 Intensivstationen	2,4	2,5	4,9
Großes Allgemeinkrankenhaus 700 Betten mit Fachabteilung für Kinder- und Jugendmedizin inkl. Neonatologie und eigenen Fachabteilungen für Neurochirurgie, Herzchirurgie, und Orthopädie mit Schwerpunkt Gelenkersatz (nach obiger Definition)	1,4	1,0	2,4
Mittleres Allgemeinkrankenhaus 450 Betten mit Orthopädie (Gelenkersatz) als Schwerpunkt (nach obiger Definition)	0,9	0,2	1,1
Kleines Allgemeinkrankenhaus 250 Betten ohne Schwerpunkte	0,5	–	0,5

[a]Ohne Berücksichtigung von psychiatrischen, psychotherapeutischen/psychosomatischen, nuklearmedizinischen und Rehabilitationsbetten

Tab. 3.4 Strukturqualitätsanforderungen im Rahmen der Gesetzlichen Qualitätssicherung (fettgedruckte Markierung = ABS-relevant)

Nr.	Indikator
1	Händedesinfektionsmittelverbrauch
2	Händedesinfektionsmittelverbrauch auf Allgemeinstationen
3	**Entwicklung, Aktualisierung und Umsetzungsüberprüfung einer internen Leitlinie zur perioperativen Antibiotikaprophylaxe in stationären Einrichtungen**
4	**Entwicklung und Aktualisierung einer internen Leitlinie zur Antibiotika-Initialtherapie in stationären Einrichtungen**
5	Geeignete Haarentfernung vor operativem Eingriff
6	Validierung der Sterilgutaufbereitung
7	Entwicklung und Aktualisierung einer Arbeitsanweisung zur präoperativen Antiseptik des OP-Feldes
8	Entwicklung und Aktualisierung einer Arbeitsanweisung zur Wundversorgung
9	**Teilnahme an Informationsveranstaltungen zur Antibiotikaresistenzlage und –therapie**
10	Teilnahme an Informationsveranstaltungen zur Hygiene und Infektionsprävention
11	**Patienteninformation zur Hygiene bei MRSA-Besiedelung/Infektion**
12	**Entlassungs- und Überleitungsmanagement**
13	**Durchführung von Compliance-Überprüfungen in stationären Einrichtungen**
14	Maßnahmen zur Förderung der Compliance im Bereich der Hygiene

Wie werden die einzelnen Indikatoren erfasst?

1.) Indikator zum „Händedesinfektionsmittelverbrauch“:
- Wie viele Patiententage lagen im betreffenden Erfassungsjahr auf der/bzw. den Intensivstation(en) Ihrer Einrichtung vor?
- Wie hoch war der Verbrauch an Händedesinfektionsmittel im betreffenden Erfassungsjahr in Litern auf der/bzw. den Intensivstation(en) Ihrer Einrichtung?

2.) Händedesinfektionsmittelverbrauch auf Allgemeinstationen:
- Wie viele Patiententage lagen im betreffenden Erfassungsjahr auf den Allgemeinstationen Ihrer Einrichtung vor?
- Wie hoch war der Verbrauch an Händedesinfektionsmittel im betreffenden Erfassungsjahr in Litern auf den Allgemeinstationen Ihrer Einrichtung?

3.) Entwicklung, Aktualisierung und Umsetzungsüberprüfung einer internen Leitlinie zur perioperativen Antibiotikaprophylaxe in stationären Einrichtungen **(ABS-relevant):**
- Wurde in Ihrer Einrichtung im betreffenden Erfassungsjahr eine interne Leitlinie zur perioperativen Antibiotikaprophylaxe entwickelt?
- Welche Inhalte werden in der Leitlinie thematisiert?
- Indikationsstellung zur Antibiotikaprophylaxe.
- Zu verwendende Antibiotika (unter Berücksichtigung des zu erwartenden Keimspektrums und der lokalen/regionalen Resistenzlage).
- Zeitpunkt/Dauer der Antibiotikaprophylaxe.
- Kann jeder ärztliche Mitarbeiter jederzeit und aufwandsarm auf die interne Leitlinie zugreifen? (Eine interne Leitlinie gilt als für alle ärztlichen Mitarbeiter zu-

gänglich, wenn sie in der gesamten Einrichtung elektronisch [z. B. über Intranet] aufrufbar ist oder wenn sie im OP-Bereich in Papierform vorhanden ist und jederzeit sowie ohne Aufwand eingesehen werden kann.)
- Die letzte Aktualisierung der internen Leitlinie erfolgte am: …
- Wurde die Leitlinie durch die Geschäftsführung/Hygienekommission autorisiert?
- Wird die leitliniengerechte Antibiotikaprophylaxe bei jedem operierten Patienten mittels Checkliste (z. B. anhand der „WHO Surgical Checklist" oder anhand eigener/adaptierter Checklisten) strukturiert überprüft?
- Wird die Anwendung dieser Checkliste in Ihrer Einrichtung stichprobenartig überprüft?

4.) Entwicklung und Aktualisierung einer internen Leitlinie zur Antibiotikainitialtherapie in stationären Einrichtungen **(ABS-relevant):**
- Haben Sie im betreffenden Erfassungsjahr eine interne Leitlinie zur Antibiotikainitialtherapie entwickelt?
- Kann jeder ärztliche Mitarbeiter jederzeit und aufwandsarm auf die interne Leitlinie zugreifen? (Eine interne Leitlinie gilt als für alle ärztlichen Mitarbeiter zugänglich, wenn sie in der gesamten Einrichtung elektronisch [z. B. über Intranet] aufrufbar ist oder wenn sie im OP-Bereich in Papierform vorhanden ist und jederzeit sowie ohne Aufwand eingesehen werden kann.)
- Die letzte Aktualisierung der internen Leitlinie erfolgte am: ….
- Wurde die Leitlinie durch die Geschäftsführung/Hygienekommission autorisiert?

5.) Geeignete Haarentfernung vor operativem Eingriff:
- Welche Methode der präoperativen Haarentfernung wird in Ihrer Einrichtung eingesetzt?

6.) Validierung der Sterilgutaufbereitung:
- Wird die Sterilgutaufbereitung in Ihrer Einrichtung durchgeführt?
- Erfolgt für die in Ihrer Einrichtung eingesetzten Medizinprodukte eine Risikoeinstufung?
- Wurde für alle in der Anlage 1 der Empfehlung „Anforderungen an die Hygiene bei der Aufbereitung von Medizinprodukten" aufgeführten Teilschritte der Aufbereitung eine Standardarbeitsanweisung entwickelt?
- Sind die Beladungsmuster des Reinigungs-/Desinfektionsgerätes (RDG) und des Sterilisators in den Standardarbeitsanweisungen definiert?
- Kann jeder Mitarbeiter der Sterilgut-Versorgungsabteilung (SVA) jederzeit und aufwandsarm auf die Standardarbeitsanweisung zugreifen?
- Die letzte Wartung des/der Reinigungs-/Desinfektionsgeräte(s) (RDG) erfolgte am: …
- Die letzte Wartung des Siegelnahtgerätes erfolgte am: …
- Die letzte Wartung des Sterilisators erfolgte am: …
- Die letzte Prozessvalidierung der Sterilisation erfolgte am: …
- Werden die an der Sterilgutaufbereitung beteiligten Mitarbeiter bezüglich der Anforderungen an den Aufbereitungsprozess geschult?
- Gibt es ein Fehlermanagement in der Sterilgut-Versorgungsabteilung (SVA) in Ihrer Einrichtung bzw. bei Ihrem externen Dienstleister?

7.) Entwicklung und Aktualisierung einer Arbeitsanweisung zur präoperativen Antiseptik des OP-Feldes:
   - Wurde in Ihrer Einrichtung im betreffenden Erfassungsjahr eine Arbeitsanweisung zur präoperativen Antiseptik des OP-Feldes entwickelt? (Entsprechende Hygienepläne gelten als Arbeitsanweisung.)
   - Welche Inhalte werden in der Arbeitsanweisung thematisiert?
   - Zu verwendende Desinfektionsmittel je nach Eingriffsort.
   - Einwirkzeit des jeweiligen Desinfektionsmittels.
   - Aseptische Durchführung der präoperativen Antiseptik des OP-Feldes.
   - Kann jeder ärztliche und pflegerische Mitarbeiter jederzeit und aufwandsarm auf die Arbeitsanweisung zugreifen? (Eine Arbeitsanweisung gilt als für alle ärztlichen und pflegerischen Mitarbeiter zugänglich, wenn sie in der gesamten Einrichtung elektronisch [z. B. über Intranet] aufrufbar ist oder wenn sie im OP-Bereich in Papierform vorhanden ist und jederzeit sowie ohne Aufwand eingesehen werden kann.)
   - Die letzte leitlinienbezogene Aktualisierung der Arbeitsanweisung erfolgte am: …
   - Wurde die Arbeitsanweisung durch die Geschäftsführung/Hygienekommission autorisiert?

8.) Entwicklung und Aktualisierung einer Arbeitsanweisung zur Wundversorgung:
   - Wurde in Ihrer Einrichtung im betreffenden Erfassungsjahr eine Arbeitsanweisung zur Wundversorgung entwickelt? (Entsprechende Hygienepläne gelten als Arbeitsanweisung.)
   - Welche Inhalte werden in der Arbeitsanweisung thematisiert?
   - Hygienische Händedesinfektion (vor, ggf. während und nach dem Verbandwechsel).
   - Verbandwechsel unter aseptischen Bedingungen (Anwendung aseptische Arbeitstechniken (Non-Touch-Technik, sterile Einmalhandschuhe).
   - Antiseptische Behandlung von infizierten Wunden.
   - Prüfung der weiteren Notwendigkeit einer sterilen Wundauflage.
   - Vorgehen bei Verdacht auf eine postoperative Wundinfektion.
   - Kann jeder ärztliche und pflegerische Mitarbeiter jederzeit und aufwandsarm auf die Arbeitsanweisung zugreifen? (Eine Arbeitsanweisung gilt als für alle ärztlichen und pflegerischen Mitarbeiter zugänglich, wenn sie in der gesamten Einrichtung elektronisch [z. B. über Intranet] aufrufbar ist oder wenn sie in allen operativen Fach-abteilungen in Papierform vorhanden ist und jederzeit sowie ohne Aufwand eingesehen werden kann.)
   - Die letzte leitlinienbezogene Aktualisierung der Arbeitsanweisung erfolgte am: …
   - Wurde die Arbeitsanweisung durch die Geschäftsführung/Hygienekommission autorisiert?

9.) Teilnahme an Informationsveranstaltungen zur Antibiotikaresistenzlage und -therapie **(ABS-relevant):**
   - Wie hoch ist der Anteil der ärztlichen Mitarbeiter Ihrer Einrichtung, der im vergangenen Erfassungsjahr mindestens an einer Informationsveranstaltung/an ei-

nem E-Learning-Programm zu der Thematik „Antibiotikaresistenzlage und -therapie“ mit nachfolgenden Mindestinhalten teilgenommen hat?

- Mindestinhalte einer Informationsveranstaltung müssen sein:
  Erregerspektrum (inkl. Resistenzlage),
  Antibiotikaprophylaxe (inkl. Beachtung/Einbezug der internen Leitlinie zur perioperativen Antibiotikaprophylaxe),
  Indikation für mikrobiologische Untersuchungen (Kulturen),
  Antibiotikainitialtherapie (inkl. Beachtung/Einbezug der internen Leitlinie zur Antibiotikainitialtherapie) .

10.) Teilnahme an Informationsveranstaltungen zur Hygiene und Infektionsprävention:

- Wie hoch ist der Anteil der Mitarbeiter der aufgeführten Berufsgruppen Ihrer Einrichtung, der im vergangenen Erfassungsjahr mindestens an einer Informationsveranstaltung/an einem E-Learning-Programm zu der Thematik „Hygiene und Infektionsprävention“ teilgenommen hat?
  Ärzte,
  examinierte Gesundheits- und Krankenpflegekräfte und/oder
  Pflegeassistenten und Pflegehelfer,
  Mitarbeiter des medizinisch-technischen Dienstes,
  medizinische Fachangestellte,
  Mitarbeiter der Sterilgutaufbereitung,
  Reinigungskräfte,
  Mitarbeiter der Küche.
- Inhalte einer Informationsveranstaltung müssen sein:
  Allgemeine Hygiene,
  Händedesinfektion,
  Hygiene bei multi-resistenten Erregern,
  Flächendesinfektion,
  Aufbereitung von Sterilgut.

11.) Patienteninformation zur Hygiene bei MRSA-Besiedelung/Infektion **(ABS-relevant):**

- Händigen Sie Ihren Patienten mit einer bekannten Besiedelung oder Infektion durch Methicillin-resistente Staphylococcus aureus (MRSA)-Bakterien und/oder deren Angehörigen ein Informationsblatt zum Hygieneverhalten aus?
- Welche Inhalte werden in dem Informationsblatt thematisiert?
- Informationen zu MRSA im Allgemeinen (Erklärung des Unterschiedes von Besiedelung und Infektion mit MRSA).
- Risiken der MRSA-Besiedelung/Infektion für Kontaktpersonen (Übertragung von MRSA auf andere Personen/Ansteckungsrisiken) und Schutzmaßnahmen.
- Anwendung antibakterieller und desinfizierender Präparate (ggf. unter Angabe von geeigneten Händedesinfektionsmitteln, antiseptischer Seife, antiseptischem Shampoo).
- Barrieremaßnahmen während des Krankenhausaufenthalts und bei besonderen Gegebenheiten im ambulanten Bereich.
- Bakteriologische Kontrolluntersuchungen beim Hausarzt.

12.) Entlassungs- und Überleitungsmanagement **(ABS-relevant):**
- Erfolgt in Ihrer Einrichtung die Entlassung postoperativer Patienten auf Grundlage eines spezifischen Konzeptes zum Entlassungs- und Überleitungsmanagement? (Ein Konzept zum Entlassungs- und Überleitungsmanagement muss schriftlich fixiert sein.)
- Wurde das entwickelte Konzept durch die Geschäftsführung/Hygienekommission autorisiert?
- Welche Aspekte beinhaltet das Konzept zum Entlassungs- und Überleitungsmanagement?
- Nennung von Ansprechpartnern in der operierenden Einrichtung für Rückfragen des Patienten.
- Aufklärung des Patienten und ggf. von dessen Angehörigen über das postoperative Verhalten und Anzeichen von Wundinfektionen.
- Information an den weiterbehandelnden Arzt und ggf. an die häusliche Pflege, insbesondere Wundstatus, Auftreten von multiresistenten Erregern (MRE).
- Information der weiterbehandelnden Ärzte zur Surveillance postoperativer Wundinfektion, insbesondere zu den Diagnosekriterien nach CDC-Klassifikation.

13.) Durchführung von Compliance-Überprüfungen in stationären Einrichtungen **(ABS-relevant):**
- Wie viele Compliance-Überprüfungen haben Sie im betreffenden Erfassungsjahr hinsichtlich der nachfolgend aufgeführten Aspekte/Themengebiete durchgeführt? (Eine Compliance-Überprüfung ist z. B. die Überprüfung der Händedesinfektion für eine Behandlungssituation (z. B. eine Blutabnahme) bei einem Patienten. Es zählen nur operierte Patienten, unabhängig vom Fachgebiet und unabhängig von Tracer-Eingriffen. Die Überprüfung kann durch eigenes Personal oder externe Beauftragte erfolgen.):
  Händedesinfektion,
  Wundversorgung,
  Dauer der perioperativen, prophylaktischen Antibiotikagabe.

14.) Maßnahmen zur Förderung der Compliance im Bereich der Hygiene:
- Welche Art von Maßnahmen zur Förderung der Compliance führen Sie in Ihrer Einrichtung durch?
- Prospektive Festlegung von einrichtungsinternen Zielwerten für die Qualitätsindikatoren der QS.
- Systematische Analyse der QS-Ergebnisse zu postoperativen Wundinfektionen und Ableitung entsprechender Verbesserungsmaßnahmen.
- Information der Mitarbeiter über die Ergebnisse der QS und Diskussion der Ergebnisse mit Funktions- und Bereichsteams.
- Erfassung von Verbesserungsvorschlägen aus den Funktions- und Bereichsteams.

- Weitere Evaluationsprojekte zur Vermeidung nosokomialer postoperativer Wundinfektionen (z. B. Audits, Compliance-Überprüfungen vor Ort, weitere Surveillance-Projekte).
- Diskussion der QS-Ergebnisse zu postoperativen Wundinfektionen in einrichtungsübergreifenden Netzwerken.

Die Strukturqualitätskriterien wurden vom Institut für Qualität und Transparenz im Gesundheitswesen (IQTIQ) entwickelt und vom Gemeinsamen Bundesausschuss (GBA) zum Januar 2017 in Kraft gesetzt. Erfasst werden ambulante und stationäre Operationen aus folgenden Bereichen, wenn sie zu einer stationären Behandlung führen:

- Frauenheilkunde und Geburtshilfe,
- Gefäßchirurgie und Herzchirurgie,
- Orthopädie/Unfallchirurgie,
- Plastische Chirurgie,
- Urologie,
- Viszeralchirurgie.

Stationär bedeutet dies ca. 3500 Tracer-OPS-Kodierungen, im ambulanten Bereich ca. 1000 Tracer-OPS-Kodierungen aus dem Katalog Ambulantes Operieren nach § 115b mit definierten Ausschlusskriterien (ICD/OPS). In die Analyse gehen ca. 4,3 Millionen Operationen/Jahr ein, und es ist eine fünfjährige Validierungsphase des Systems geplant. Auch die schlussendliche Bedeutung der Strukturqualitätsindikatoren und ihre Bewertung bzw. wissenschaftliche Auswertung im Zusammenhang mit den Infektionsdaten ist noch unklar. Die Auslösung der einrichtungsbezogenen QS-Dokumentation erfolgt für vertragsärztlich abrechnende Leistungserbringer auf Basis der Abrechnungsdaten über die zuständigen Kassenärztlichen Vereinigungen. Diese informieren die rechtlich über die Betriebsstättennummer (BSNR) abgegrenzten Einheiten über die Dokumentationspflicht, wenn über die jeweilige BSNR in den ersten beiden Quartalen eines Jahres mindestens ein Tracer-Eingriff abgerechnet wurde.

Die einrichtungsbezogene QS-Dokumentation muss seit 2018 retrospektiv zum jeweils vorangegangen Kalenderjahr durchgeführt werden. Die Kassenärztlichen Vereinigungen können in ihrem jeweiligen Zuständigkeitsbereich Anwendungen, z. B. ein Webportal für Vertragsärztinnen und -ärzte, zur Erfassung und Übertragung von Daten der einrichtungsbezogenen QS-Dokumentation zur Verfügung stellen.

Um den damit verbundenen Aufwand zu vergüten, wurde der einheitliche Bewertungsmaßstab (EBM) um die Gebührenordnungsposition (GOP) 01650 ergänzt. Die neue GOP ist mit 47 Punkten bewertet und wird als Zuschlag zu den Leistungen der EBM-Kap. 31 und 36 gezahlt.

Eine Übersicht über die Gesetzliche Qualitätssicherung (QS) am Beispiel Postoperative Wundinfektionen zeigt Abb. 3.1.

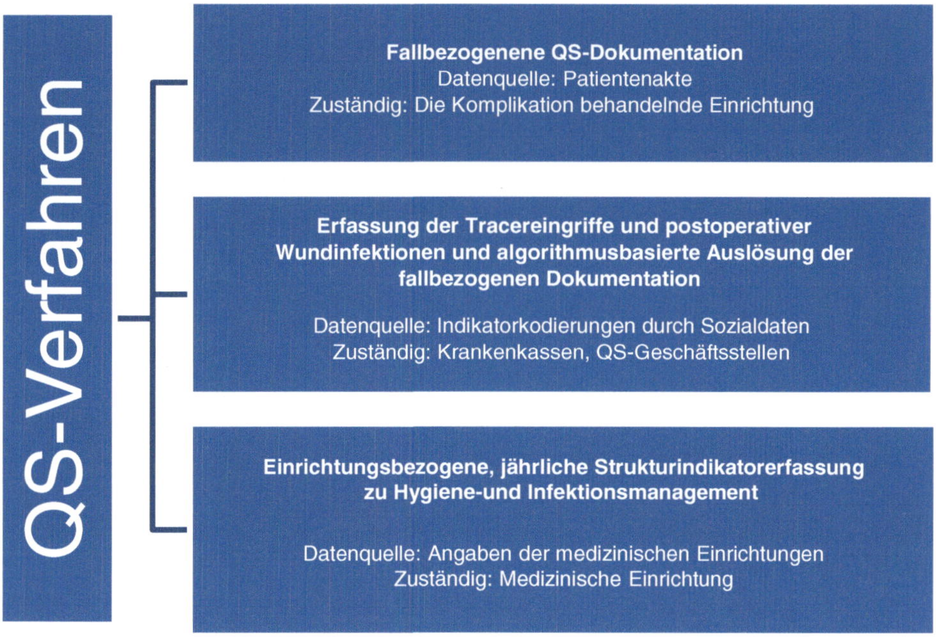

Abb. 3.1 Übersicht über die Gesetzliche Qualitätssicherung (QS) Postoperative Wundinfektionen

3.2 Off-Label-Gebrauch von Arzneimitteln

Hierzu bemerkt die PEG (2018):

> Bezüglich der rechtlichen Aspekte des Off-Label-Gebrauchs existiert eine Entscheidung des Bundessozialgerichts vom 19. März 2002 (B 1 KR 37/00 R), nach der Verordnungen außerhalb der behördlich zugelassenen Indikationen zu Lasten der gesetzlichen Krankenversicherungen erstattet werden, wenn es sich um schwerwiegende Erkrankungen handelt, keine andere Therapie verfügbar ist und aufgrund der Datenlage die begründete Aussicht auf einen Behandlungserfolg besteht. Die Probleme und offenen Fragen für die medizinische Praxis sind in einer Stellungnahme im Bundesgesundheitsblatt dargelegt worden. Jeder Arzt hat seine Therapieentscheidung gemeinsam mit einem individuellen Patienten zu treffen. Der Arzt wird sich für die Therapie mit der besten zur Verfügung stehenden Evidenz entscheiden. Er muss jedoch prüfen, ob das Ergebnis seiner Entscheidungsfindung tatsächlich auf den individuellen Patienten, für den er die Therapieentscheidung zu treffen hat, übertragbar ist (Integration mit interner Evidenz). Insbesondere in der Infektionstherapie mit parenteralen Antibiotika ist wegen der problematischen Resistenzsituation auf Intensivstationen und im hämato-onkologischen Bereich der Einsatz unterschiedlicher Antibiotika-Gruppen zur Verminderung des Selektionsdruckes zwingend notwendig, sodass der Off-Label-Gebrauch von mikrobiologisch aktiven Substanzen in bestimmten Situationen gerechtfertigt ist, z. B. bei der Behandlung von Infektionen bei kritisch kranken Patienten oder Infektionen durch Erreger, die eine Resistenz gegen die zugelassenen Antibiotika erworben haben.

► In der Praxis liegt der Off-Label-Gebrauch sehr häufig vor, da viele zugelassene Dosierungen nicht mehr den aktuellen wissenschaftlich empfohlenen Dosierungen entsprechen und gerade neu auf den Markt kommende Reserveantibiotika oft nur sehr wenige Zulassungsindikationen aufweisen.

3.3 Versorgungssicherheit – Umgang mit Lieferengpässen

Immer wieder kommt es zu Versorgungsengpässen und Lieferschwierigkeiten, wobei Antibiotika zu den am häufigsten betroffenen Substanzen gehören. Im Juli 2019 wurde daraufhin eine spezielle „Guidance on detection and notification of shortages of medicinal products for Marketing Authorisation Holders (MAHs) in the Union (EEA)" seitens der Euroean Medicines Agency (EMA) herausgegeben, die europaweite Definitionen und Umgangsstandards vorsieht.

Das Bundesamt für Arzneimittel und Medizinprodukte (BfArM) gibt eine Übersicht gemeldeter Lieferengpässe heraus (https://www.bfarm.de/DE/Arzneimittel/Arzneimittelzulassung/Arzneimittelinformationen/Lieferengpaesse/uebersicht_gemeldeter_lieferengpaesse.html), weist aber darauf hin:

> Die Informationen für die Öffentlichkeit zu gemeldeten Lieferengpässen wurden grundlegend überarbeitet und erweitert. Anstatt des bisherigen pdf-Dokuments stellt das BfArM eine Web-Anwendung mit vielfältigen Möglichkeiten zum Filtern, Sortieren und zum Datenexport zur Verfügung. Die Informationen stammen direkt vom Pharmazeutischen Unternehmer und werden durch Daten aus dem Arzneimittelinformationssystem des Bundes ergänzt. Die Aktualisierung der Datenbank erfolgt automatisiert auf Basis der gemeldeten Informationen. Das BfArM hat in der Regel keine weitergehende Information zum Lieferstatus der gelisteten Arzneimittel und kann die Richtigkeit der eingestellten Informationen nicht überprüfen. Die Einstellung erfolgt somit unter der alleinigen Verantwortung der jeweiligen Zulassungsinhaber. Deshalb wird auch darauf hingewiesen, dass bei Rückfragen die jeweils angegebene Kontakt-Telefonnummer oder die Kontakt-E-Mail-Adresse des Pharmazeutischen Unternehmers zu benutzen ist.

Die Kommission ART am RKI hat daher mit mehreren Fachgesellschaften eine Liste von Medikamenten erstellt, die alternativ bei Nichtverfügbarkeit von Ampicillin/Sulbactam i.v. bei Erwachsenen (Tab. 3.5) und bei Kindern/Jugendlichen (Tab. 3.6) eingesetzt werden können (Abele-Horn et al. 2017a) sowie Alternativen, die statt Piperacillin-Tazobactam bei der initialen (kalkulierten oder empirischen) Therapie von Pneumonie und Sepsis von Erwachsenen (Tab. 3.7) und Kindern (Tab. 3.8) eingesetzt werden können (Abele-Horn et al. 2017b).

Ampicillin/Sulbactam und Piperacillin/Tazobactam gehören zu den „Arbeitspferden" bei der kalkulierten Antibiotikatherapie und waren wiederholt durch Lieferengpässe betroffen. In rund 70 % der Fälle sind Probleme bei der Herstellung der Grund für Ausfälle, bei 25 % werden laut BfArM nicht ausreichende Produktionskapazitäten angeführt.

Tab. 3.5 Alternativen zum kalkulierten Einsatz (vor Erregernachweis) von Ampicillin/Sulbactam i.v. bei Erwachsenen. Dies gilt bei Indikationen, bei denen eine Monotherapie mit Ampicillin als nicht ausreichend bewertet wird und das Alternativmittel der 1. Wahl Amoxicillin/Clavulansäure i.v. nicht verfügbar ist (Stand: 16. Juni 2017)

Lokalisation	Alternativoption (1. Wahl)	Alternativoption (2. Wahl)	Kommentare
Obere Atemwege			
Akute Otitis meda	Cefuroxim	Cefotaxim/Ceftriaxon	Nur bei schwerer Erkrankung bzw. bei Versagen der Initialtherapie mit Amoxicillin
Mastoiditiss	Cefotaxim/Ceftriaxon + Clindamycin	Ciprofloxacin + Clindamycin	
Akute baktrienelle Sinusitis	Cefuroxim	Cefotaxim/Ceftriaxon Moxifloxacin/Levofloxacin	Nur bei schwerer Erkrankung bzw. fehlender spontaner Besserung
Bakterielle Sinusitis mit orbitalen Komplikationen	Cefotaxim/Ceftriaxon + Ctndarrycn	Levofloxacin + Clindamycin Imipenem/ Meropenem	
Peritonsillarabszess	Cefazolin/Cefuroxim + Metronidazol	Clindamycin	
Epiglottitis	Cefotaxim/Ceftriaxon	Moxifloxacin/Levofloxacin	
Untere Atemwege			
Akute eitrige Exazerbation der COPD	Cefuroxim	Moxifloxacin/Levofloxacin	Bei Patienten ohne Hinweits auf Kolonisation mit P. *aeruginosa* unter Berücksichtigung der Vortherapie
Ambulant erworbene Pneumonie (mittelschwer)	Cefuroxim ± Makrolid* Cefotaxim/Ceftriaxon ± Makrolid*	Moxifloxacin/Levofloxacin	
Ambulant erworbene Aspirationspneumorie	Cefotaxim/Ceftriaxon + Clindamycin	Moxifloxacin	
Nosokomiale Pneumonie ohne Risiko für multiresistente Erreger	Piperacillin-Tazobactam Cefotaxim/Ceftriaxon	Moxifloxacin/Levofloxacin	
Gastrointestinaltrakt			
Leichte Cholangitis	Cefazolin/Cefuroxim + Metrondazol	Cefotaxim/Ceftriaxon + Metronidazol Levofloxacin + Metronidazol Ciprofloxacin + Metronidazol	
Primäre. juvenile Peritonitis	Cefotaxim/Ceftriaxon	Ciprofloxacin	

Tab. 3.5 (Fortsetzung)

Lokalisation	Alternativoption (1. Wahl)	Alternativoption (2. Wahl)	Kommentare
Sekundäre ambulant erworbene Peritonitis	Cefotaxim/Ceftriaxon + Metronidazol	Ciprofloxacin + Metronidazol Tigecyclin	
Haut und Weichgewebe			
Nasenfurunkel	Flucloxacillin, Cefazolin	Clindamycin	
Furunkel, Karbunkel	Flucloxacillin, Cefazolin	Cliandamycin	
Phlegmone, leichte Form	Cefazolin/Cefuroxim	Cliandamycin	
Phlegmone Gesicht	Cefazolin/Cefuroxim + Candamyon	Levofloxacin + Clindamycin	
Diab. Fußsyndrom PEDIS 2	Cefazolin/Cefuroxim	Clindamycin	
Diab. Fußsyndrom PEDIS 3	Cefotaxim/Ceftriaxon	Levofloxacin + Clindamycin	
Wundinfektion nach Tierbrss (Katze, Hund)	Cefuroxim + Metronidazol Cefotaxim/Cefriaxon + Metronidazol	Cefotaxim/Ceftriaxon + Clindamycin Levofloxacin/Ciprofloxacin + Clindamycin Moxifloxacin	
Perioperative Prophylaxe			
Abdominalchirurgie	Cefazolin/Cefuroxim + Metronidazol	Ertapenem	

*bei schwerer Pneumonie:Makrolid kalkuliert für 3 Tage

Tab. 3.6 Alternativen zum kalkulierten Einsatz von Ampicillin/Sulbactam i.v. bei Kindern (≥1 Jahr) und Jugendlichen. Dies gilt bei Indikationen, bei denen eine Monotherapie mit Ampicillin als nicht ausreichend bewertet wird und das Alternativmittel der 1. Wahl Amoxicillin/Clavulansäure i.v. nicht verfügbar ist (Stand: 16. Juni 2017)

Lokalisation	Alternativoption (1 Wahl)	Alternativoption (2 Wahl)	Kommentare
Obere Atemwege			
Akute Otitis media	–	–	Wenn Antibiotika erforderlich, dann Amoxicillin p.o. (Ampicilliin i.v.)
Mastoiditis	Cefuroxim	Cefotaxim/Ceftriaxon# ± Clindamycin	Bei V. a. *P aeruginosa:* Ceftazidim, Indikation zur Operation, Adaptation der Antibiotika-therapie nach Grampräparat und Antibiogramm
Akute bakterielle Sinusitis	–	–	Wenn Antibiotika erforderlich, dann Amoxicillin p.o. (Ampicillin i.v.)

(Fortsetzung)

Tab. 3.6 (Fortsetzung)

Lokalisation	Alternativoption (1 Wahl)	Alternativoption (2 Wahl)	Kommentare
Akute bakterielle Sinusitis mit orbitalen Komplikationen	Cefotaxim/Ceftriaxon# + Clindamycin	–	
Periorbitale Cellulitis	Ceftroxim	Cefotaxim/Ceftriaxon# + Clindamycin	
Peritonsillarabszess	Penicillin G + Clindamycin	Cefuoxim + Metronidazol	
Epiglottitis	Cefotaxim/Ceftriaxon#	–	
Untere Atemwege			
Ambulant erworbene Pneumorie (mittelschwer)	–	–	Wenn Antibiotika ertorderlich, dann Amoxicillin p.o. (Ampicillin i.v.)
Ambulant erworbene Aspirationspoeumonie	Cefotaxim/Ceftriaxon# + Clindamycin	–	
Nosokomiale Pneumonie ohne Risiko für multiresistente Erreger	Piperacillin/Tazobactam*	Ceftaazidim + Clindamycin	
Gastrointestinaltrakt			
Cholangitis	Cefotaxim/Ceftriaxon# + Metronidazol	–	
Peritonitis	Piperacillin/Tazobactam*	Cefotaxim/Ceftriaxon# + Metronidazol	
Haut und Weichgewebe			
Furunkel, Karbunkel	Flucloxacillin	Clindamycin	
Phlegmone	Cefuroxim	Cefotaxim/Clindamycin	
Tierbisse			
Katze, Hund	Cefuroxim + Metronidazol	Cefotaxim/Ceftriaxon# + Metronidazol Cefotaxim/Ceftriaxon# + Clindamycin	
Mundhöhle			
Zahnabszess	Clindamycin	–	Ggf. umsetzen auf Amoxicillin-Clavulansäure p.o.
Perioperative Prophylaxe			
Abdominalchirurgie	Cefuroxim + Metronidazol	–	

*Piperacillin/Tazobactam soweit verfügbar, sonst auf Alternativoption 2 ausweichen
#Ceftriaxon nicht bei Früh- und Neugeborenen anwenden

Tab. 3.7 Alternativen zum kalkulierten Einsatz von Piperacillin-Tazobactam nach Indikationen für Erwachsene

Indikation	Therapieoptionen	Alternativen	Kommentare
Schwere ambulant erworbene Pneumonie (Aufnahme auf Intensiv-/Überwachungsstation)	Cefotaxim + Makrolid oder Ceftriaxon + Mekrolid	Levofloxacin oder Moxifloxacin	– Vorsicht im Falle von Fluorochinolon-Monotherapie bei septischem Schock – Kombinationstherapie nur initial (z. B. 2–3 Tage bis Ausschluss Legionellen-Pneumonie)
Nosokomiale Pneumonie mit erhöhtem Risiko für multiresistente Erreger (vorausgegangene Breitspektrum- Antibiotikatherapie, Beatmung >5 Tage, Intervall > 5 Tage nach stationärer Aufnahme, PEG-Sonde, vorheriger Nachweis multiesistenter Erreger, Patienten mit chronischer Lungenerkrankung, Malnutrition/Kachexie, Aufnahme aus Langzeitpflegebereichen)	Cefepim + Aminoglykosid* oder Cefepim + Levofloxacin oder Cefepim + Ciprofloxacin	Imipenem oder Meropenem jeweils + Aminoglykosid oder + Levofloxacin oder + Ciprofloxacin	– Kombinationstherapie nur initial – bei MRSA-Verdacht zusätzlich + Linezolid oder + Vancomycin
Initialtherapie bei febriler Neutropenie	Meropenem oder Imipenem oder Cefepim + Aminoglykosid* oder Ceftazidim + Aminoglykosid*		– Kombinationstherapie mit Aminglykosiden nur initial (z. B. 3 Tage)
Urosepsis bei Patienten mit Voroperationen im Bereich Harntrakt (einschließlich Nierentransplantation)	Meropenem oder Imipenem oder Cefepim + Aminoglykosid* oder Ceflazidim + Aminoglykosid* Ceflolozan-Tazobactam		– Kombinationshtherapie mit Aminoglykosiden nur intial (z. B. 3 Tage)
Cholangiosepsis bei Patienten mit Multimorbidität oder Krankenhausaufenthalten und/oder Antibiotikavortherapien in den letzten 3 Monaten	Meropenem oder Imipenem oder Cefepim + Aminoglykosid* + Metronidazol oder Ceflazidim + Aminoglykosid* + Metronidazol oder Ceftolozan-Tazobactam + Metronidazol	Ciprofloxacin + Metronidazol Levofloxacin + Metronidazol Tigecyclin	– Kombinationstherapie mit Aminoglykosiden nur initial (z. B. 3 Tage) – Tigecyclin-Monotherapie nicht beim septishen Schock

*z. B. Tobramycin – primär zur besseran Wirksamkeit gegen ESBL-produzierende Erreger, eine mögliche Alternative zu Aminoglykosiden im Rahmen einer initalen Kombinationstherapie können Fosfomycin (parenteral) oder Amoxicillin/Clavulansäure (als ß-Lactamase-Inhibitor-Lieferant) sein – klinische Erfahrung und Datenlage aus klinschen Studen sind hier jedoch beschränkt

Tab. 3.8 Alternativen zum kalkulierten Einsatz von Piperacillin-Tazobactam nach Indikationen für das Kindes- und Jugendalter

Indikation	Alternative(n)	Weitere Alternativen
Komplizierte Pneumonie (z. B Pleuraempyem. Lungenabszess) ***ohne* Risikofaktoren für Pseudomonas (P.) aeruginosa**	• Ampicillin-Sulbactam (± Makrolid)	• Cefuroxim (± Makrolid) • Ceftriaxon (± Makrolid)
Komplizierte Pneumonie *mit* Risikofaktoren für P. aeruginosa (z. B. zystische Fibrose, Immundefekt)	• Ceftazidim[1] (± Makrolid) • Cefepim (+ Makrolid)	• Meropenem (± Makrolid)
Nosokomiale Pneumonie *mit* Risikofaktoren für P. aeruginosa	• Ceftazidim[1] (± Aminoglykosid) • Cefepim (± Aminoglykosid)	• Meropenem (± Aminoglykosid)
Initialtherapie bei Fieber unklaren Ursprungs und Granulozytopenie	• Ceftazidim (± Aminoglykosid) • Cefepim (± Aminoglykosid)	
Sepsis bei Granulozytopenie	• Meropenem + Vancomycin + Amikacin ± Antimykotikum	• Meropenem + Teicoplanin + Amikacin ± Antimykotikum
Ambulant erworbene Sepsis	• Cefotaxim (± Aminoglykosid) • Ceftriaxon (± Aminoglykosid)	
Nosokomial erworbene Sepsis	• Ceftazidim (+ Aminoglykosid) • Cefepim (± Aminoglykosid)	• Meropenem
Schwere abdominelle Infektionen	• Cefotaxim + Metronidazol + Aminoglykosid[3]	• Meropenem
Urosepsis bei Patienten *ohne* Risikofaktoren für P. aeruginosa	• Cefotaxim + Ampicillin Aminoglykosid[3] • Ceftriaxon + Ampicillin + Aminoglykosid[3]	• Meropenem
Urosepsis bei Patienten *mit* Risikofaktoren für P. aeruginosa	• Ceftazidim + Aminoglykosid[3] (± Ampcillin[4]) • Cefepim + Aminoglykosid[3] (± Ampicillin[4])	• Meropenem

[1]Wirksamkeit gegen Oxacillin-empfindliche *S-aureus*-Stamme in vivo eingeschrankt; [2]Bei begründetem Verdacht auf MRSA zusatzlich Vancomycin oder Linezolid – Zulassungsbeschränkungen beachten); [3]Primär zur besseren Wirksamkeit gegen ESBL-produzierende Erreger; [4]Zum Beispiel bei Verdacht auf *Enterococcus-faecalis*-Infektion

- „Ein Lieferengpass ist definiert als eine über voraussichtlich zwei Wochen hinausgehende Unterbrechung einer Auslieferung des Zulassungsinhabers im üblichen Umfang oder eine unerwartete, deutlich vermehrte Nachfrage, der vom Zulassungsinhaber nicht angemessen nachgekommen werden kann."

Wird nach § 79, Abs. 5 des Arzneimittelgesetztes (AMG) der Lieferengpass durch das Bundesministerium für Gesundheit offiziell festgestellt, entfallen Importbeschränkungen, und es können erforderlichenfalls auch Arzneimittel eingesetzt werden, die im Geltungsbereich des AMG nicht zugelassen sind; ein Beispiel ist in Abb. 3.2 dargestellt.

- Wichtige Aufgabe des ABS-Teams ist es, für derartige Situationen einen Plan B vorrätig zu haben oder ad hoc entwickeln zu können.

Bundesministerium für Gesundheit

Bekanntmachung
nach § 79 Absatz 5 des Arzneimittelgesetzes

Vom 20. Dezember 2016

Auf Grund des § 79 Absatz 5 des Arzneimittelgesetzes (AMG), der durch Artikel 52 Nummer 25 Buchstabe d des Gesetzes vom 31. August 2015 (BGBl. I S. 1474) geändert worden ist, macht das Bundesministerium für Gesundheit Folgendes bekannt:

Derzeit besteht nach Mitteilung des Bundesinstituts für Arzneimittel und Medizinprodukte in Deutschland ein Versorgungsmangel mit piperacillinhaltigen Arzneimitteln. Es handelt sich bei diesen Arzneimitteln – Monopräparate oder fixe Kombinationen mit Beta-Lactamase-Hemmstoffen – um Arzneimittel, die zur Vorbeugung oder Behandlung lebensbedrohlicher Erkrankungen benötigt werden.

Ursache für diese Engpässe ist ein schwerer Betriebsunfall in einer der größten Herstellungsstätten des Wirkstoffs.

Die Notwendigkeit der Bereitstellung piperacillinhaltiger Arzneimittel nach § 79 Absatz 5 AMG tritt ein, wenn die Vorbeugung oder Behandlung einer lebensbedrohlichen Erkrankung mit den derzeit im Geltungsbereich des Gesetzes verfügbaren zugelassenen Arzneimitteln nicht sichergestellt ist. Eine alternative gleichwertige Arzneimitteltherapie steht, insbesondere im Hinblick auf die Vermeidung von vermehrt auftretenden Resistenzen durch die Verwendung anderer Antibiotika, nicht zur Verfügung.

Im Bedarfsfall können daher die zuständigen Behörden der Länder ein befristetes Abweichen von den Vorgaben des AMG gestatten, um erforderlichenfalls auch eine Behandlung mit Arzneimitteln zu ermöglichen, die im Geltungsbereich des AMG nicht zugelassen sind.

Insoweit wird festgestellt, dass es sich bei piperacillinhaltigen Arzneimitteln um Arzneimittel handelt, die zur Behandlung lebensbedrohlicher Erkrankungen benötigt werden, und dass ein Versorgungsmangel mit diesen Arzneimitteln vorliegt.

Bonn, den 20. Dezember 2016
114 - 40000 - 01§79

Bundesministerium für Gesundheit

Im Auftrag
Dr. Onusseit

Abb. 3.2 Beispiel einer Bekanntmachung des Bundesministeriums für Gesundheit beim Lieferengpass für Piperacillin 2016 (mit freundlicher Genehmigung des Bundesministerium für Gesundheit [BMG])

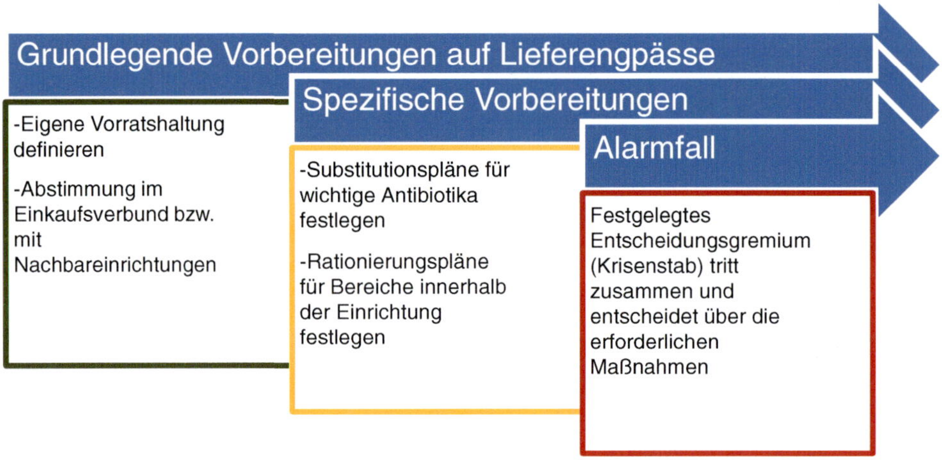

Abb. 3.3 Vorbereitungen auf Lieferengpässe

Zur Basisplanung seitens des ABS-Teams für Lieferengpässe und Ausfallzenarien gehören die folgenden Maßnahmen (Abb. 3.3):

- Bevorratung größerer Mengen von Basisantibiotika mit hohem Ausfallrisiko,
- Absprache innerhalb von Klinikverbünden/Einkaufsgemeinschaften (nicht jede Einrichtung muss alles bevorraten, aber es muss klar sein, wer was bevorratet und wie es im Bedarfsfall verteilt wird),
- Entscheidungsgremium festlegen (z. B. Antibiotikakommission, Arzneimittelkommission, Allgemeiner Krisenstab),
- Rationierungsplan für den Ernstfall,
- Substitutionsplan für den Ernstfall.

3.4 Interessenkonflikte

Die S3-Leitlinie ABS fordert:

> Fortbildungsmaßnahmen sollen in ABS-Programme eingebunden sein. Sie sollen durch das ABS-Team unabhängig von kommerziellen Interessen und Interessen Dritter durchgeführt werden. Sie sollen zielgruppenspezifisch gestaltet sein (Empfehlungsgrad A, Evidenzgrad I).

Das ABS-Team ist hier in der Verantwortung, sowohl eigene, mögliche Interessenkonflikte der Mitglieder offenzulegen und gleichzeitig bei der Organisation von Fortbildungen auf die Unabhängigkeit zu achten. Dies dürfte im Kontext der eigenen Organisation im Regelfalle nicht schwerfallen. Es sollte aber geprüft werden, ob z. B. im jeweiligen Setting Regelungen erforderlich sind

- zum Umgang mit Pharmavertreterbesuchen,
- zum Sponsoring von Veranstaltungen,
- zur Einwerbung und Verwaltung von Drittmitteln und
- zur Durchführung von wissenschaftlichen Studien.

Interessenkonflikte
Bei welchen der im Folgenden beschriebenen Fortbildungen hätten Sie Sorgen hinsichtlich der Unabhängigkeit des Inhalts von kommerziellen Interessen?

- a – Teilnahme an einem Satellitensymposium einer Pharmafirma mit einem international bekannten Referenten im Rahmen des nationalen Kongresses Ihrer medizinischen Fachgesellschaft.
- b – Teilnahme an einer Session im Rahmen des Hauptprogrammes eines nationalen Kongresses Ihrer medizinischen Fachgesellschaft.
- c – Teilnahme an einer CME-Fortbildung zum Thema „Therapie von Infektionen im Krankenhaus" Ihrer lokalen Ärztekammer.
- d – Teilnahme an einer CME-Fortbildung mit hauseigenem Referenten in Ihrer eigenen Einrichtung, wobei Kaffee und Kuchen durch mehrere Pharmahersteller gesponsert werden, die auch Prospekte auslegen dürfen.
- e – Teilnahme an einem Kongress, bei dem es auch eine Industrieausstellung gibt.

Auflösung nach Meinung des Autors:

- a – Bedenklich
- b – Unbedenklich,
- c – Unbedenklich
- d – Bei voller Transparenz machbar mit der Frage, ob sich für Kaffee und Kuchen das verbleibende „Geschmäckle" lohnt.
- e – Unbedenklich bei strikter Trennung von Sponsoring der Gesamtveranstaltung durch die Industrieausstellung und wissenschaftlichem Programm des Kongresses.

Organisationen wie Transparency International Deutschland e.V. fordern in diesem Zusammenhang von der Politik:

- „demokratische, transparente und verlässliche Mechanismen []zu implementieren, um Interessenkonflikten bei Zulassungsbehörden und Public Health Institutionen und deren zugeordneten Expertenkommissionen vorzubeugen,
- sicher[zu]stellen, dass alle Norm gebenden und zulassenden Behörden oder Institutionen für ungehinderten Zugang zu allen ihnen ausgehändigten wissenschaftlichen Do-

kumenten (ausreichend anonymisiert) sorgen und damit unabhängige wissenschaftliche Evaluation stimulieren,
- unverzerrte Publikationen von Ergebnissen Klinischer Studien (RCTs) [zu] fördern, indem vorsätzliche Verzerrung solcher Ergebnisse (reporting bias) als eine Form von Wissenschaftsbetrug sanktioniert wird.“

Die öffentliche Diskussion zielt hierbei vor allem auch auf die Transparenz der Entstehung von nationalen und internationalen Behandlungsleitlinien ab, die ja auch die Grundlage für die Entscheidungen des ASB-Teams bei der Gestaltung der einrichtungsspezifischen Antiinfektivaleitlinien darstellen, während vormals die mittelbare oder unmittelbare Annahme von Vorteilen im Vordergrund stand und auch zu entsprechenden Reaktionen des Gesetzgebers in Form des Gesetzes zur Bekämpfung von Korruption im Gesundheitswesen 2016 geführt hat. Dieses hatte folgende Ziele und Inhalte:

- Beseitigung der Regelungslücke bezüglich unlauterer Beeinflussung bei Verordnungs-, Abgabe- oder Zuführungsentscheidungen in akademischen Heilberufen und in Gesundheitsfachberufen,
- Schaffung von neuen Straftatbeständen der Bestechung und Bestechlichkeit im Gesundheitswesen, Strafrahmen in besonders schwerem Fall, relative Antragspflicht,
- Aufhebung der Differenzierung zwischen Bestechlichkeit und Bestechung,
- Zuständigkeitskonzentration an Landgerichten bei der Wirtschaftsstrafkammer; Stärkung der KV-Stellen zur Bekämpfung von Fehlverhalten im Gesundheitswesen durch Institutionalisierung und Berichtspflichten.

Die Muster-Berufsordnung der Deutschen Ärztekammern enthält ebenfalls eine ganz klare Regelung:

> Ärzten nicht gestattet ist, für die Zuweisung von Patienten oder Untersuchungsmaterial oder für die Verordnung oder den Bezug von Arznei- oder Hilfsmitteln oder Medizinprodukten ein Entgelt oder andere Vorteile zu fordern, sich oder Dritten versprechen oder gewähren zu lassen oder selbst zu versprechen oder zu gewähren.

Im Alltag sieht man allerdings auch zunehmend andere Methoden der Einflussnahme, z. B. auf Patienten und Angehörige. Das Verbot der Laienwerbung für rezeptpflichtige Arzneimittel kann unterlaufen werden, indem Medizinjournalisten durch Zuwendungen und gesponserte luxuriöse Veranstaltungen zu positiven Berichten in Laienmedien („advertorials“) motiviert werden. Eine Beeinflussung im Rahmen von Sponsoring von Selbsthilfegruppen und Laienorganisationen durch die Pharmaindustrie ist ebenso möglich wie die Steuerung von Inhalten von Internetforen und auf sozialen Netzwerken mit undurchsichtiger Quelle.

Inwieweit derartige Praktiken bei Antiinfektiva zum Einsatz kommen und die Anforderungen/Erwartungen von Patienten und Angehörigen hinsichtlich Antiinfektivatherapie beeinflussen, bleibt spekulativ, erscheint aber angesichts der niedrigen Gewinnmargen bei den meisten Substanzen eher unwahrscheinlich.

Literatur

Abele-Horn M, Kern W, Liese J (2017a) Alternativen für die 1. Wahl. Dtsch Arztebl 114(25): A-1239–A-1242
Abele-Horn M, Kern W, Liese J (2017b) Alternativen für die 1. Wahl. Dtsch Arztebl 114(9):A-416–A-417
Abele-Horn M, de With K, Seifert J et al (2020) Strukturelle und personelle Voraussetzungen für die Sicherung einer rationalen Antiinfektivaverordnung in Krankenhäusern. Bundesgesundheitsbl. https://doi.org/10.1007/s00103-020-03152-5
PEG (2018) S2k Leitlinie Kalkulierte parenterale Initialtherapie bakterieller Erkrankungen bei Erwachsenen – Update 2018 AWMF-Registernummer 082–006
RKI (2013) Surveillance nosokomialer Infektionen sowie die Erfassung von Krankheitserregern mit speziellen Resistenzen und Multiresistenzen. Bundesgesundheitsbl 56:580–583

Das ABS-Team

4

Inhaltsverzeichnis

S. Schulz-Stübner, *Antibiotic Stewardship im Krankenhaus*,
https://doi.org/10.1007/978-3-662-60558-5_4

Die S3-Leitlinie ASB stellt für das ABS-Team folgende Forderungen auf:

Forderungen an das ABS-Team der S3-Leitlinie ABS

- Für die Durchführung von ABS-Programmen soll ein multidisziplinäres ABS-Team etabliert werden, welches dafür von der Krankenhausleitung Auftrag und Ressourcen erhält (Empfehlungsgrad A, Evidenzgrad I).
- Das Team soll aus einem Infektiologen bzw. ABS-fortgebildeten klinisch tätigen Facharzt, einem Apotheker mit Bereichsweiterbildung Infektiologie bzw. ABS-fortgebildeten klinisch tätigen Apotheker sowie einem für die mikrobiologische Diagnostik zuständigen Facharzt für Mikrobiologie, Virologie und Infektionsepidemiologie und dem für die Krankenhaushygiene lokal verantwortlichen Arzt bestehen (Empfehlungsgrad A, Evidenzgrad I).
- Die personelle Ausstattung des ABS-Teams soll mindestens 1 Vollzeitstellenäquivalent pro 500 Akutbetten betragen (Empfehlungsgrad A, Evidenzgrad I).
- Es sollten fachabteilungsbezogen ABS-beauftragte Ärzte ernannt werden, die das ABS-Team in seiner Tätigkeit unterstützen (Empfehlungsgrad B, Evidenzgrad II).
- In Kliniken der Schwerpunkt- und/oder Maximalversorgung sollten je nach Schwerpunkten zusätzliche personelle Ressourcen für geschultes Personal im ABS-Team verfügbar sein (Empfehlungsgrad B, Evidenzgrad II).
- Die Verantwortlichkeiten, Kooperationen und Schnittstellen zu Arzneimittelkommission, Hygienekommission, Qualitätsmanagement und den klinischen Fachabteilungen/ABS-beauftragten Ärzten sollen in einer Geschäftsordnung geregelt werden (Empfehlungsgrad A, Evidenzgrad Alles-oder-Nichts-Prinzip).

Im Gegensatz zu einer gesetzlichen Regelung haben die in der Leitlinie genannten Personalanforderungen keine Verbindlichkeit und werden auch von den Kostenträgern derzeit nicht finanziert. Sie sind jedoch inhaltlich sinnvoll und dürften sich langfristig für die Krankenhäuser mehr durch die Optimierung der Patientenversorgung und die Vermeidung von Komplikationen als durch Kosteneinsparungen bei Antiinfektiva rechnen.

Die wünschenswerte, direkte Einbindung eines Mikrobiologen stellt angesichts des herrschenden Facharztmangels und der häufig weit entfernt liegenden Einsendelabore in der Praxis das größte Problem dar. Nicht selten wird der Krankenhaushygieniker vor Ort hier zum Mittler zur Mikrobiologie, insbesondere, was die Bewertung der Resistenzstatistiken angeht.

► **Tipp** Videokonferenzen des ABS-Teams wären eine Möglichkeit, die Einbindung des mikrobiologischen Labors auch über weite Distanzen zu ermöglichen und die spezielle Expertise nutzbar zu machen. Auf die Erstellung der Geschäftsordnung sollte – gerade in den Anfängen eines ABS-Programms – etwas Zeit verwendet werden, denn durch eine gute Geschäftsordnung können viele spätere Probleme bei der Umsetzung bereits im Vorfeld gelöst oder Bearbeitungsmechanismen geschaffen werden.

4.1 Beispiel einer Geschäftsordnung eines Antibiotic-Stewardship-Programms (ABS)

4.1.1 Präambel

Angesichts zunehmender Resistenzentwicklung und gleichzeitig limitierter Neuentwicklung von Antibiotika ist eine umsichtige, kontrollierte und angemessene Anwendung von Antiinfektiva unabdingbar. Das Antibiotic-Stewardship-Programm (ABS) dient der Implementierung und praktischen Umsetzung von Strategien zur rationalen Antiinfektivatherapie auf Einrichtungsebene.

4.1.2 Leitung

Die Leitung der strukturellen und inhaltlichen Zusammenarbeit obliegt dem Leiter des ABS-Teams als direktem Beauftragtem der Ärztlichen Leitung der Einrichtung.

4.1.3 Zielsetzung

Das ABS-Programm soll die Qualität der Verordnung von Antiinfektiva kontinuierlich verbessern, um beste klinische Behandlungsergebnisse unter Beachtung einer Minimierung von Toxizität für den Patienten sowie von Resistenzentwicklung und Kosten zu erreichen. Dies geschieht in enger Abstimmung mit der Leitung der jeweiligen Fachbereiche und dem Direktorium.

- **Inhaltliche Aufgaben:**
  - Jährliche Definition von strategischen Zielen des ABS.
  - Jährliche Aktualisierung der Antiinfektivaliste in Zusammenarbeit mit der Apotheke.
  - Aktualisierung des Handbuchs „Antiinfektiva" (hausinterner Standard) in 2-jährlichem Intervall unter Berücksichtigung nationaler und internationaler Leitlinien sowie von lokaler/regionaler Erreger- und Resistenzlage und ggf. Arzneimittelkosten. Dies wird durch die Chefarztkonferenz beschlossen und von der Ärztlichen Leitung in Kraft gesetzt.
  - Halbjährliche Bewertung der Antibiotikaverbrauchszahlen und Kommunikation der Ergebnisse mit den zuständigen klinischen Abteilungen.

- Organisation und Durchführung von Fortbildungsveranstaltungen für ärztliche Mitarbeiter.
- Durchführung von Punktprävalenzuntersuchungen sowie substanz-, indikations- und diagnosebezogene Verordnungsanalysen im Rahmen von regelmäßigen Antiinfektivavisiten.
- Festlegung von mindestens 3 Indikatoren zur Strukturqualität und mindestens 3 Indikatoren zur Prozessqualität gemäß den Empfehlungen der S3-Leitlinie „Rationale Antibiotikatherapie im Krankenhaus“ und deren regelmäßige Evaluierung.
- Implementierung spezieller Programme zur Therapieoptimierung – Deeskalation, Therapiedauer, Oralisierung, Dosisoptimierung.

• **Aufgaben und Befugnisse der Teammitglieder:**
  - Der Leiter des ABS-Teams übernimmt die Koordination der im ABS notwendigen Maßnahmen. Dazu gehören proaktive Antiinfektiva-Verordnungsanalysen bzw. Antiinfektiva-Visiten in enger Zusammenarbeit mit den Vertretern der Hygiene, Mikrobiologie und Apotheke. Der Leiter des ABS-Teams ist Mitglied der Hygiene- und Arzneimittelkommission des Krankenhauses.
  - Empfehlung und Beratung der ärztlichen Mitarbeiter zu allen Fragen der rationalen Antibiotikatherapie.
  - Zugang zu allen therapierelevanten Patientenunterlagen und Dokumentationsbefugnis.
  - Teilnahme an Stations- und Abteilungsbesprechungen, soweit infektiologisch und therapierelevant.
  - Durchführung von Untersuchungen zur Umsetzung der krankenhausinternen Standards zur Antibiotikaverordnung.
  - Durchführung regelmäßiger ABS-Visiten auf den Stationen.
  - Zugang zu Antibiotikaverbrauchsdaten und den Resistenzstatistiken.
  - Stete Abstimmung mit den anderen Berufsgruppen und Abteilungen des Krankenhauses mit dem Ziel der Berücksichtigung von deren berechtigten Interessen und der Herstellung von Einvernehmen.

4.1.4 Strukturelle Organisation

Der Leiter des ABS-Teams organisiert und leitet die regelmäßigen Treffen der Teammitglieder. Der Personenkreis kann ggf. erweitert werden. Gegenstand der Sitzung sind die im Vorfeld festgelegten Tagesordnungspunkte. Das Protokoll geht den Sitzungsteilnehmern und der Leitung der Einrichtung zu.

Der Leiter des Teams kann Aufgaben dieser Geschäftsordnung kompetenzgerecht delegieren.

Die Bestellung des Leiters des ABS-Teams erfolgt durch die Leitung der Einrichtung, die Bestellung der Mitglieder durch den Leiter des ABS-Teams in Abstimmung mit den übrigen Team-Mitgliedern.

▶ **Tipp** Zwar nicht in der Leitlinie erwähnt, aber praktisch sinnvoll ist die Einbindung eines Vertreters des Qualitätsmanagements (Stichwort Dokumentenlenkung) und eines Vertreters der Pflege in die regelmäßigen ABS-Team-Sitzungen.

4.2 Implementierungsstrategien

4.2.1 Was sagt die Leitlinie?

Als bevorzugte „behaviour change technique" soll die kontinuierliche interaktive fallspezifische Beratung bzw. Fortbildung durch das ABS-Team genutzt werden, da diese Maßnahme am nachhaltigsten zu einem rationalen Verordnungsverhalten befähigt (Empfehlungsgrad A, Evidenzgrad I).

- Passive Fortbildungsmaßnahmen sollten dann genutzt werden, wenn personalintensive und zeitaufwendige Maßnahmen nicht durchgeführt werden können (Empfehlungsgrad B, Evidenzgrad II).
- Sie (passive Fortbildungsmaßnahmen) sollen mit Feedback zur Verschreibungspraxis versehen sein und regelmäßig wiederholt werden (Empfehlungsgrad A, Evidenzgrad I).

4.2.2 Wie setze ich es um?

Für das Verständnis von Implementierungsstrategien sind nach Zingg (2018) zunächst einige grundlegende Definitionen von Bedeutung:

Implementierung ist das Zusammenspiel von Prozessen mit dem Ziel, eine Intervention (in einem Betrieb) umzusetzen. Implementierung ist die Phase zwischen Adoption einer Idee oder Intervention bis zu deren routinemäßigem Gebrauch.

Adoption meint hier die bewusste Entscheidung, den Wert einer Idee oder einer Intervention anzuerkennen und dieser Anerkennung Taten folgen zu lassen.

Implementierung ist ein sozial-gesellschaftlicher Prozess, der mit dem Kontext (Umfeld) verflochten ist.

Kontext ist die Konstellation (Zusammensetzung) von aktiv (untereinander und mit der Implementierung) interagierenden Variablen, nicht einfach nur die passive Bühne des Geschehens. Kontext ist nicht statisch. Einerseits umfasst er das Umfeld des Krankenhauses, die Menschen im Krankenhausund und mit ihnen die Organisationskultur, auf der anderen Seite interagiert der Kontext auch mit der Intervention und dem Implementierungsprozess selbst (analog einer Heisenberg'schen Unschärfe).

Kontext ist also dynamisch und ändert sich über die Zeit und je nachdem, was man wo implementieren möchte!

Das als „Consolidated Framework for Implementation Research" (CFIR) bezeichnete Rahmenwerk ist eine Metatheorie, welche bestehende Theorien in 5 Dimensionen zusammenfasst:

1) die Intervention;
2) der Implementierungsprozess;
3) der Mensch;
4) das innere Setting (Krankenhaus);
5) das äußere Setting

Diese können etwas vereinfacht in 3 Bereiche zusammengefasst werden:

1) die Intervention;
2) der Prozess der Intervention;
3) der Kontext (Mensch, inneres und äußeres Setting).

Zingg (2018) beschreibt auf der Grundlage der oben beschriebenen Definitionen das Grundmuster von Implementierungsstrategien am Beispiel der Hygienemaßnahmen, was aber ohne Weiteres auf die Implementierung eines ASB-Programmes übertragbar ist:

- Projekte mit dem Ziel, durch Veränderung des Verhaltens Einzelner oder von ganzen Teams Infektionen zu vermeiden bzw. zu behandeln, sind eine Herausforderung.
- Mit Schlagwörtern wie „Leadership", „Kommunikation" oder „Engagement (des Managements)" ist es nicht getan.
- Ebenso wenig helfen Implementierungs-Checklisten oder Tabellen. Mediziner und Pflegefachkräfte sind weder Sozialwissenschaftler noch Manager, und die Theorien der Implementierungswissenschaft sind nicht geläufig.
- Dennoch gibt es einige Prinzipien der Implementierungswissenschaft, die helfen, Projekte im eigenen Umfeld zu planen und grobe Fehler in der Umsetzung zu vermeiden.
- Ganz vermeiden lassen sich Fehler natürlich nie, und es gehört zum Implementierungsprozess, aus Fehlern zu lernen!

Im Alltag heißt dies, dass Ziele und Maßnahmen definiert und von den Mitarbeitern gemäß den lokalen Vereinbarungen umgesetzt werden müssen. Mitarbeiter sind erwachsene Menschen mit individuellem Hintergrund. Viele sind Experten in ihrer Tätigkeit und habe entsprechende Erfahrungen mit Antibiotikaverschreibungen, und jede ABS-Maßnahme wird aus dieser Sicht bewertet.

ABS-Maßnahmen (z. B. empirische Therapieempfehlungen, Substanzauswahl auf der Hausliste) müssen also mit denjenigen Mitarbeitern besprochen werden, die sie schließlich umsetzen müssen. Zusammen muss geklärt werden, wie neue Leitlinien in den Alltag und die Arbeitsprozesse integriert werden können, und wer für die Umsetzung praktisch verantwortlich sein soll.

Auf klinischer Evidenz basierende Interventionen (z. B. therapeutische Interventionsstudien vom Typ „Antibiotikum XY wirkt deutlich besser als Antibiotika Z bei

Indikation T") haben es leichter als andere (z. B. Vermeidung von Ceftriaxon wegen Störung des gastrointestinalen Mikrobioms).

Jede Antibiotikatherapie wird (hoffentlich) von erfahrenen Kollegen durchgeführt. Diese haben ihre Vorstellungen und Vorurteile oder sind durch gewisse „Schulen" ihrer Ausbildung geprägt (z. B. verlängerte postoperative Antibiotikagabe). Häufig wird dann mit fehlender Evidenz argumentiert, um sich nicht mit etwas Neuem auseinandersetzen zu müssen.

Auf der anderen Seite reicht vorhandene Evidenz nicht immer aus, vorhandene Vorurteile aus dem Weg zu räumen. Deshalb ist es sinnvoll, Literatur zusammenzutragen und zu präsentieren, dann aber praktisch zu werden und im Gespräch mit den Fachabteilungen auszuhandeln, was machbar ist und was nicht.

Auf jeden Fall muss das Vorliegen oder das Fehlen von Evidenz ehrlich und transparent diskutiert werden. Nur weil keine Studie zu einem Thema vorliegt (z. B. Prophylaxe beim Eingriff XY), heißt dies nicht, dass eine ABS-Intervention nicht Sinn machen kann.

Vorsicht ist in diesem Zusammenhang auch bei der Interpretation und Verwendung von Daten der Antibiotikaverbrauchs-Surveillance und der Resistenzstatistik geboten. Die Rückmeldung der Daten an sich hat bereits einen motivierenden und diskursanregenden Wert und bringt das Thema in regelmäßigen Abständen auf die Tagesordnung. Bei zu apodiktischer Interpretation bzw. schlechter Datengrundlage geht jedoch die Glaubwürdigkeit schnell verloren (s. hierzu auch Abschn. 5.1 und 5.2).

► Wenn keine wissenschaftliche Evidenz vorliegt, darf auf keinen Fall eine solche vorgegaukelt werden.

Der Prozess der Implementierung ist das Projektmanagement. Wie viel Management notwendig ist, hängt von verschiedenen Faktoren ab:

- der Komplexität der Intervention,
- der Erfahrung mit früheren ABS-Interventionen,
- der Organisationskultur im Allgemeinen und der vorhandenen (oder fehlenden) Sicherheitskultur im Besonderen,
- und von identifizierten erschwerenden (z. B. feindlich gesinnter Chefarzt oder Chefärztin) und begünstigenden Faktoren (z. B. motivierte Kollegen und Kolleginnen im Team, welche aktiv an einem Projekt mitarbeiten möchten).

► Projektrelevante Hindernisse müssen in Gesprächen mit den Mitarbeitern erörtert werden und dürfen nicht auf bloßen Vermutungen oder Befürchtungen beruhen, da diese falsch sein können. Wenn sich erschwerende Faktoren im Gespräch bestätigen, besteht die Möglichkeit, sie bereits direkt mit dem Gegenüber aus dem Weg zu räumen oder das Projekt entsprechend anzupassen oder auch ganz zu verschieben.

Mangelnde Einsicht oder gar offene Abwehr eines Chefarztes oder einer Chefärztin kann aus deren Sicht durchaus begründet sein.

Das Gespräch kann helfen, Vorbehalte zu verstehen und konkrete Lösungen zu finden. Die größte Herausforderung stellen allerdings nicht diejenigen dar, die sich offen gegen ein Projekt stellen, sondern die, welche sich vermeintlich offen zeigen, dann aber Projekte durch Passivität blockieren. Solche „organisational constipators" an wichtigen Positionen können die erfolgreiche Umsetzung von Projekten über einen längeren Zeitraum verhindern und ein ABS-Programm zum Scheitern bringen.

► Die Mitglieder des ABS-Teams müssen sich als Netzwerker und Kommunikatoren verstehen und ihre Energie darauf verwenden, Mitarbeiter zusammenzubringen, um optimale Voraussetzungen zu schaffen, damit ABS-Projekte in der Einrichtung zuerst prioritär werden und dann tatsächlich auch umgesetzt werden. Auf keinen Fall dürfen die ABS-Team-Mitglieder als Besserwisser oder Schulmeister daherkommen oder als solche wahrgenommen werden.

Die Kernmitglieder des ABS-Teams sollten zwar auch Experten mit besonderem Fachwissen sein, die als Vorbilder überzeugen, aber dies ist innerhalb des ABS-Projekts nicht ihre vordringliche Rolle. Diese Vorbildrolle kommt in erster Linie den „Champions" zu, die tagtäglich am Patienten arbeiten und ihre Kollegen durch ihr Handeln überzeugen.

Die Rolle des ABS-Teams ist es, solche Vorbilder in den Fachabteilungen und auf den Stationen zu identifizieren, mit ihnen zusammenzuarbeiten und ihnen Verantwortung im Bereich ABS zu übertragen. Die Durchführung von ABS-Visiten (Abschn. 5.5) und die Ausbildung von ABS-beauftragten Ärzten sind hierbei wichtige Bausteine in der Kommunikation und zur Stärkung der „Champions".

4.3 Einbeziehung der Pflegenden

Die Pflegenden spielen im ABS eine wichtige, aber häufig zu wenig beachtete Rollte. Schließlich sind sie in der Mehrzahl der Fälle für die Verabreichung der verordneten Antibiotika verantwortlich, erleben unerwünschte Wirkungen hautnah und spielen bei der Anamnese einer Penicillin-Allergie (s. Abschn. 5.12) eine wichtige Rolle.

Aktuelle Daten zeigen, dass es selbst bei lebensbedrohlichen Krankheitsbildern zu Verzögerungen in der Gabe angeordneter Medikamente aufgrund logistischer Probleme kommt. Da in Deutschland die meisten Medikamente vom Pflegepersonal auf Station gerichtet werden, müssen diese geschult werden, dass Antibiotika in bestimmten Fällen als Notfallmedikamente anzusehen und entsprechend sofort verabreicht werden müssen. Dies muss auch bei der Formulierung der ärztlichen Anordnung bedacht werden. Nach Gabe der Initialdosis kann dann auf eine Adaptation auf stationsübliche Zeitschemata bei 2-

oder 3-mal täglicher Gabe geachtet werden, um den Stationsablauf nicht unnötig durcheinanderzubringen.

Gerade bei Antibiotika, die mit verlängerter Infusionsdauer oder kontinuierlich verabreicht werden müssen, kommt der richtigen Gabe der Ladungsdosis eine besondere Bedeutung zu.

► Nach Gabe der Ladungsdosis als Kurzinfusion beginnt die erste Infusion mit verlängerter Infusionsdauer bzw. die kontinuierliche Gabe über Infusionsspritzenpumpe.

Auch auf die vollständige Gabe der verordneten Dosis müssen die Pflegenden achten, da gerade bei 50-ml- oder 100-ml-Infusionen, wie sie bei Antibiotika häufig sind, ohne „Nachläufer" ein nicht unerheblicher Anteil der Dosismenge als Rest im Infusionssystem verbleiben kann.

Bei bestimmten oralen Antibiotika (z. B. Doxycyclin) ist auf die Gabe mit zeitlichem Abstand zu bestimmten Nahrungsmitteln (bei Doxycyclin Milchprodukte, zweiwertige Kationen) zu achten, bei anderen auf das richtige Timing (z. B. abendliche Gabe von Fosfomycin oral zur Behandlung einer Zystitis, um einen möglichst großen Abstand zur nächsten Miktion zu generieren und hohe Konzentrationen im Urin zu erreichen).

► Pflegerisches Wissen zur richtigen Verabreichung von Antibiotika und zu Besonderheiten einzelner Substanzen geht bei häufig wechselndem Personal oder Mischbelegung heutzutage mitunter verloren und muss durch entsprechende Arbeitsanweisungen und Schulungen erhalten bzw. aufgefrischt werden.

Die Aufgabe des ABS-Teams besteht nun darin, „fehleranfällige" Substanzen hinsichtlich ihrer Verabreichung zu erkennen und entsprechend Informationsmaterialien oder Apps bereitzustellen und Schulungen in den Pflegeteams durchzuführen oder zu veranlassen.

Ein anderer wichtiger Aspekt ist die Überwachung der Therapiedauer. Hierzu gehört die Dokumentation der Therapietage in der Patientenakte, was nicht nur bei papierbasierten Systemen mitunter eine Herausforderung darstellen kann. Die Pflege leistet hierbei einen wichtigen Beitrag zur Plausibilitätsprüfung und sollte ermutigt werden, Therapiedauern aktiv zu hinterfragen. Dies setzt natürlich eine Schulung in den Standardtherapiedauern voraus.

► Ermutigen Sie die Pflegenden, an die Evaluation einer Antibiotikatherapie nach 72 Stunden und die Therapiedauer zu erinnern und aktiv nachzufragen. Hierzu können routinemäßig eingesetzte Memocards bei den Visiten eine wichtige Hilfestellung geben.

Beispiel Memocard Intensivstation

- Haupt- und Nebendiagnosen korrekt, ggf. Allergieanamnese hinterfragt und korrigiert?
- Aktuelle Probleme?
- Weitere Diagnostik angeordnet?
- Therapieziele definiert, weitere Therapie angeordnet?
- Reanimationsstatus definiert (Patientenverfügung, Vorsorgevollmacht)?
- Schmerztherapie ausreichend?
- Sedierungsziel definiert und erreicht bzw. Sedierungspause durchgeführt?
- Weaningziele definiert, Extubation möglich? VAP-Präventionsbündel umgesetzt?
- Ernährungsziel definiert und erreicht?
- Thromboseprophylaxe?
- Stressulkusprophylaxe erforderlich (**Protonenpumpeninhibitoren möglichst vermeiden**)?
- Dekubitusprophylaxe/Lagerungstherapie, Frühmobilisation?
- Häusliche Medikation weitergeführt/adaptiert?
- Zugänge/Katheter noch erforderlich (ZVK, PVK, arterielle Kanüle, UDK, Magensonde)?
- **Antibiotikatherapie**?

(nach Schulz-Stübner 2019)

Beispiel Memocard Normalstation

- Haupt- und Nebendiagnosen korrekt, ggf. Allergieanamnese hinterfragt und korrigiert?
- Aktuelle Probleme?
- Weitere Diagnostik angeordnet?
- Therapieziele definiert, weitere Therapie angeordnet?
- Liegen eine Patientenverfügung und/oder Vorsorgevollmacht vor?
- Schmerztherapie ausreichend?
- Thromboseprophylaxe?
- Stressulkusprophylaxe erforderlich (**Protonenpumpeninhibitoren möglichst vermeiden**)?
- Diätberatung?
- Mobilisation, Atemgymnastik, Physiotherapie, ggf. Dekubitusprophylaxe/Lagerungstherapie?
- Häusliche Medikation weitergeführt/adaptiert?
- Zugänge/Katheter noch erforderlich (ZVK, PVK, UDK, Magensonde)?
- **Antibiotikatherapie**?
- Entlassmanagement geplant (häusliche Versorgung gesichert, ggf. Pflegedienst organisiert, Arztbrief vorbereitet etc.)?

(nach Schulz-Stübner 2019)

4.4 Einbeziehung von Patienten und Angehörigen

Die Vermeidung von Infektionen durch Hygiene und Impfungen ist ein essenzieller Bestandteil zur Reduktion des Antibiotikaeinsatzes in der Humanmedizin. Information und Aufklärung der Bevölkerung ist dabei ein Aspekt, der besonders in den entwickelten Ländern die größte Rolle spielt. In Schwellenländern und Entwicklungsländern sind es häufig die Lebensbedingungen, die verbessert werden müssen. So standen 2015 weltweit 2,3 Milliarden Menschen nicht einmal einfachste Sanitäranlagen zur Verfügung und 159 Millionen Menschen stand ausschließlich ungereinigtes Oberflächenwasser als Trinkwasser zur Verfügung. 2 Milliarden Menschen leiden unter Mangelernährung, und beengte Wohnverhältnisse führen zu rascher Verbreitung von Infektionskrankheiten (Antão 2018).

Das Wissen über den korrekten Umgang mit Antibiotika auch in der Allgemeinbevölkerung ist wesentliche Voraussetzung, um das Resistenzproblem in den Griff zu bekommen. Dazu gehört die Tatsache, dass Antibiotika nicht immer notwendig sind. Die Global Respiratory Infection Partnership (GRIP) hat beispielsweise 5 Punkte (FiveP) für das Management von oberen Atemwegsinfekten ohne Antibiotikaeinsatz definiert (Altiner et al. 2015):

- Policy (→ politische Entscheidungen),
- Prevention (→ Prävention, z. B. Impfungen),
- Prescribers (→ Veschreibungsverhalten der Ärzte),
- Pharmacy (→ Apotheken),
- Patients (→ Patienten)

Diese Punkte haben über Atemwegsinfektionen hinaus in jedem Bereich, in dem Antibiotika eingesetzt werden, Bedeutung, z. B. auch bei unkomplizierten Harnwegsinfektionen, Otitis media bei Kindern oder oberflächlichen Hautinfektionen.

Antão (2018) heben dabei die Bedeutung der Apotheker zu Recht hervor:

> Der Apotheker ist auch außerhalb des Krankenhauses ein wichtiger Ansprechpartner für die Patienten. Bereits bei den ersten Symptomen einer Erkältung wird oft eine Apotheke aufgesucht. Durch ihre Expertise können Apotheker in ihrer beratenden Rolle optimal zum Antibiotic Stewardship beitragen. Unter anderem helfen sie Patienten ihre Symptome meistens ohne Antibiotika zu behandeln. Dazu gehört in erster Linie eine Aufklärung der Patienten und bei Verdacht auf schwere Infektionen die Empfehlung, sich beim Hausarzt vorzustellen. Dafür wäre es sinnvoll, Fortbildungen zum Thema Antibiotic Stewardship für Apotheker anzubieten bzw. sie in Aufklärungsprogramme einzubinden, die auch für Ärzte gedacht sind.

Während dies im stationären Bereich regelhaft geschieht und Apotheker häufig sogar federführend und Motoren im ABS-Team sind, steht die Entwicklung im niedergelassenen Bereich noch am Anfang.

Um Jugendliche und junge Erwachsen zu erreichen, sind neben den klassischen Printmedien und dem öffentlich-rechtlichen Rundfunk neue Informations- und

Kommunikationstools erforderlich. Soziale Medien, Blogs, Youtube-Videos sogenannter Influencer, Onlinespiele und Apps können dabei eine wichtige Rolle spielen, um sachliche Informationen zu verbreiten – sofern sie von seriösen Institutionen und integren Persönlichkeiten betrieben werden. Leider beobachtet man jedoch, dass sich gerade in den sozialen Netzwerken „Fake News", Verschwörungstheorien und abstruse Behauptungen z. B. zum Impfen verbreiten, die wissenschaftlich nicht haltbar sind.

Zwar sollten Wissenschaftler ihre Forschungsergebnisse nicht nur für Fachkreise publizieren, sondern auch der Allgemeinheit zugänglich machen, aber dies muss in seriöser und zielgruppenorientierter Weise geschehen. Leider hat hier in den letzten Jahren eine oftmals effekthascherische, voreilige und profitgierige Pressemitteilungspraxis wie im Fall des Heidelberger Bluttestskandals zur Brustkrebsdiagnose nicht gerade zu verstärktem Vertrauen beigetragen.

Unseriöse wissenschaftliche Berichterstattung

Unseriöse wissenschaftliche Berichterstattung schadet dem Ruf der Wissenschaft wahrscheinlich mehr als einzelne Verschwörungstheoretiker im Internet.

So berichtet die Rhein-Neckar-Zeitung (RNZ) am 16.08.2019:

„Monatelang forschte der Deutsche Rat für Public Relations in Sachen Heidelberger Bluttest-Skandal, holte Stellungnahmen ein bei Heiscreen, dem Bluttest-Vermarkter, beim Universitätsklinikum und bei der Agentur Deekeling Arndt, die die PR-Kampagne organisierte. Nach zahlreichen Gesprächen und intensiver Lektüre der RNZ-Berichterstattung über den Skandal machte der Rat sich ein Bild: Hier wurde gegen die Wahrhaftigkeit verstoßen. Die Wahrhaftigkeit ist für die PR-Branche fast schon ein heiliger Begriff. In Paragraf 9 der Branchenkodizes heißt es: ‚PR- und Kommunikationsfachleute verbreiten keine falschen und irreführenden Informationen. Sie missbrauchen das Vertrauen angesprochener Öffentlichkeiten nicht.' Genau das hätten aber Heiscreen und der Vorstand des Heidelberger Universitätsklinikums getan. Das verkündet der PR-Rat in einem einstimmig gefällten Beschluss. Beide erhalten eine Rüge ‚wegen bewusster Falschbehauptung und Täuschung der Öffentlichkeit im Zuge der Vorstellung eines Diagnoseverfahrens zur Früherkennung von Brustkrebs'".

Im Bereich der Impfprävention ergibt sich eine spezielle Problematik, die Betsch et al. (2019) in einem Übersichtsartikel beschreiben:

- Die Faktenlage wird verzerrt dargestellt, und es werden falsche Schlüsse gezogen.
- Es wird Unmögliches erwartet, z. B. hundertprozentige Sicherheit.
- Verschwörungen von Industrie und Gesundheitsorganisationen werden vermutet.
- Es werden aus der Gesamtheit vorhandener Daten nur spezifische Datenpunkte zitiert.

- Es werden Personen zitiert, die aufgrund ihrer wissenschaftlichen Ausbildung und/oder Befangenheit nicht als Experten für Impfstoffsicherheit und Impfstoffeffektivität gelten (sogenannte „fake experts").

Obwohl die Zahl der tatsächlichen Impfgegner nur zwischen 2–4 % der Bevölkerung liegt, werden (vermeintlich) kontroverse und polarisierende Themen nicht nur innerhalb sozialer Netzwerke, sondern auch von den klassischen Medien gerne aufgegriffen. Dürfen sich vermeintliche Experten dann in Talkshows auf Augenhöhe präsentieren, entsteht der Eindruck, es gäbe tatsächlich eine wissenschaftliche Diskussion. Betsch et al. (2019) appellieren daher an die Verantwortung von Journalisten, statt einer „Balancierung von Meinungen" eine „Balancierung von Evidenz" zu praktizieren.

Für die Beratung durch medizinisches Fachpersonal wichtig ist das sogenannte „5C-Modell" zum Impfverhalten (Betsch 2019)

- Vertrauen (**Confidence**): „Ich habe vollstes Vertrauen in die Sicherheit von Impfungen",
- Risikowahrnehmung (**Complacency**): „Impfungen sind überflüssig, da die Krankheiten, gegen die sie schützen sollen, kaum noch auftreten",
- Impfbarrieren (**Constraints**): „Alltagsstress hält mich davon ab, mich impfen zu lassen",
- Berechnung (**Calculation**): „Wenn ich darüber nachdenke, mich impfen zu lassen, wäge ich sorgfältig Nutzen und Risiken ab",
- Verantwortungsgefühl für die Gemeinschaft (**Collective Responsibility**): „Wenn alle geimpft sind, brauche ich mich nicht auch noch impfen zu lassen".

Eine Forsa-Umfrage im Auftrag der Deutschen Angestellten Krankenkasse (DAK) ergab 2019 denn auch auf die Frage, vor welchen Krankheiten sich die Deutschen am meisten fürchten, folgendes Bild:

- Krebs (69 %),
- Alzheimer/Demenz (49 %),
- Schlaganfall (45 %),
- Unfall mit Verletzungen (43 %),
- Herzinfarkt (38 %9
- schwere Augenerkrankungen (33 %),
- psychische Erkrankungen (30 %),
- schwere Lungenerkrankungen (21 %),
- Diabetes (16 Prozent)
- Geschlechtskrankheiten wie Aids (11 %).

Abgesehen von HIV spielen Infektionskrankheiten, insbesondere die impfpräventablen, hier keine Rolle, aber auch die Sepsis oder Erkrankungen durch multiresistente Erreger werden nicht als bedrohlich wahrgenommen. Inwieweit die SARS-CoV2-Pandemie hier dauerhaft zu einer Verschiebung führt, wird sich zeigen.

Ein Cochrane Review von 38 Studien zeigte von Eltern beschriebene Defizite in der Kommunikation über Standardimpfungen auf (Ames et al. 2017): Ihnen fehlten mehr und ausgewogene sowie individualisierte Informationen über Nutzen und Risiken definierter Impfungen. Insgesamt wurden Angestellte des Gesundheitssystems als glaubwürdigste Quelle angesehen, aber dennoch wünschten sich Eltern auch Informationsquellen außerhalb des Gesundheitssystems. Je skeptischer die Grundeinstellung der Eltern, desto höher der Wunsch nach umfassenderen Informationen.

Die SAGE (Strategic Advisory Group of Experts) Working Group on Immunization fasst ihre Erkenntnisse wie folgt zusammen (Jarrett et al. 2015):

- Erhöhung der Impfquote >25 %
  - Interventionen, die direkt an ungeimpfte und zu wenig geimpfte Personen gerichtet waren,
  - Interventionen, die Wissensdefizite ausglichen und das Bewusstsein stärkten,
  - Interventionen, die den Zugang zu Impfungen erleichterten und auf die Bequemlichkeit zielten,
  - Interventionen, die sich an bestimmte Populationen richteten, z. B. Mitarbeiter des Gesundheitssystems,
  - Interventionen, die verpflichtende Programme oder Sanktionen bei Nichtimpfung einführten,
  - die Involvierung von religiös oder anderweitig einflussreichen Personen als Förderer in der Entscheidungsfindung im Sinne einer Impfung,
- Zuwachs an Wissen gegenüber Impfungen <20 %,
  - Ausbildungsprogramme in verschiedenen Medien.

Die WHO versucht mit maßgeschneiderten Impfprogrammen (Tailoring Immunization Programmes [TIP]), gezielt mit evidenzbasierten Informationen auf die inhomogene Gruppe der Impfskeptiker einzugehen. Dafür werden zunächst regionale Impflücken sowie besonders betroffene Populationen identifiziert und dann gezielt angesprochen, wobei dialogbasierte Interventionen sowie multimodale Ansätze (z. B. Flyer plus Dialog) am effektivsten zu sein scheinen. Im Gegensatz dazu fand ein Cochrane Review aus 6 randomisierten, kontrollierten Studien (RCT) und einem Cluster-RCT mit insgesamt 2978 Teilnehmern nur einen geringen bis keinen Einfluss der persönlichen Beratung von Eltern auf die Akzeptanz der empfohlenen Standardimpfungen bei ihren Kindern. Die Autoren leiten daraus die Empfehlung ab, die Kommunikation nicht an einem separaten Termin, sondern im normalen Arzt-Patient-Kontakt einfließen zu lassen (Kaufman et al. 2018). Emotionale Auseinandersetzungen sollten hierbei vermieden werden, stattdessen können ein empathisches Eingehen auf die Bedenken und Reframing sowie authentisches Auftreten zur Verhaltensänderung beitragen.

Storr et al. (2018) fassen die möglichen Strategien wie folgt zusammen:

- **Vertrauenswürdige Mitarbeiter der Primärversorgung:**
  - Die meisten Patienten erkennen den Arzt als Vertrauensperson an. Dieser hat somit einen großen Einfluss auf die Entscheidungsfindung.
- **Das vertrauensvolle Gespräch:**
  - Das Gespräch sollte unter der Annahme geführt werden, dass Eltern ihr Kind letztendlich impfen werden. Das Gespräch sollte offen und nicht kontrovers geführt werden, es sollte Bedenken, falsche Vorstellungen und Mythen entkräften und in einer vertrauensvollen, rationalen Arzt-Patient-Beziehung stattfinden, um gegenteilige Effekte zu vermeiden. Dazu gehört auch die ausführliche Aufklärung, nicht nur über den Nutzen, sondern auch über die Risiken und Limitationen.
  - Sollte ein Gespräch nicht das gewünschte Verhalten hervorrufen und ein Ablehnen das Ergebnis sein, ist es wichtig, den Dialog fortzusetzen.
  - Es ist erforderlich, das Beratungsergebnis zu dokumentieren und den Eltern spezielle Vorsichtsmaßnahmen an die Hand zu geben, da das Kind, sollte es an einer impfpräventablen Krankheit erkranken, Überträger werden könnte.
  - Ob diese Strategie anderen überlegen ist, ist noch nicht ausreichend evaluiert.
- **Wissensdefizite ausgleichen**:
  - Eine schwedische Interventionsstudie mit zwei Gruppen einer Schulklasse konnte zeigen, dass man durch Informationen bei 276 Teenagern zwar das Wissen über humane Papillomaviren (HPV) vergrößert, die Einstellungen zur HPV-Impfung aber nicht ändert.
- **Multifaktorielle und dialogbasierte Interventionen in Kombination mit einem Erinnerungsverfahren:**
  - Telefongespräche, Einladungen per Post, E-Mail oder über soziale Medien in Kombination mit dem persönlichen Dialog durch Primärversorger mit den Patienten scheinen bessere Effekte aufzuzeigen als Einzelmaßnahmen.
- **Erinnerungsverfahren:**
  - In der Schweiz sind seit 2014 ca. 60.000 Personen mittels elektronischem Impfpass registriert (www.meineimpfungen.ch) und bekommen automatische Erinnerungen, sobald eine Impfung fällig wird. In Deutschland gibt es ebenfalls Software-Lösungen, die über eine Schnittstelle zur Praxisverwaltungssoftware verfügen und einen automatisierten Recall bieten. Erinnerungsprogramme in Deutschland wie „Deutschland sucht den Impfpass“ der Bundeszentrale für gesundheitliche Aufklärung reichen noch nicht aus, da die persönliche Schnittstelle, anders als in der Schweiz, (noch) fehlt.
  - Eine Metaanalyse von 75 Studien in der Primärversorgung berichtete, dass Erinnerungssysteme (Telefon, Briefe, Postkarten, SMS oder eine Kombination) ebenfalls Erfolg haben können.

  - Bei Jugendlichen und Erwachsenen, die wie oben erwähnt, ebenfalls zu den Ausbrüchen in jüngster Zeit beitrugen, sollte jeder Kontakt (auch Betriebsärzte) genutzt werden, um den Impfstatus zu erfragen und „Arztvermeider“ zu erreichen.
  - Checklisten, krankenhausbasierte Programme für Hochrisikopatienten (Immunsupprimierte, z. B. vor einer Chemotherapie) sowie auf Gemeindeebene basierte Programme können hilfreich sein.
- **Persönliche Erfahrungen der Primärversorger:**
  - Die Kommunikation der eigenen Erfahrungen gegenüber Patienten scheint ebenso eine Rolle zu spielen und einen positiven Effekt aufzuweisen.
- **Staatliche Organisation des Impfwesens:**
  - Wiedereinführung der Impfpflicht, oder zunächst Wiederimplementierung eines subsidiären, länderübergreifenden Programms auf Gemeindeebene, organisiert durch den Öffentlichen Gesundheitsdienst (ÖGD) oder die Weiterentwicklung unseres Schularztsystems.
- **Niederschwellige und unbürokratische Angebote:**
  - Erleichterter Zugang der Patienten zu Impfungen, z. B. Vaccination Clinics nach nordamerikanischem Vorbild in Supermärkten und Apotheken; fachgruppenübergreifendes Impfen sollte möglich und vergütet sein.
  - Monoimpfstoffe verwenden.
  - Aus- und Weiterbildung zum Thema Impfen in das Qualitätsmanagement von Studium und Praxen verpflichtend einbetten.

► Verbesserte Impfprävention und damit Infektionsprävention ist ein wichtiger Aspekt zur Vermeidung unnötiger Antibiotikagaben und sollte daher integrativer Teil eines jeden ABS-Programmes sein.

Die kommunikationspsychologischen Erfahrungen aus der Impfprävention können dabei für die Gesprächsführung im Rahmen der individuellen Aufklärung zum rationalen Antibiotikagebrauch und für die Entwicklung von entsprechender lokaler, nationaler und internationaler Kampagnen genutzt werden.

Antão (2018) berichten über internationale Aufklärungs- und Bildungsprogramme zum Thema Antibiotikagebrauch, die im jeweiligen kulturellen Kontext und adaptiert an das lokale Gesundheitssystem funktionieren. „So können Plakat- und Anzeigenkampagnen gekoppelt mit gezielter Information von Ärzten die Antibiotikaverschreibungsrate senken. Im Iran erwiesen sich Schulprogramme als hilfreich, die mit Storybooks und Puppenspiel arbeiteten. Online-Lernspiele wie E-Bug oder Microbe Invader, Comics und Kreuzworträtsel vermitteln spielerisch die Inhalte. In Indien wird im Rahmen des nationalen Aktionsplans zu Antibiotikaresistenzen für Schulen ein Modul zu antimikrobieller Resistenz und korrektem Antibiotikagebrauch entwickelt, um das Bewusstsein der Kinder zu schärfen.“

Die Einbeziehung der Schulen, z. B. durch Integration des Themas in den Biologieunterricht, erscheint sinnvoll – setzt aber ebenfalls qualifiziertes Lehrpersonal voraus.

Die Bundeszentrale für Gesundheitliche Aufklärung (www.bzga.de) hält auf ihrer Internetseite eine Vielzahl von Informationsmaterialien vom Schutz vor sexuell übertragbaren

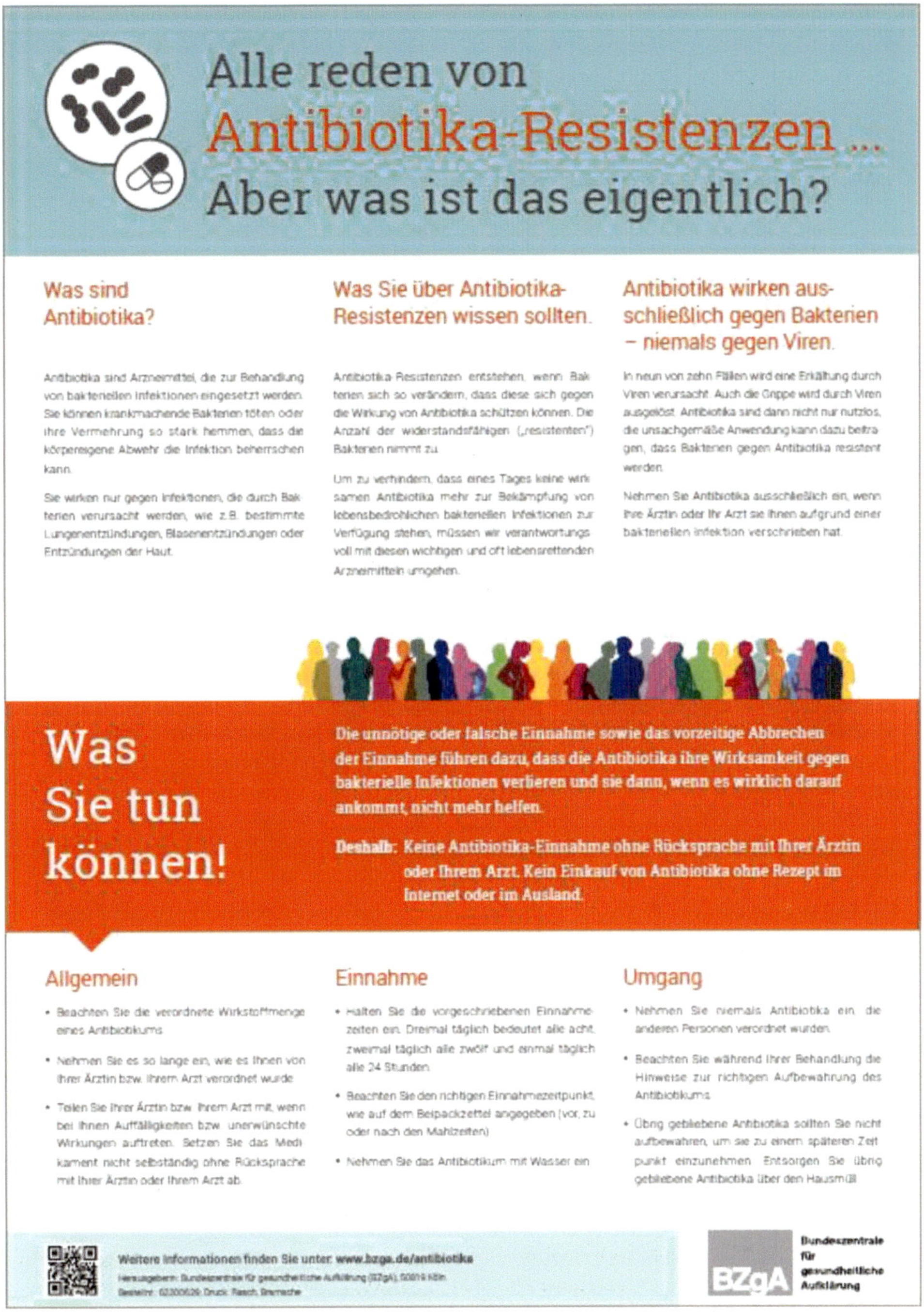

Abb. 4.1 Praxisblatt der BZgA (mit freundlicher Genehmigung der Bundeszentrale für gesundheitliche Aufklärung, BZgA)

Erkrankungen im Urlaub, Schutzimpfungen bis hin zu Hygienetipps und laiengerechter Information zu Infektionskrankheiten (www.infektionsschutz.de) bereit und unterstützt niedergelassene Ärzte z. B. mit Praxisplakaten zum Thema Antibiotikaresistenz (Abb. 4.1).

Das Thema echte oder vermeintliche Antibiotikaallergien wird in Abschn. 5.12 detailliert behandelt, hätte es aber ebenfalls verdient, verstärkt auch im Fokus der medialen Öffentlichkeit zu stehen, um breite Bevölkerungsschichten zu erreichen.

4.5 Entlass- und Überleitungsmanagement

Im Rahmenvertrag über ein Entlassmanagement beim Übergang in die Versorgung nach der Krankenhausbehandlung nach § 39 Abs. 1a S. 9 SGB V (Rahmenvertrag Entlassmanagement) in der Fassung der 2. Änderungsvereinbarung vom 12.12.2018 heißt es:

> Am Tag der Entlassung erhält der Patient oder dessen gesetzlicher Vertreter/Betreuer und mit dessen Einwilligung der die Anschlussversorgung durchführende Arzt einen Entlassbrief, mindestens jedoch einen vorläufigen Entlassbrief gemäß § 9 dieses Rahmenvertrages. Zusätzlich ist verpflichtend eine Rufnummer eines zuständigen Ansprechpartners für Rückfragen der weiterbehandelnden Leistungserbringer anzugeben. Unter dieser Rufnummer muss zumindest Montag bis Freitag in der Zeit von 09:00 bis 19:00 Uhr, Samstag von 10:00 bis 14:00 Uhr und Sonntag von 10:00 bis 14:00 Uhr ein für das Entlassmanagement des Krankenhauses zuständiger Ansprechpartner für Rückfragen zur Verfügung stehen. Sofern die Anschlussversorgung nicht durch den einweisenden Arzt durchgeführt wird, erhält dieser mit Einwilligung des Patienten ebenfalls den Entlassbrief. Die weiterversorgenden pflegerischen Leistungserbringer erhalten aufgrund der Einwilligung des Patienten die erforderlichen Informationen zur weiteren pflegerischen Versorgung.

Weiter konkretisiert wird der Inhalt des Entlassbriefes:

> Der Entlassbrief enthält alle für die Weiterbehandlung und Anschlussversorgung des Patienten erforderlichen Informationen. Diese sind mindestens:
>
> - Patientenstammdaten, Aufnahme- und Entlassdatum
> - Name des behandelnden Krankenhausarztes und Telefonnummer für Rückfragen
> - Kennzeichnung „vorläufiger" oder „endgültiger" Entlassbrief
> - Grund der Einweisung
> - Diagnosen (Haupt- und Nebendiagnosen) einschließlich *Infektionen* oder *Besiedelungen durch multiresistente Erreger*
> - Entlassungsbefund – Epikrise (Anamnese, Diagnostik, *Therapien* inkl. Prozeduren)
> - Weiteres Prozedere/Empfehlungen
> - *Arzneimittel (unter ihrer Wirkstoffbezeichnung/-stärke* und Beachtung von § 115c SGB V; Darreichungsform inkl. Erläuterung bei besonderen Darreichungsformen; Dosierung bei Aufnahme/Entlassung mit Therapiedauer, Erläuterung bei Veränderungen, bekannte Arzneimittelunverträglichkeiten) und Medikationsplan; § 8 Abs. 3a Arzneimittel-Richtlinie ist zu beachten; Information über mitgegebene Arzneimittel

- Alle veranlassten Verordnungen (inklusive nach § 92 Abs. 1 S. 6 SGB V) und Information über Bescheinigung der Arbeitsunfähigkeit
- Nachfolgende Versorgungseinrichtung
- *Mitgegebene Befunde.*

Den *kursiv* markierten Punkten kommt aus Sicht des ABS besondere Bedeutung zu. Insbesondere ist auf eine klare Unterscheidung zwischen verifizierten und Verdachtsdiagnosen bei Infektionen und einer empirischen versus einer gezielten antibiotischen Therapie zu achten.

Bei erfolgreichem Erregernachweis sollten die Befunde mit Antibiogramm mitgegeben werden.

Screeningbefunde oder als Kolonisation bzw. Kontamination gewertete Befunde sind klar als solche zu kennzeichnen. Hier entsteht in der Praxis durch das unkommentierte Anheften oder reines „copy and paste" nicht selten Verwirrung.

Wird eine antibiotische Therapie ambulant fortgesetzt, muss eine klare Therapieempfehlung zur Therapiedauer bzw. zu Kriterien für die Beendigung gegeben werden. Außer in Fällen einer ambulanten intravenösen Therapie (s. Abschn. 7.3) handelt es sich dabei in der Regel um eine orale Medikation, bei der ggf. auch ein Substanzwechsel (z. B. von Ampicillin-Sulbactam intravenös auf Amoxicillin-Clavulansäure oral aufgrund der besseren oralen Bioverfügbarkeit) erfolgt. Dieser Substanzwechsel ist ausdrücklich zu benennen und in der Berechnung der Gesamttherapiezeit zu berücksichtigen. Auch hier kommt es oft zu Verwirrungen, gerade bei aus Textbausteinen zusammengesetzten Arztbriefen.

► Bei komplexen Fällen und stark individualisierten, evtl. auch von Leitlinien abweichenden Therapieregimes sollte unbedingt der direkte telefonische Kontakt mit den nachbehandelnden Kollegen gesucht und der Patient umfassend aufgeklärt werden.

Werden Medikamente aus dem Krankenhaus überbrückend mitgegeben, ist auf eine genaue Erklärung der Einnahmevorschriften und des Dosierungsintervalls zu achten, da der im Krankenhaus durch das Pflegepersonal vorgegebene Einnahmerhythmus im häuslichen Bereich entfällt. Wichtig ist hierbei, die Fähigkeit des Patienten zur entsprechenden Medikamenteneinnahme und die häusliche Pflegesituation zu berücksichtigen, die ggf. eine Anpassung von Dosierungsintervallen oder auch den Wechsel auf einfacher einnehmbare Präparate erforderlich machen kann.

► An eine gezielte Information des Pflegediensts oder Heimpersonals über den Medikationsplan bei entsprechenden Patienten denken!

Idealerweise sollte der Entlassbrief so geschrieben sein, dass wesentliche Informationen, insbesondere zur Medikation, auch vom Patienten verstanden werden, oder es wird ein separater Patientenarztbrief erstellt. Dieser hat eine wichtige Funktion, da im Schnitt nur gut ein Viertel der in einem Arzt-Patienten-Gespräch vermittelten Informationen vom Patienten erinnert werden.

Literatur

Altiner A, Bell J, Duerden M et al (2015) More action, less resistance: report of the 2014 summit of the Global Respiratory Infection Partnership. Int J Pharm Pract 23:370–377

Ames HM, Glenton C, Lewin S (2017) Parents' and informal caregivers' views and experiences of communication about routine childhood vaccination: a synthesis of qualitative evidence. Cochrane Database Syst Rev 2:CD01178

Antão EM, Ahlfs CW (2018) Antibiotikaresistenz – Eine gesellschaftliche Herausforderung. Bundesgesundheitsbl 61:499–506

Betsch C, Schmid P, Korn L, Steinmeyer S, Heinemeier D et al (2019) Impfverhalten psychologisch erklären, messen und verändern. Bundesgesundheitsbl 62:400–409

Jarrett C, Wilson R, O'Leary M, Eckersberger E, Larson HJ (2015) Strategies for addressing vaccine hesitancy – a systematic review. Vaccine 33:4180–4190

Kaufman J, Synnot A, Ryan R et al (2018) Face to face interventions for informing or Educating parents about early childhood vaccination. Cochrane Database Syst Rev 5:CD010038

Schulz-Stübner S (2019) Prävention katheterassoziierter Harnwegsinfektionen: ein Update. Krankenhaushygiene Up2date 14(3):1–16

Storr C, Sanftenberg L, Schelling J, Heininger U, Schneider A (2018) Measles status – barriers to vaccination and strategies for overcoming them. Dtsch Arztebl Int 115:723–730

Zingg W (2018) Implementierungsstrategien für Hygienemaßnahmen. Krankenhaushyg Up2date 13(03):347–336

Der Antibiotic-Stewardship-Werkzeugkasten 5

Inhaltsverzeichnis

5.1 Bewertung der Resistenzstatistik

Die Verpflichtung zum Erstellen einer Resistenzstatistik ergibt sich aus § 23 Infektionsschutzgesetz, Absatz 4:

> Die Leiter von Einrichtungen nach Absatz 3 Satz 1 Nummer 1 bis 3 haben sicherzustellen, dass die nach Absatz 4a festgelegten nosokomialen Infektionen und *das Auftreten von Krankheitserregern mit speziellen Resistenzen und Multiresistenzen fortlaufend in einer gesonderten*

S. Schulz-Stübner, *Antibiotic Stewardship im Krankenhaus*,
https://doi.org/10.1007/978-3-662-60558-5_5

Niederschrift aufgezeichnet, bewertet und sachgerechte Schlussfolgerungen hinsichtlich erforderlicher Präventionsmaßnahmen gezogen werden und dass die *erforderlichen Präventionsmaßnahmen dem Personal mitgeteilt und umgesetzt werden.* Darüber hinaus haben die Leiter sicherzustellen, dass die nach Absatz 4a festgelegten Daten zu Art und Umfang des Antibiotika-Verbrauchs fortlaufend in zusammengefasster Form aufgezeichnet, unter *Berücksichtigung der lokalen Resistenzsituation* bewertet und sachgerechte Schlussfolgerungen hinsichtlich des Einsatzes von Antibiotika gezogen werden und dass die erforderlichen Anpassungen des Antibiotikaeinsatzes dem Personal mitgeteilt und umgesetzt werden. Die Aufzeichnungen nach den Sätzen 1 und 2 sind zehn Jahre nach deren Anfertigung aufzubewahren. Dem zuständigen Gesundheitsamt ist auf Verlangen Einsicht in die Aufzeichnungen, Bewertungen und Schlussfmolgerungen zu gewähren.

(4a) Das Robert Koch-Institut hat entsprechend den jeweiligen epidemiologischen Erkenntnissen die nach Absatz 4 zu erfassenden nosokomialen Infektionen und Krankheitserreger mit speziellen Resistenzen und Multiresistenzen sowie Daten zu Art und Umfang des Antibiotikaverbrauchs festzulegen. Die Festlegungen hat es in einer Liste im Bundesgesundheitsblatt zu veröffentlichen. Die Liste ist an den aktuellen Stand anzupassen.

Die Ziele zur Bewertung einer Resistenzstatistik lassen sich nach Sagel (2019) wie folgt zusammenfassen:

Ziele zur Bewertung einer Resistenzstatistik

- Optionen für eine kalkulierte Antibiotikatherapie (also bis zum Vorliegen eines individuellen und aussagefähigen mikrobiologischen Befunds) einschätzen,
- Notwendigkeit erkennen, bestimmte Antibiotika besonders sparsam einzusetzen,
- eigene Lage im Vergleich zu anderen Krankenhäusern einschätzen,
- problematische Resistenzen und Trends erfassen, um ggf. gezielt gegenzusteuern.

Dabei ist wahrscheinlich die Erstellung von Hausleitlinien auf der Basis der lokalen Resistenzsituation die wichtigste Indikation für die Resistenzstatistik und zugleich diejenige, bei der die meisten Stolperfallen drohen.

► Die Beschäftigung mit der Resistenzstatistik darf nicht zum Selbstzweck oder einer „Beschäftigungstherapie" zur Vorlage beim Gesundheitsamt werden. Das ABS-Team muss daher die Auswertungsziele und den geeigneten Umfang sowie die Methodik festlegen. Hierbei ist klar zwischen ABS-Fragestellungen und krankenhaushygienischen Fragestellungen zu trennen, und es müssen die Größe und Art der Einrichtung berücksichtigt werden, um sinnvolle Aussagen treffen zu können.

In den USA geben seit 2014 die CLSI-Guidelines in ihrer 4. Version M39-A4 Empfehlungen für die sinnvolle Erstellung von Resistenzstatistiken (www.clsi.org), in Europa datieren die Hinweise für die Surveillance von Antibiotikaresistenz der ESCMID Study Group for Antimicrobial Resistance Surveillance (ESGARS) auf das Jahr 2004.

Resistenzanteil

- Resistenzanteil in Prozent (% R) = Anzahl der Nachweise einer Bakterienspezies mit Resistenz × 100/Anzahl aller Nachweise dieser Bakterienspezies.
- Der Resistenzanteil in Prozent informiert nur über relative, aber nicht unmittelbar über absolute Häufigkeitsänderung bei einer bestimmten Keimspezies.
- Resistenzanteile werden nicht zu Patienten, sondern zu einer bestimmten Erregerspezies in Relation gesetzt. Das ergibt eine andere Sichtweise als bei Inzidenzrate und -dichte.

Die Begriffe Prävalenz und Inzidenz werden oft synonym verwendet]. In vielen Resistenzstatistiken wird ein Erreger mitgezählt, der bei einem Patienten schon vor Beginn des Beobachtungszeitraums nachgewiesen wurde und nun im Beobachtungszeitraum erneut gefunden wurde. In Wirklichkeit ist ein solcher Erreger aber nicht neu im Sinne einer Inzidenz, sondern es wird eine Periodenprävalenz ermittelt. Der feste Zeitpunkt ist bei der Periodenprävalenz ist kein Stichtag, sondern eine Zeitperiode, und Altfälle werden definitionsgemäß mitgezählt, was die Analyse von Trendbeobachtungen stört.

Bei großen Beobachtungsperioden ist naturgemäß der Anteil der Altfälle, die sich unter die neu hinzukommenden Fälle mischen, gering, und die Ergebnisse spiegeln dann näherungsweise die Inzidenz wider. Es ist eine der Rationalen, Resistenzstatistiken nicht in kurzen Zeiträumen, sondern z. B. jährlich zu erstellen. Ein weiterer wichtiger Grund für längere Beobachtungsperioden ist die Notwendigkeit ausreichend hoher Fallzahlen.

Je größer die Anzahl der Isolate (ohne Copystrains) pro Erregerspezies, desto besser die Bewertbarkeit der Resistenzstatistik. Liegt die Anzahl der Isolate pro Erreger unter 50, ist eine Interpretation hinsichtlich der Konsequenzen für die empirische Therapie nur sehr eingeschränkt möglich. Idealerweise sollte die Anzahl der Isolate pro Erregerspezies über 100 liegen, um sichere Trendaussagen zur Resistenzentwicklung ableiten zu können. Bei sehr kleiner Anzahl der Isolate in einer Einrichtung empfiehlt es sich daher, entweder einen längeren Zeitraum zu betrachten und/oder regionale, gepoolte Daten hinzuzuziehen.

In Abhängigkeit von der Größe der Einrichtung und der Zahl der Isolate kann eine Aufgliederung in die Art des Einsendematerials sinnvoll sein, da diese unmittelbare Rückschlüsse auf die Resistenzlage bei bestimmten Krankheitsbildern und damit für die empirische Therapie zulassen, z. B.:

- Blutkulturen,
- respiratorisches Material,
- Urin,
- invasiv gewonnene Materialien.

► Als Faustregel zur Bewertung der klinischen Relevanz einer Resistenz für die empirische Antibiotikatherapie lebensbedrohlicher Krankheitsbilder hat sich die 10 %-Regel bewährt: Liegt die Resistenzrate höher als 10 % für einen möglicherweise relevanten Erreger, ist eine Alternativsubstanz oder eine Kombinationstherapie sinnvoll.

Ebenso ist eine Unterteilung nach Fachabteilungen, z. B. Pädiatrie, Intensivstationen, Hämatologie/Onkologie, Chirurgie, Innere Medizin, Urologie etc. bzw. die Ausgliederung von Bereichen mit speziellem Resistenzprofil (z. B. Mukoviszidose-Ambulanz) ggf. sinnvoll.

Auch eine Aufgliederung nach Altersgruppen kann für die Gestaltung empirischer Therapieleitlinien hilfreich sein, da teilweise erhebliche Verteilungsunterschiede je nach Expositionsmöglichkeiten gegenüber Antibiotika beobachtet werden können, z. B.:

- <20 Jahre
- 20–40 Jahre
- >60 Jahre

Sagel (2019) diskutiert die Problematik der Grenzwerte/Breakpoints unter klinischen und epidemiologisch-krankenhaushygienischen Gesichtspunkten:

> Es gibt klinische Grenzwerte, die sich an dem voraussichtlichen Behandlungserfolg mit gängigen Antibiotikadosierungen orientieren. Diese werden von der EUCAST den Routinelaboren empfohlen. Daneben gibt es den epidemiologischen Grenzwert bzw. Cut-off (kurz ECOFF), der die sogenannte Wildtyp-Population von Erregern abgrenzt, die sich im Empfindlichkeitsverhalten durch eine erworbene Resistenzeigenschaft von der Wildtyp-Population absetzen. Die Epidemiologie von Keimen mit Resistenzeigenschaften beschreibt der ECOFF treffender als die klinischen Grenzwerte. Das zentrale epidemiologische Anliegen der Hygiene- und Antibiotic-Stewardship-Teams ist es, die Ausbreitung dieser Erreger zu bekämpfen. Ob beispielsweise ein carbapenemasebildender *Escherichia coli* mit einer MHK über dem ECOFF, aber unter dem klinischen Grenzwert für sensibel noch mit einer betroffenen Substanz therapierbar ist, ist bei dieser Sichtweise sekundär.

Die klinischen Grenzwerte (www.eucast.org) sind für die individuelle Patientenversorgung und das Antibiotic Stewardship ideal und meistens die einzigen verfügbaren Daten für die Einrichtungen des Gesundheitswesens, die eine individuelle Resistenzstatistik erstellen müssen. Für international ausgerichtete, epidemiologische Auswertungen müssen die unterschiedlichen Systeme (EUCAST, CLSI etc.) berücksichtigt werden.

Bei der Erstellung und Bewertung von Resistenzstatistiken ist auf einige Stolperfallen zu achten:

- Wenn das primäre Ziel einer Resistenzstatistik der Vergleich mit nationalen Daten ist, sollte man bei der Erstellung die gleichen Algorithmen wählen, die den nationalen Daten zugrunde liegen.

- Mehrfachisolate – „Copystrain-Bereinigung": Die Guideline CLSI M39 empfiehlt die technisch einfachste Methode der Elimination von Mehrfachisolaten, sogenannten Copystrains: Nur das erste Isolat einer Spezies wird in die Analyse einbezogen – ungeachtet des Resistenzprofils, des Untersuchungsmaterials oder der Abnahmelokalisation. Ziel ist es, die Resistenzsituation zu einem Zeitpunkt abzubilden, an dem die ersten mikrobiologischen Befunde noch fehlen und sich die Auswahl von Antibiotika für die kalkulierte Initialtherapie nur an Resistenzstatistiken orientieren kann. ARS strebt ebenfalls die Erstes-Isolat-Methode an, setzt jedoch eine zeitraumbezogene Komponente ein: Es werden je Kalenderquartal Mehrfachisolate bei der Auswertung ausgeblendet. Erscheint der gleiche Patient mit gleichem Isolat in weiteren Quartalen, werden dort jeweils die ersten Isolate ebenfalls eingeschlossen. Viele Kliniken verfahren analog, indem sie jeweils das erste Isolat pro Quartal erfassen, mitunter das Intervall je nach Patientenstruktur auf 6 oder 12 Monate verlängern. Die Fehlermöglichkeiten bei der Copystrain-Bereinigung sind – neben der prinzipiellen Problematik – vielfältig, z. B. unbemerkte Variationen der verwendeten Zeitintervalle durch Bedienfehler beim Umgang mit dem Auswertungsprogramm, unzureichende Fallzusammenführung durch falsch geschriebene Patientennamen, unterschiedliche Verwendung von Patientenstammdatennummer, Fallnummer oder anderen Patientenidentifikatoren, fehlerhafte Befundzuordnung z. B. bei Notfallpatienten etc.
- Unterschiedliche Methoden (Mikrobouillonverdünnungsmethode, Agardiffusionstest, E-Test usw.) können im Ergebnis selbst unter Beachtung einer einheitlichen methodischen Norm voneinander abweichen.
- Je nach verwendeter Norm (EUCAST, CLSI oder frühere nationale Normen wie z. B. DIN in Deutschland) ergeben sich teils beträchtliche Abweichungen – und zwar nicht nur bezüglich der Grenzwerte, sondern zum Teil auch bezüglich der Messmethodik (Nährmedien, Inokulum, Antibiotikagehalt von Messplättchen in der Agardiffusion und Ablesezeitpunkt der Hemmhof-Durchmesser).
- Wechselt ein Labor die Norm (viele deutsche Labore haben im letzten Jahrzehnt von DIN und CLSI auf die neue EUCAST umgestellt), ist eine Vergleichbarkeit mit Daten vor der Umstellung nicht mehr ohne Weiteres möglich.
- Die Normen werden bei EUCAST jeweils zum Jahreswechsel jährlich aktualisiert, wobei sich Grenzwerte verändern können. Mitunter ändern sich auch die Definitionen im SIR-System (s. Kap. 1), wie Anfang 2019 geschehen. Die Auswirkungen können beträchtlich sein und betreffen auch die häufigsten Erreger und die wichtigsten Antibiotika. Derartige Änderungen müssen vom Labor den Klinikern mitgeteilt und bei der Longitudinalbewertung von Resistenzstatistiken berücksichtigt werden. Nicht immer stellen alle Labore ihre Bewertung zum gleichen Zeitpunkt um, sodass auch der Vergleich mit nationalen Benchmarking-Werten, insbesondere bei größeren Anpassungen, mitunter schwierig wird.
- Die EUCAST (und in geringerem Umfang auch die CLSI) geben teilweise differenzierte Grenzwerte und Bewertungsregeln je nach Lokalisation der Infektion an. Insbesondere für unkomplizierte Harnwegsinfektionen, Meningitis und Pneumonien sind

Besonderheiten zu beachten. Dies kann bei kumulierten Daten zu Interpretationsproblemen führen. Fragen Sie Ihr Labor nach der Handhabung oder Änderungen derselben – insbesondere, wenn kumulierte Daten unplausibel erscheinen.

- Induzierbare Resistenzen sind phänotypisch schwer zu erkennen wie bei AmpC-dereprimierten Mutanten bestimmter Enterobacteriales. Zu Therapiebeginn in der Empfindlichkeitsprüfung sensibel, werden unter Antibiotikaeinfluss die Resistenz-Gene aktiviert, und Folgeisolate sind in der phänotypischen Empfindlichkeitsprüfung resistent. Durch das „interpretative reading" bzw. passende Befundkommentare wird im mikrobiologischen Befund darauf hingewiesen, und die Daten sollten auch entsprechend interpretiert in die Resistenzstatistik einfließen.
- Unsichere Abgrenzung klinischer Untersuchungsmaterialien von Screening-Untersuchungen und krankenhaushygienischen Untersuchungen; im ARS-Projekt werden deshalb Nasen- und Nasen-Rachen-Abstriche bei Auswertungen über Staphylococcus aureus und Analabstriche bei Auswertungen über Enterokokken und gramnegative Stäbchenbakterien pauschal als Screening-Untersuchungen angesehen und ausgeschlossen. Für die individuelle Resistenzstatistik sind daher klare Befundanforderungen und Kennzeichnungen im Labor erforderlich.
- Diffuse Materialanforderungen und fehlerhafte Bezeichnungen (z. B. intraoperatives Material als Abstrich statt als Nativgewebe), fehlende Informationen (Blutkultureinsendung ohne Angabe, dass es sich um andere Punktionsmaterialien handelt (z. B. um blutiges Pleurapunktat); fehlende Zuordnung der aeroben und der anaeroben Flasche zu einem Blutkulturpaar) erschweren materialspezifische Auswertungen.
- Zunehmende Subspezifizierung (z. B. durch „MALDI-TOF-Identifikation") von Erregertypen und damit einhergehende Reduktion der Isolatzahlen bzw. unterschiedliche taxonomische Schärfe (z. B. *Klebsiella pneumoniae*, *Klebsiella pneumoniae spp. pneumoniae*) erfordern eine sinnvolle Zusammenfassung aus Speziesebene.
- Synonyme (mehrere Auswahlmöglichkeiten für den gleichen Keim) durch Varianten von Gruppenbezeichnungen (vergrünende Streptokokken, Viridans-Streptokokken, alpha-hämolysierende Streptokokken)
- Parallele Verwendung neuer und alter Taxonomie (z. B. *Stenotrophomonas maltophilia*, *Xanthomonas maltophilia*) innerhalb einer aktuellen Statistik bzw. Wechsel der Taxonomie bei der Bewertung von Longitudinalverläufen.
- Parallele Verwendung unterschiedlicher Abkürzungen (z. B. *Klebsiella pneumoniae*, *K. pneumoniae, Klebs. pneumoniae*). Dies sollte schon auf der Ebene des Laborprogramms vermieden bzw. bereinigt werden.
- Keine Unterscheidungsmöglichkeit zwischen Kontaminanten und klinisch relevanten Isolaten in der Resistenzstatistik möglich. Dennoch können bei bestimmten Materialien die Nachweisraten bestimmter Erreger (z. B. Koagulase-negative Staphylokokken als typische Kontaminanten bei Blutkulturen in der Erwachsenenmedizin) als Qualitätsindikatoren für die Abnahmetechnik gelten, wobei auch hier bei der Interpretation Vorsicht geboten ist (z. B. Anteil von Katheterinfektionen).

- Sampling-Bias, d. h. nicht jeder Fall hat die gleiche Wahrscheinlichkeit, im Sinne einer Stichprobe gezogen zu werden und in den für die Resistenzstatistik verwendeten Datensatz mikrobiologischer Untersuchungen einzugehen. So fordert Oberarzt A z. B. häufig und Oberärztin B eher selten mikrobiologische Untersuchungen an, Station A häufig Blutkulturen und Station B häufig Urinkulturen, und bei schwer kranken, multimorbiden und Patienten mit bestimmten Risikofaktoren werden häufiger Proben entnommen. Dadurch ist die Möglichkeit, Zufallsfehler mit Methoden der mathematischen Wahrscheinlichkeitsrechnung einzuschätzen, von vorneherein stark erschwert bzw. in der Alltagsbewertung praktisch unmöglich.

► Resistenzstatistiken weisen in der Erstellung eine Vielzahl von Fehlermöglichkeiten bzw. methodischen Schwächen auf, für die es keine perfekte oder allgemeingültige Lösung gibt. Sie müssen deshalb immer umsichtig und zurückhaltend interpretiert werden, wobei für das ABS-Team eine Beschränkung auf klinisch relevante Aspekte sinnvoll erscheint.

Eine enge Zusammenarbeit bei der Erstellung der Resistenzstatistik mit dem betreuenden Labor, insbesondere eine präzise Festlegung von Fragestellungen, die mit der entsprechenden Statistik beantwortet werden sollen, ist zum Vorteil aller Beteiligten. Die Beschäftigung mit den Daten darf auf keinen Fall zum Selbstzweck oder einer Pflichtübung für das Gesundheitsamt werden.

5.2 Bewertung des Antibiotikaverbrauchs

Daten zum Antibiotikaverbrauch sollen als Anwendungsdichte (Tagesdosen pro 100 Pflegetage) mindestens jährlich, besser quartalsweise erhoben werden. Antibiotikaverbrauchsdaten sollen für das gesamte Krankenhaus, für Normal- und Intensivstationen sowie für einzelne Fachabteilungen berichtet werden. Eine Darstellung bis auf Substanzebene soll auf Nachfrage für das ABS-Team möglich sein (Empfehlungsgrad A, Evidenzgrad I).

§ 23 Infektionsschutzgesetz (s.o., Abschn. 5.1.) gibt die Aufzeichnung des Antibiotikaverbrauchs vor, und entsprechende Empfehlungen für die Ausgestaltung finden sich beim RKI (2013) und bei Schweickert et al. (2013).

Weltweiter Standard für die Erhebung des Antibiotikaverbrauchs ist das Anatomical Therapeutical Chemical (ATC)/Defined Daily Dose (DDD)-System der World Health Organization (WHO). Die Antibiotika und deren Verbrauch sollen nach dem aktuellen ATC/DDD-Index klassifiziert und erfasst werden. Dazu soll die amtliche, an den deutschen

Arzneimittelmarkt angepasste Fassung der ATC-Klassifikation mit definierten Tagesdosen (DDD), die das Deutsche Institut für Medizinische Dokumentation und Information (DIMDI) in Zusammenarbeit mit dem Wissenschaftlichen Institut der AOK festgelegt hat, zugrunde gelegt werden. Dieser ATC/DDD-Index wird jährlich aktualisiert.

Antiinfektiva aus den folgenden WHO-ATC-Gruppen sollen in die Überwachung einbezogen werden:

- J01: Antibiotika zur systemischen Anwendung,
- J02: Antimykotika zur systemischen Anwendung,
- J04AB02: Rifampicin,
- J05: antivirale Mittel zur systemischen Anwendung,
- P01AB01: Metronidazol,
- A07AA09: Vancomycin, orale Verabreichungsform.

Die Antibiotikaverbrauchsdaten werden auf Wirkstoffebene berechnet. Für die Auswertung bzw. Beurteilung ist es notwendig, die Wirkstoffe zu Antibiotikaklassen bzw. -gruppen zusammenzufassen.

Dies erlaubt eine bessere Übersicht und eine einfachere Beurteilung des Einsatzes von Antibiotika, je nach Gruppierung auch in Bezug auf ihr Wirkspektrum. Hierfür eignet sich als einheitlicher Standard die Einordnung der Antibiotika in die Hierarchie des ATC/DDD-Systems der WHO. Die Zusammenfassung der Antibiotika zu Antibiotikaklassen bzw. -gruppen auf den übergeordneten ATC-Ebenen ist für alle Krankenhäuser gleich. Welche Antibiotika auf dem untersten ATC-Level (ATC-05-Level, Wirkstoffebene) vertreten sind, ist jedoch abhängig von der Art und Anzahl der in den einzelnen Krankenhäusern gelisteten Antibiotika. Sie können daher variieren. Die Antibiotikaverbrauchsberichte (z. B. in Form einer Tabelle und/oder Graphik) sollen diesbezüglich regelmäßig aktualisiert werden.

Dabei sollen auch neue Zulassungsbestimmungen für Antibiotika und Änderungen im ATC/DDD-System der WHO berücksichtigt werden.

Zielgröße der Antibiotikaverbrauchssurveillance ist die Antibiotikaverbrauchsdichte. Die Verbrauchsdichte wird üblicherweise als Verbrauch des Antibiotikums in „daily defined doses" (DDD) oder „recommended daily doses" (RDD) in Bezug auf 100 Patiententage (PT) bzw. 100 Fälle für eine bestimmte Zeitperiode angegeben. Wichtig ist es, auf die einheitliche Verwendung der definierten Dosen zu achten und nicht DDD mit RDD zu vergleichen. Möglich wäre auch die Verwendung von „prescribed daily doses" (PDD), also der tatsächlich verabreichten Mengen, sofern diese aus dem Patientendatenmanagementsystem gewonnen werden können. Diese Vorgehensweise wäre dann in der Lage, die grundsätzliche Schwäche der bisherigen Systeme, nämlich die Tatsache, dass primär Bestellmengen („Kisten und Listen") und nicht tatsächlich verabreichte Antibiotika als Grundlage für die Anwendungsmenge verwendet werden, zu bereinigen.

Die Antibiotikaverbrauchsdichte soll für Organisationseinheiten auf der Ebene des Fachbereichs/Stationstyps (Intensivstation/Normalstation) berechnet werden, z. B. als Verbrauchsdichte von Antibiotikum XY auf den Normalstationen der Allgemeinen Chirurgie oder auf den interdisziplinären Intensivstationen usw. Die Erfassung von Antibiotikaverbrauchsdaten sollte mindestens auf dieser Ebene erfolgen.

Hier bietet sich als Standard der Fachabteilungsschlüssel an, der u. a. für die Erstellung der strukturierten Qualitätsberichte der Krankenhäuser Anwendung findet. Alternativ kann als kleinste Organisationseinheit die Stationsebene gewählt werden. Für die einzelnen Stationen soll der Fachbereich/Stationstyp ausgewiesen werden. Stationen, die von mehreren Fachbereichen belegt werden, sollen als „multidisziplinär" charakterisiert werden. Ist die Belegung auf diesen multidisziplinären Stationen gerade zwischen internistischen und chirurgischen Patienten stark schwankend, so können im Longitudinalverlauf starke Variationen entstehen, sodass die Zahlen z. B. für die Einschätzung der Effektivität von ABS-Interventionen nicht sinnvoll herangezogen werden können.

Häufig erfolgt in der Praxis die Zuordnung auch über Kostenstellen, was zu Problemen bei akzidenteller Zuordnung von Bestellmengen führen kann, wenn beispielsweise die präoperativen Prophylaxen der Intensivstation zugerechnet werden, da es sich um eine gemeinsame Kostenstelle „Anästhesie/Intensiv" handelt.

Eine Antibiotikaverbrauchsanalyse sollte mindestens einmal jährlich durchgeführt werden. Je nach klinikinternen Erfordernissen (z. B. Evaluation von Interventionsmaßnahmen) kann es in eher seltenen Fällen sinnvoll sein, kürzere Zeitintervalle (z. B. quartalsweise) anzusetzen.

Im Rahmen von Interventionsmaßnahmen können Verbräuche für ausgewählte Bereiche auch einmal monatlich als Feedback zurückgemeldet werden. Dies setzt aber eine Adaption der Bestelllogistik oder die Verwendung von PDD voraus.

Die im Infektionsschutzgesetz geforderte und für das ABS entscheidende Bewertung der Höhe des Verbrauchs der Antibiotika bzw. Antibiotikaklassen erfordert die Berücksichtigung der lokalen Leitlinien, der lokalen Resistenzsituation, der Art der im Krankenhaus bzw. in der Fachabteilung oder auf der Station behandelten Patienten („Case Mix Index"), der Anzahl der aufgenommenen Patienten und deren Verweildauer sowie ggf. der Jahreszeit oder ggf. auch der Änderungen im ATC-DDD-System.

Idealerweise sollte die Bewertung der Antibiotikaverbrauchssituation für die einzelne Einrichtung in interdisziplinärer Zusammenarbeit der behandelnden Ärzte, Infektiologen, Mikrobiologen, Hygieniker bzw. hygienebeauftragten Ärzte und Apotheker erfolgen, zukünftig vielleicht auch mithilfe von künstlicher Intelligenz, da die bislang zur Verfügung stehenden Benchmarking-Daten nur eine grobe Stratifizierung nach Bettenzahlen der Einrichtungen und Fachbereichen bieten (s. Abschn. 5.3.). Deutliche Abweichungen von den Benchmarking-Werten können je nach Patientenklientel durchaus begründet sein, und gerade bei geringen Verbräuchen schlagen Einzelfälle deutlich zu Buche.

► Es empfiehlt sich, die Bewertung im ABS-Team zu diskutieren und schriftlich festzuhalten und bei Einsichtnahme der Gesundheitsämter in die Aufzeichnungen mit vorzulegen, da es sonst zu umständlichen Nachfragen hinsichtlich vermeintlich relevanter Auffälligkeiten seitens der Ämter kommen kann, denen die notwendigen Insiderkenntnisse naturgemäß fehlen und die daher oftmals nur Zahlenkolonnen aneinanderreihen und vergleichen können.

5.3 Surveillance-Systeme und Benchmarking

Übersicht

An nationalen Surveillance-Systemen sollte zu Benchmark-Zwecken teilgenommen werden (Empfehlungsgrad B, Evidenzgrad II).

Daten zu wichtigen Infektionserregern und Resistenzen sollen mindestens 1× jährlich für das gesamte Krankenhaus sowie separat für Normal- und Intensivstation, gegebenenfalls fachabteilungsbezogen verfügbar und einsehbar sein. Die Darstellung soll für Erstisolate nach Erregern und nach Art des Untersuchungsmaterials erfolgen. Kulturergebnisse aus Screening-Untersuchungen sollen separat dargestellt werden. Die Zahl der getesteten Isolate soll angegeben werden. Häufigkeiten für bestimmte Infektionserreger bzw. Erreger mit speziellen Antibiotikaresistenzen sollen auf Fallzahlen bzw. Patiententage bezogen werden (Empfehlungsgrad A, Evidenzgrad I).

In Deutschland sind verschiedene Surveillance-Systeme etabliert, die primär dem Zweck des Vergleichs von Resistenzdaten oder Infektionsdaten dienen bzw. Mischformen anbieten.

5.3.1 Krankenhausinfektions-Surveillance-System (KISS)

Das KISS stellt einheitliche Methoden zur Surveillance insbesondere von nosokomialen Infektionen für Deutschland zur Verfügung. Es handelt sich dabei um ein Projekt des Nationalen Referenzzentrums für Surveillance nosokomialer Infektionen (www.nrz-hygiene.de) und versteht sich als nationales Netzwerk medizinischer Einrichtungen. Zusätzlich zu nosokomialen Infektionen können auch Erreger mit besonderer epidemiologischer Relevanz, Händedesinfektionsmittelverbrauch, Antibiotikaresistenz bakterieller Erreger und Antibiotikaverbrauch im KISS unter Surveillance genommen werden.

KISS ist modulartig aufgebaut. Es existieren verschiedene KISS-Module mit jeweils angepasster Surveillance-Methodik zur Infektions-Surveillance und zur Erreger-Surveillance bei unterschiedlichen Risikopopulationen sowie zur Indikatoren-Surveillance

(Antibiotikaverbrauch, Händedesinfektionsmittelverbrauch). Das KISS stellt einheitliche und risikoadaptierte Methoden zur Surveillance, Software für das Datenmanagement und Referenzdaten für Deutschland zur Verfügung.

Folgende KISS-Module stehen zur Verfügung:

- ITS-KISS: Dies ist das Modul für Intensivstationen. Am ITS-KISS teilnehmende Stationen können eine Surveillance für neu auf der Station erworbene Infektionen (primäre Sepsis, Infektionen der unteren Atemwege und Harnwegsinfektionen) und/oder eine Surveillance von auf der Station versorgten Patienten mit besonderen Erregern (MRSA, VRE, multiresistente gramnegative Erreger [MRGN], *Clostridioides-difficile*-assoziierte Diarrhö [CDAD]) leisten.
- Stations-KISS: In diesem Modul können Nicht-Intensivstationen eine Surveillance von auf der Station erworbenen Infektionen (primäre Sepsis, Infektionen der unteren Atemwege und Harnwegsinfektionen), die im Zusammenhang mit Devices (Gefäßkatheter, Beatmung, Harnwegkatheter) stehen, und/oder eine Surveillance von auf der Station versorgten Patienten mit besonderen Erregern (MRSA, VRE, MRGN, CDAD) leisten.
- OP-KISS: Das Modul OP-KISS steht chirurgischen Abteilungen zur Verfügung, um eine Surveillance für postoperative Wundinfektionen und bei Bedarf auch postoperative Atemwegsinfektionen nach bestimmten chirurgischen Eingriffen im stationären Bereich durchzuführen.
- NEO-KISS: Die Surveillance von nosokomialen Infektionen (primäre Sepsis, Pneumonie, nekrotisierende Enterokolitis) bei Frühgeboren mit einem Geburtsgewicht von unter 1500 g wird im Modul NEO-KISS durchgeführt. In diesem Modul wird neben der Surveillance nosokomialer Infektionen auch eine Surveillance von Erregern mit besonderer epidemiologischer Relevanz (MRSA, VRE, MRGN) und der Antibiotika bei den Frühgeborenen durchgeführt.
- ONKO-KISS: ONKO-KISS ist das Modul für nosokomiale Infektionen (primäre Sepsis und Pneumonie) bei Patienten mit allogener Knochenmark- oder peripherer Blutstammzelltransplantation. Zusätzlich können auch Patienten mit autologer Transplantation in die Surveillance eingeschlossen werden.
- MRSA-KISS: Mit dem Modul MRSA-KISS werden sämtliche MRSA-Fälle (Patienten mit MRSA) eines Krankenhauses erfasst. Dabei ist es unerheblich, ob die Patienten mit dem MRSA infiziert oder symptomlose Träger sind. Es werden sowohl die mitgebrachten als auch die im Krankenhaus neu aufgetreten Fälle registriert.
- CDAD-KISS: Daten zur Häufigkeit von *Clostridioides-difficile*-assoziierter Diarrhö (CDAD) im gesamten Krankenhaus werden im Modul CDAD-KISS erfasst. In Analogie zu MRSA-KISS werden auch bei CDAD-KISS sowohl die mitgebrachten als auch die im Krankenhaus neu aufgetreten Fälle registriert.
- HAND-KISS: In diesem Modul werden die Verbrauchsdaten von alkoholischem Händedesinfektionsmittel von Stationen, Funktionsbereichen, ambulanten Einrichtungen und Pflegeheimen erhoben.

- SARI: Dies ist das Surveillance-System für Antibiotikaanwendung und bakterielle Resistenzen auf Intensivstationen im KISS. Die Daten werden hierfür direkt über die Apotheken (Antibiotikaanwendungen) bzw. das mikrobiologische Labor (Ergebnisse zur Resistenztestung) erhoben. SARI bietet einen Longitudinalvergleich seit Beginn des 21. Jahrhunderts und ist daher vor allem für Langzeitbeobachtungen sehr interessant. Es sollte von teilnehmenden Einrichtungen selbst bei Etablierung anderer Surveillance-Systeme zum Monitoring des Antibiotikaverbrauchs (z. B. ADKA-IF, AVS) unbedingt fortgeführt werden.

5.3.2 Antibiotika-Resistenz-Surveillance (ARS) für Labore, Antibiotika-Verbrauchs-Surveillance (AVS) und ARVIA (ARS und AVS integrierte Analyse)

Mit der Antibiotika-Resistenz-Surveillance (ARS) für Labore und der Antibiotika-Verbrauchs-Surveillance (AVS) für Krankenhäuser existieren seit 2008 und 2014 am Robert Koch-Institut (RKI) zwei Surveillance-Systeme.

„Ziel von ARVIA (ARS und AVS integrierte Analyse) ist es, Daten zu Antibiotika-Resistenz und -Verbrauch aus den beiden Surveillance-Systemen ARS und AVS auf Krankenhausebene in Bezug zueinander auszuwerten und die Ergebnisse den teilnehmenden Krankenhäusern zeitnah zur Verfügung zu stellen. ARVIA verfolgt die Fragestellung, ob die Antibiotika-Verordnungspraxis die Resistenzlage in einem Krankenhaus beeinflusst", beschreiben Hoffmann et al. (2019) die neue Surveillance-Plattform, die Daten aus diesen beiden Systemen zusammenführen soll. „Daten zu AVS, ARS und ARVIA werden am RKI in einem gemeinsamen Data Warehouse gespeichert, dem ein gemeinsamer Cube nachgeschaltet ist. Der Cube stellt eine multidimensionale Datenstruktur dar, die schnelle Abfragen aggregierter Daten erlaubt. Teilnehmer haben über einen passwortgeschützten Bereich der ARVIA-Webseite Zugriff auf den Cube und damit die Möglichkeit, individualisierte Abfragen und Reporte zu erstellen".

Das System wurde in einer Pilotphase getestet und steht nun allen interessierten Einrichtungen, die die Teilnahmevoraussetzungen erfüllen, zur Verfügung. „Mittels statistischer Modelle wird auf Evidenz für eine Assoziation von Antibiotikaverbrauch und -resistenz getestet. In Abhängigkeit vom gewählten Resistenzparameter wird eine logistische Regression (bei „Anteil der resistenten an allen getesteten Isolaten") oder eine Poisson-Regression (bei „Resistenzdichten") durchgeführt. Zudem wird ein Test for Trend durchgeführt, bei dem ermittelt wird, ob es Evidenz für eine Änderung der Resistenzlage im Untersuchungszeitraum gibt, die nicht mit dem Verbrauch erklärt werden kann. (...) In ARVIA werden konkordante Erreger-Antibiotika-Kombinationen ausgewertet, d. h. es wird die Resistenz des Wirkstoffs bzw. der Wirkstoffgruppe betrachtet, deren Verbrauch auch in die Auswertungen eingeht. Auswertungen unter Berücksichtigung von Kreuzresistenzen sind in Zukunft geplant.

Es sollen über 70 Erreger-Antibiotika-Kombinationen mit ARVIA ausgewertet werden. Um ARVIA zu einem handlichen Werkzeug zu machen, steht nur ein Teil dieser Kombinationen den Teilnehmern zur Verfügung. Allen Teilnehmern stehen Reporte für *Escherichia coli*, *Klebsiella pneumoniae*, *Pseudomonas aeruginosa*, *Acinetobacter baumannii* complex, *Staphylococcus aureus*, koagulase-negative Staphylokokken, *Enterococcus faecium* und *Streptococcus pneumoniae* mit insgesamt 43 Antibiotika-Erreger-Kombinationen zur Verfügung. Auswertungen für seltenere und nicht für die Teilnehmer abrufbare Erreger-Antibiotika-Kombinationen werden regelmäßig am RKI durchgeführt, um Entwicklungen frühzeitig erkennen und entsprechend dem Grad der Evidenz sowie der Ebene des Nachweises der Assoziation (einzelnes Krankenhaus, mehrere Krankenhäuser, bundesweites Geschehen) gezielt reagieren zu können. "

Hoffmann et al. (2019) betonen eine Reihe von Limitationen des neuen Big-Data-Projektes:

> Bei der hier durchgeführten Analyse handelt es sich um Auswertungen entsprechend einer ökologischen Studie. Während das Entnahmedatum des Materials in ARS bekannt ist, liegen in AVS monatlich aggregierte Kostenstellen-bezogene Ausgabezahlen vor, die zeitlich nicht unmittelbar mit der Verabreichung an Patienten gekoppelt sind. Der Zusammenhang von Antibiotika-Verbrauch und dem Nachweis resistenter Isolate kann damit letztlich nicht sicher bestimmt werden. Das aktuelle Modell für die Auswertungen von ARVIA zeigt Limitationen, die mit dem Zeitraum und der Menge der zur Verfügung stehenden Daten verbunden sind. Hierzu gehört, dass das optimale Zeitfenster für die Analyse nicht bekannt ist. Ziel muss es sein, zukünftig ein gleitendes Zeitfenster zu definieren, das groß genug ist, Änderungen des Zusammenhangs von Antibiotika-Verbrauch und -Resistenz zu erfassen, und belastbare Auswertungen ermöglicht.

Das Projekt, Resistenzdaten und Antibiotikaverbrauchsdaten auf einer gemeinsamen Plattform zusammenzuführen und einrichtungsspezifische Auswertungen zu ermöglichen, ist interessant und wird durch die neuen Techniken der Datenanalyse (Stichwort: „Big Data") erst möglich. Allerdings muss sich zeigen, ob die gewonnenen Ergebnisse einfach veranschaulicht und sinnvoll genutzt werden können, wobei Hoffmann et al. bereits einige wesentliche Problempunkte hervorheben und die notwendige Weiterentwicklung betonen.

Praktisch relevant erscheinen in diesem Zusammenhang vor allem folgende Aspekte: Das Problem der kleinen Zahlen dürfte auch in ARVIA in vielen Fällen ein weitere Aufschlüsselung jenseits der globalen Einrichtungsebene hinsichtlich der Resistenzentwicklung wenig sinnvoll machen, wie dies schon heute bei der Bewertung der Resistenzstatistiken im Alltag zu beobachten ist. Auch dürfen die Bewertungszeiträume nicht zu kurz gewählt werden.

Bei der Antibiotikaverbrauchsanalyse bleibt trotz der guten statistischen Ansätze der Auswertung ein Grundproblem bestehen, nämlich dass Bestellmengen pro Station bzw. Kostenstelle und nicht tatsächliche Verbräuche pro Patient erfasst werden. Dies macht auch das neue System anfällig für Bestellartefakte und Patientenklientelschwankungen durch Mischbelegung bei Auswertung auf Stationsebenen. Langfristig kann hier nur eine echte Verbrauchsermittlung im Sinne von verabreichten Dosen durch eine elektronische Patientenakte mit entsprechenden Analysekapazitäten und Integration in ein System wie

ARVIA für Abhilfe sorgen. Dann stünde in der Tat ein vielversprechendes Analysewerkzeug mit realen Daten zur Verfügung, was langfristig weiterentwickelt werden könnte, um die Frage zu beantworten, ob tatsächlich die Substanzmenge ein sinnvoller Bezugsparameter ist, oder nicht andere Faktoren wie indikationsgerechte Anwendung, orale versus enterale Gabe, sachgerechte individuelle Dosierung und Therapiedauer die Resistenzentwicklung mehr beeinflussen als „daily defined doses" oder „recommended daily doses".

Wichtige Definitionen

- Prävalenzanteil = Anzahl der Betroffenen zu einem festen Zeitpunkt in einer bestimmten Population (= Prävalenz)/Anzahl der Personen unter Risiko zu diesem Zeitpunkt.
- Inzidenzrate = Anzahl neuer Ereignisse im definierten Zeitraum (= Inzidenz)/ Anzahl der Personen unter Risiko im definierten Zeitraum.
- Inzidenzdichte = Anzahl neuer Ereignisse im definierten Zeitraum (= Inzidenz)/ Personenjahre unter Risiko.

Die Charakteristika der wichtigsten Surveillance-Systeme zur Antibiotikaresistenz in Deutschland fasst Tab. 5.1 zusammen (s.a. Übersicht).

Übersicht über verschiedene Referenzdatensysteme

- International (JMI Labs): SENTRY (Blutkulturisolate aus Nord- und Südamerika, Europa, Asien und dem pazifischen Raum)
- International (ECDC): EARS-net (nur Blutkulturisolate)
- National (RKI): ARS
- National (KISS): SARI (Intensivstationen)
- National (PEG): PEG-Resistenzstudie (Datenbasis stationäre Versorgung, schwerpunktmäßig Universitätskliniken)
- Regional:
  - ARS (Einsenderstruktur beachten)
  - ARMIN (Niedersachsen)
  - BaRDa (Bayern)
  - regionale ABS-Netzwerke
  - kumulierte Daten verschiedener Laboranbieter

Tab. 5.1 Charakteristika der wichtigsten Surveillance-Systeme zur Antibiotikaresistenz in Deutschland

	ARS	SARI	PEG-Studie
Träger	RKI	NRZ für Surveillance nosokomialer Infektionen	Paul-Ehrlich-Gesellschaft
Methode	Kontinuierliche Sentinel-Surveillance*	Kontinuierliche Sentinel-Surveillance*	Longitudinalstudie alle 3 Jahre
Finanzierung	öffentliche Hand	Öffentliche Hand	Pharmazeutische Industrie
Erfasster Versorgungsbereich	Stationär und ambulant	Intensivstationen	Stationär und ambulant
Datenbasis	>50 Labore	100 Intensivstationen	25 Labore (stationär, v. a. Unikliniken)/ 23 Labore ambulant
Art der Ergebnisse	SIR-Bewertung	SIR-Bewertung	MHKs
Art der Copystrain-Bereinigung	Erstes Isolat des Erregers pro Patient pro Quartal	Ein Isolat pro Erreger mit unterschiedlichen Antibiogrammen pro 30-Tage-Intervall	Ein Erreger pro Spezies und Biotyp pro Patient

*Das bedeutet: Aktive Erfassung definierter Datensets in repräsentativen Einrichtungen

5.4 Punktprävalenzvisiten

Patientenbezogene Verordnungsanalysen sollen durchgeführt werden, um die qualitative und quantitative Verordnungspraxis darzustellen und die Effekte von ABS-Maßnahmen zu messen (Empfehlungsgrad A, Evidenzgrad Alles-oder-Nichts-Prinzip).

Punktprävalenzvisiten stellen eine strukturierte Form der Datenerhebung dar, deren Umfang einrichtungsspezifisch festzulegen ist. Mit ihrer Hilfe lassen sich konkrete Fragestellungen (z. B. zur präoperativen Antibiotikaprophylaxe, zur Therapiedauer, zur Qualität der Dokumentation der Antibiotikaverordnungen etc.) zuverlässig beantworten. Die zu erhebenden Daten sollten entsprechend ausgewählt und auf die Fragestellung bezogen beschränkt werden, damit keine Datenfriedhöfe entstehen und nicht Personalressourcen für Übererfassung verschwendet werden. Die entsprechende Erfassung (Prävalenz der definierten Merkmale) erfolgt zu einem Zeitpunkt oder in einem definierten Zeitraum (= Punkt oder Periodenprävalenz). Der Vergleich der Punktprävalenz zu verschiedenen Zeitpunkten eignet sich besser zur Beurteilung der epidemiologischen Dynamik von Merkmalen als die Periodenprävalenz, weswegen diese Form für ABS-Fragestellung gerne gewählt wird.

▶ Man kann auch an wissenschaftlichen Projekten, z. B. den ECDC-Punktprävalenzstudien teilnehmen, wodurch die standardisierte Durchführung vereinfacht und zusätzlich wertvolle Daten für die Allgemeinheit generiert werden.

Die Ergebnisse der Punktprävalenzvisiten können auch als Qualitätsindikatoren aufbereitet und ausgewertet werden. Gerade am Anfang eines ABS-Programms kann mit ihrer Hilfe der Ist-Zustand erhoben werden. Dies erleichtert die Festlegung der ersten Ziele für das ABS-Programm und die Abschätzung des Arbeitsaufwands zur Erreichung dieser Ziele. Später können wiederholte Punktprävalenzvisiten mit der gleichen Methodik zur Evaluation der getroffenen Maßnahmen bzw. zur Dokumentation der Nachhaltigkeit verwendet werden.

▶ **Cave**

Wer viel misst, misst viel Mist, daher gilt:

- Keine Daten ohne gezielte Fragestellung erheben.
- Nur Daten erheben, die die Fragestellung auch beantworten können und nicht oder nur wenig fehleranfällig sind.
- Keine Daten bewerten, deren valide Erhebung fraglich ist.
- Gleichbleibende systematische Fehler können zur Trendanalyse toleriert werden.

5.5 ABS-Visiten/infektiologische Visiten

Übersicht

Die ABS-Visite soll regelmäßig erfolgen und die Evaluation von antibiotischen Therapien bezüglich Indikation, Substanzwahl, Dosierung, Applikationsart und Therapiedauer unter Berücksichtigung von Leitlinien beinhalten (Empfehlungsgrad A, Evidenzgrad I).

Die Empfehlungen zur Therapieoptimierung sollen in direkter Interaktion des ABS-Teams mit den verordnenden Ärzten unter Berücksichtigung der jeweiligen Fachkompetenzen der ABS-Teammitglieder erfolgen. Die Gründe für die Empfehlungen sollen erläutert werden (Empfehlungsgrad A, Evidenzgrad I).

Die Begriffe ABS-Visite und infektiologische Visite werden im Alltagsgebrauch meist synonym verwendet. In der Leitlinie hat der Begriff „ABS-Visite“ die „infektiologische Visite“ terminologisch abgelöst, was sprachlich korrekter ist, da es sich hierbei nicht um eine konsiliarisch-infektiologische Leistung, sondern eine die klinischen Kolleginnen und Kollegen beratende Tätigkeit handelt.

Die ABS-Visite stellt das „Arbeitspferd“ eines jeden ABS-Programms dar. In der Literatur wird diese Technik gerne auch mit dem Begriff „Audit and Feedback“ beschrieben und hat sich als erfolgreiche Strategie zur Verhaltensbeeinflussung erwiesen – auch wenn der Begriff „Audit“ in diesem Zusammenhang vielleicht etwas abschreckend wirkt. Im Gegenteil – handelt es sich doch bei der ABS-Visite um ein unbürokratisches Instrument des kollegialen Dialogs.

Das ABS-Team besucht zu festgelegten, möglichst regelmäßigen Zeiten die jeweiligen Stationen, wobei je nach Größe der Einrichtung nicht alle Stationen oder Bereiche eingeschlossen werden können, sondern anhand der zuvor z. B. mit einer Punktprävalenzvisite ermittelten Problembereiche oder Interventionsschwerpunkte festgelegt werden.

Das Intervall wird bedarfsgemäß festgelegt und kann von täglicher Begleitung der regulären Visite über wöchentliche gezielte Besuche bis zu monatlichem oder mehrmonatlichem Turnus reichen. Praktisch wichtig sind jedoch die zuverlässige Regelmäßigkeit und die Anwesenheit der entsprechenden Entscheidungsträger. Wie viele Mitglieder des ABS-Teams an ABS-Visiten teilnehmen, richtet sich nach dem erforderlichen fachlichen Input. So kann es durchaus sinnvoll sein, Bereiche mit komplexen Fällen im Team aus Apotheker, Mikrobiologe, ABS-Experte und klinischem Infektiologen zu besuchen, während in anderen Bereichen die regelmäßige Visite durch einen ABS-beauftragten Arzt völlig ausreichend ist.

Seitens der visitierten Stationen müssen der Stationsarzt, der die Patienten kennt, und idealerweise der zuständige Oberarzt anwesend sein, damit bei der Visite getroffene Entscheidungen auch direkt umgesetzt werden können und ein darüber hinaus streuender, edukativer Wert entsteht. Die Einbindung der Pflege ist wünschenswert – hierbei stößt man aber nicht selten an organisatorische Grenzen der Verfügbarkeit.

Die Aufgaben der einzelnen Mitglieder des ABS-Teams bei der ABS-Visite fasst Abb. 5.1 zusammen, die Aufgaben der Mitglieder des Stationsteams bei der ABS-Visite zeigt Abb. 5.2.

Die ABS-Visite kann als Patientenvisite oder Kurvenvisite durchgeführt werden. Letzteres ist meist deutlich zeitsparend. Eine gemeinsame Untersuchung oder Anamneseergänzung beim Patienten kann dann Einzelfällen vorbehalten bleiben.

Eine spezifische Dokumentation der Ergebnisse der ABS-Visiten ist im Gegensatz zur strukturierten Datenerhebung bei Punktprävalenzvisiten nicht erforderlich, was die ABS-Visite niederschwelliger, diskursiver und weniger aufwendig macht.

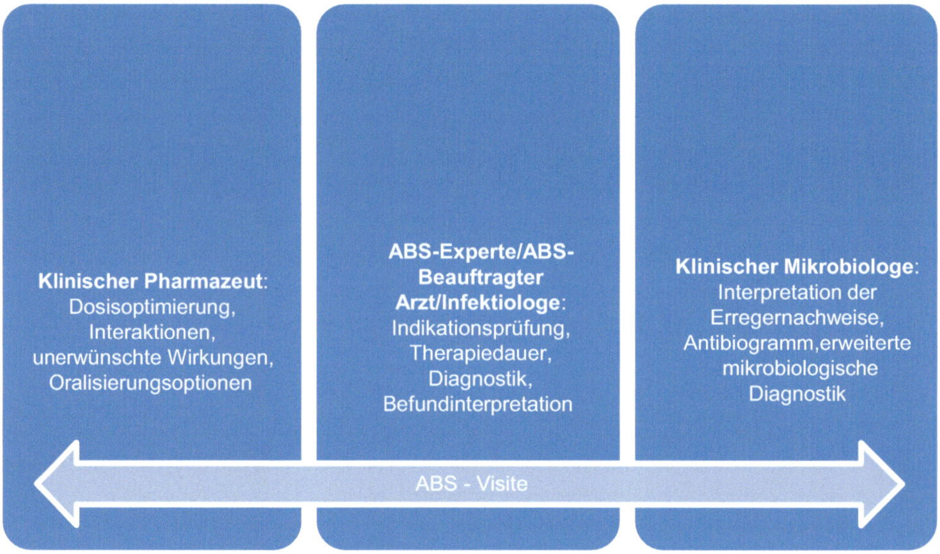

Abb. 5.1 Aufgaben der Mitglieder des ABS-Teams bei der ABS-Visite

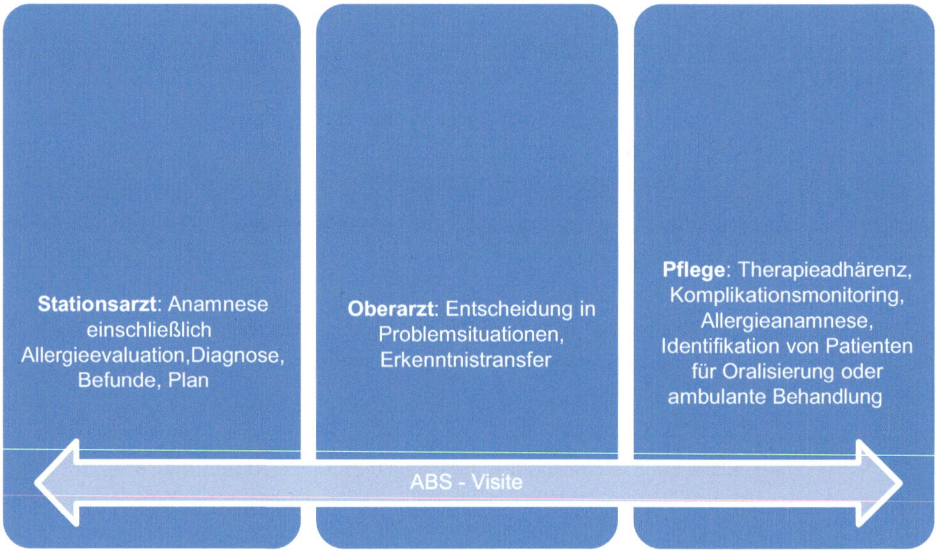

Abb. 5.2 Aufgaben der Mitglieder des Stationsteams bei der ABS-Visite

Man kann sich aber überlegen, ein Kurzprotokoll zu führen (s. Tab. 5.2), um wiederkehrende Probleme und Schwachstellen zu erkennen und die Tätigkeiten des ABS-Teams besser sichtbar zu machen. Diese mit Empfehlungen verbundenen Rückmeldungen über die Visite können auf Wunsch auch den Stationen zur Verfügung gestellt und als Grundlage z. B. für Stationsbesprechungen und abteilungsinterne Fortbildungen verwendet werden.

Tab. 5.2 Beispiel einer einfachen Tabelle zur Dokumentation einer ABS-Visite

Patient	Hauptanamnese	Antibiotikaindikation	AB-Anamnese	Verbesserungsvorschlag/ Therapieempfehlung	Adäquat*	Mögliche Verbesserung*	Inadäquat*
WM	Koprostase	Keine	keine		+		
GE	Sigmadivertikulitis	Bei blandem Verlauf fraglich	Cefuroxim/ Metronidazol wurde nach 2 Tagen beendet		+		
FC	Gastroenteritis	Keine	keine		+		
AM	Sigmadivertikulitis	Bei blandem Verlauf fraglich	Cefuroxim/ Metronidazol, im Verlauf Cefuroxim oral	Oralisierung von Cefuroxim nicht sinnvoll			+
*Definitionen der Bewertung:	• **Adäquat**: Entspricht den empirischen Leitlinien bzw. dem Antibiogramm in richtiger Dosierung. • **Mögliche Verbesserung:** Grundsätzlich richtige Substanzen, ggf. Kombination sinnvoll oder Reduktion bereits möglich, ggf. Dosisoptimierung möglich. • **Inadäquat:** Entspricht nicht den empirischen Leitlinien oder dem Antibiogramm, starke Über- oder Unterdosierung, fehlende Therapieindikation.						

Abb. 5.3 Prioritäten für ABS-Visiten

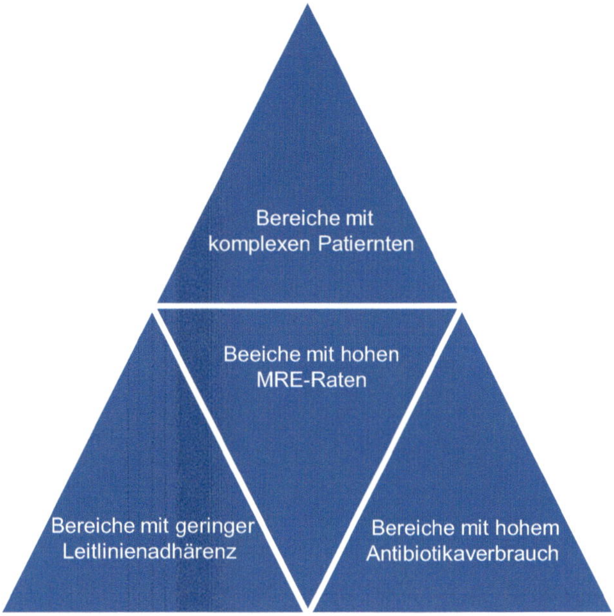

▶ Möchte man als Feedback oder zur Nutzung als Qualitätsindikator im Rahmen der Dokumentation einer ABS-Visite eine Bewertung vornehmen, sollte man sich auf ein einfaches Schema verständigen und die Bewertung gemeinsam mit dem Stationsteam auf Augenhöhe vornehmen. Auf keinen Fall darf das ABS-Team hier schulmeisterlich auftreten oder den Eindruck einer Antibiotikapolizei erwecken.

Die Prioritäten für ABS-Visiten fasst Abb. 5.3 noch einmal zusammen.

5.6 Konsildienst

Bei komplexen infektiologischen Fällen soll ein zusätzliches infektiologisches Konsil eingeholt werden (Empfehlungsgrad A, Evidenzgrad I).

Die Etablierung eines Konsildienstes setzt die Verfügbarkeit von infektiologisch geschultem Fachpersonal voraus. Durch die Einführung der Zusatzbezeichnung „klinische Infektionsmedizin" ist hier mit einer Verbesserung der Verfügbarkeit zu rechnen. Kann die Bereitstellung infektiologischen Fachwissens vor Ort nicht in ausreichendem Maße gewährleistet werden, können telemedizinische Formate eine Alternative darstellen. Inzwischen sind hierfür auch die rechtlichen Voraussetzungen ähnlich der Teleradiologie geschaffen worden.

Die Anforderung des Konsils kann entweder aktiv durch den behandelnden Arzt oder automatisch durch einen sogenannten Konsiltrigger (z. B. Nachweis von *Staphylococcus aureus* in einer Blutkultur oder im Liquor bzw. Verschreibung eines Reserveantibiotikums) erfolgen.

Während beim klassischen ärztlichen Konsil im Regelfall eine Mitbehandlung durch den Infektiologen erfolgt, kann alternativ auch eine automatische ABS-Beratung bei einem entsprechenden Triggerereignis initiiert werden. Hierbei handelt es sich dann um eine Ad-hoc-ABS-Visite, die den edukativen Ansatz des „Audit und Feedback" verfolgt, aber nicht unmittelbar in die Behandlung eingreift. Nicht selten übernimmt hier die Apotheke die Koordination, beispielsweise beim Konsiltrigger „Verschreibung von Reserveantibiotika" oder die Krankenhaushygiene oder Mikrobiologie beim Konsiltrigger „*Staphylococcus-aureus*-Bakteriämie". Derartige automatische Beratungen werden gerade von jüngeren Assistenzärzten gerne angenommen und positiv bewertet und helfen, die Versorgungsqualität zu verbessern. Sie ersetzen jedoch keinesfalls die fachärztliche Supervision und Anleitung der primär behandelnden Fachdisziplinen.

Beispiele eines Konsildienstes

- 4 Zentren (Jena, Freiburg, Regensburg, Köln), Monatserhebung (03.2016): 638 Konsile bei 479 Patienten (das entspricht 3–4 Konsile/100 stationäre Fälle)
  - 25 % Intensivpatienten
  - 58 % mit Infektionsaufnahmediagnose
  - 83 % der Konsile auf Anforderung
  - 8 % selbstinitiiert wegen *Staphylococcus-aureus*-Bakteriämie (SAB) (= 51 Fälle)
- Top 5 der Konsilanfragen:
  - Sepsis
  - Endokarditis
  - komplizierte Haut-, Weichteilinfektionen
  - Knochen- und Gelenkinfektionen
  - fremdkörperassoziierte Infektionen

11 % der Konsile konnten eine Infektion ausschließen.

70 % der Konsile führten zu einer Empfehlung zur Änderung der antiinfektiven Therapie (Substanz, Dosis, Applikationsform).

(*nach* Rieg et al. 2018)

5.7 Die Hausliste (Antiinfektivaliste)

Die Antiinfektivaliste soll in Anlehnung an die lokalen Therapieleitlinien in Abstimmung mit dem ABS-Team erstellt werden (Empfehlungsgrad A, Evidenzgrad Alles-oder-Nichts-Prinzip).

Die Hausliste von verfügbaren Antibiotika (Antiinfektivaliste) richtet sich neben therapeutischen Überlegungen auch nach übergeordneten organisatorischen Gegebenheiten (z. B. Einkaufsverbund, Klinikverbund, aber auch Lagerlogistik) und wirtschaftlichen Überlegungen (z. B. Rabattverträge mit den Kostenträgern, Lieferbedingungen von Großhändlern).

Innerhalb des ABS kann die Hausliste als Steuerungsinstrument genutzt werden, in dem nicht alle Präparate primär vorgehalten werden. Die Auswahl der gelisteten Präparate richtet sich dann nach den Vorgaben des ABS-Teams. Besteht beispielsweise Übereinkunft, dass Oralcephalosporine oder Sultamicillin bei der stationären Behandlung innerhalb der Einrichtung keine Rolle spielen, können diese ausgelistet werden, wodurch „akzidentelle" Verschreibungen und unerwünschte Oralisierungen verhindert werden. Auch erfolgt innerhalb von Substanzgruppen in der Regel eine Auswahl der zu listenden Präparate, bei denen neben der primären Wirksamkeit auch Aspekte der Dosisintervalle, galenischen Verfügbarkeit, unerwünschten Wirkungen etc. eine Rolle für die Entscheidung spielen.

Für den Entscheidungsprozess können Mehrpunktabfragen verwendet werden, bei denen zunächst die zu berücksichtigenden Einflussfaktoren definiert und dann bewertet werden. Jedes Mitglied des ABS-Teams kann dann seine persönliche Bewertung der zur Auswahl stehenden Präparate vornehmen, und die Gesamtschau ergibt dann in der Regel ein recht klares Bild der Gruppenmeinung und macht den Entscheidungsprozess transparent und sachlich. Dies ist immer dann wichtig, wenn lieb gewonnene Gewohnheiten, Traditionen oder „Schulen" in Frage gestellt werden müssen.

Die (Antbiotika-)Hausliste kann auch als Informationsmittel verwendet werden und zusätzliche Informationen z. B. zur Routinedosierung, Dosisanpassung, wichtigen Interaktionen etc. enthalten. Von den früher häufig üblichen Kostenangaben würde der Autor abraten, da dann leicht der Eindruck entsteht, es gehe hier „nur ums Sparen" und weil Kostenaspekte heutzutage bei Antibiotikaverschreibungen nur noch einen untergeordneten Stellenwert haben.

► **Tipp**

Angesichts des häufigen Wechsels der Handelspräparate empfiehlt es sich, die Hausliste generisch zu führen und an anderer Stelle eine Liste der aktuellen Handelspräparate vorzuhalten. Generell ist in diesem Zusammenhang auch zu überlegen, auf eine generische Verschreibung in den Patientenakten überzugehen.

Durchführung einer Mehrpunktabfrage

Die Methode „Mehrpunktabfrage" dient dazu, aus einer Vielzahl von Problemen, Themen, Ideen oder Fragen eine Auswahl zu treffen und Rangfolgen sichtbar zu machen (ein Beispiel zeigt Tab. 5.3):

- Der Moderator schreibt die zu beurteilenden Aspekte auf. Auf der rechten Seite zeichnet er eine Spalte für die Bewertung der Aspekte, die später mittels Punkten durchgeführt wird, und eine weitere Spalte für die Rangfolge.
- Jeder Teilnehmer erhält eine festgelegte Anzahl von Punkten. Die Anzahl der Punkte ergibt sich aus der Hälfte der bewertenden Aspekte (z. B. werden bei 10 Aspekten 5 Punkte vergeben). Grundsätzlich sollten nicht mehr als 10 Punkte verteilt werden.
- Die Teilnehmer verteilen nun ihre Punkte entsprechend ihrer Wahl. Hierbei können die Punkte auf mehrere Aspekte verteilt werden; es ist aber auch möglich, mehrere Punkte für einen Aspekt zu geben.
- Der Moderator notiert die Anzahl der Punkte und ermittelt so die Rangfolge. Hierbei ist es unerheblich, wer welchen Punkt wo gesetzt hat.

5.8 Entwicklung und Implementierung von Antiinfektiva-Leitlinien

Übersicht

Die lokalen Therapieleitlinien sollen unter Berücksichtigung nationaler und internationaler Leitlinien sowie der lokalen/regionalen Erreger- und Resistenzlage durch das ABS-Team erstellt und aktualisiert werden. Die Anwender sollen bei der Erstellung und Aktualisierung eingebunden werden, um Akzeptanz zu erreichen (Empfehlungsgrad A, Evidenzgrad I).

Die Leitlinienadhärenz der Anwender soll durch ABS-Maßnahmen erhöht werden.

Tab. 5.3 Beispiel für eine Mehrpunktabfrage

Präparat	Gute Wirksamkeit	Breite Indikation	Verschiedene Darreichungsformen	Wenig unerwünschte Wirkungen	Geringe Kosten	Rang (Punkte)
X	5	7	2	4	4	2 (23)
Y	8	7	2	1	2	3 (20)
Z	8	10	3	3	2	1 (26

Zur Erstellung einer einrichtungsspezifischen Antiinfektivaleitlinie erfolgt zunächst die Bewertung der Resistenzstatistik und des Antibiotikaverbrauchs wie oben beschrieben. Außerdem sind die wichtigsten Antibiotikaindikationen zu ermitteln, die in der Leitlinie behandelt werden sollen.

▶ Bei der Antiinfektivaleitlinie im Rahmen des ABS handelt es sich nicht um ein Lehrbuch. Komplexe Therapiealgorithmen sind hier fehl am Platze – vielmehr geht es um eine Übersicht zur kalkulierten Therapie bei häufigen Krankheitsbildern, die den Praxisalltag erleichtern soll.

Anschließend werden die bestehenden nationalen und ggf. auch internationalen Leitlinien der Fachgesellschaften zur Behandlung der ausgewählten Krankheitsbilder gesichtet. Diese enthalten oftmals verschiedenen Therapieoptionen, aus denen nun je nach einrichtungsspezifischer Resistenzlage, Nebenwirkungsprofil, Anwendungsfreundlichkeit und Wirtschaftlichkeit ausgewählt wird (s. auch Mehrpunktanalyse; Abschn. 5.7.).

▶ Es empfiehlt sich, pro Krankheitsbild eine Erstlinien- und eine Alternativtherapie (z. B. bei Allergie gegen die Erstlinienempfehlung) anzugeben.

Mitunter stehen für bestimmte Krankheitsbilder nur eingeschränkt Substanzen zur Verfügung. Dann kann es unter ABS-Gesichtspunkten sinnvoll sein, diese Substanzen auf das Krankheitsbild mit eingeschränkter Auswahl zu beschränken und bei anderen Indikationen, bei denen es eine Reihe von gleichwertigen Alternativen gibt, auf Alternativpräparate auszuweichen, um insgesamt ein Substanzmixing zu erreichen. Dies gilt natürlich vor allem, wenn die Substanz aufgrund übergeordneter Prinzipien, wie z. B. hohe Assoziation mit Resistenzentwicklung, ohnehin restriktiv eingesetzt werden soll.

Für dieses Konzept der strategischen Auswahl müssen die beteiligten Fachabteilungen mitunter überzeugt werden, da die Auswahlentscheidung aus Sicht des jeweiligen Faches nicht immer intuitiv verständlich ist.

▶ Früher wurden die Antiinfektivaleitlinien häufig im Kitteltaschenkartenformat gedruckt und verteilt. Heute werden sie meist elektronisch, teilweise auch als App für mobile Endgeräte zur Verfügung gestellt. Bei den elektronischen Varianten können natürlich weiterführende Information bis hin zur Verlinkung mit kompletten, nationalen Leitlinien als ergänzende Dokumente hinterlegt werden, und die rasche Anpassung ist deutlich leichter.

Grundsätzlich muss das ABS-Team entscheiden, welche Angaben zur Diagnostik oder zur Begleittherapie im Rahmen der Antiinfektivaleitlinie mit aufgenommen werden sollen. Hierbei muss darauf geachtet werden, nicht in Konkurrenz zu anderen gelenkten Dokumenten wie Behandlungspfaden oder Pflegestandards zu treten bzw. eine entsprechende Synchronisation herbeizuführen. Hierfür hat es sich bewährt, einen Vertreter des

Qualitätsmanagements mit in das ABS-Team zu integrieren, der die Dokumentenverwaltung und den erforderlichen Abgleich übernimmt, sowie einen Vertreter der Pflege mit einzubeziehen (s. Kap. 4).

5.9 Restriktionsmaßnahmen, Sonderrezepte und Freigaberegeln

Übersicht

Das ABS-Team soll über die Verwendung von Freigaberegelungen entscheiden, wenn der angemessene Einsatz von Antibiotika nicht über ABS-Visiten oder Fortbildungsmaßnahmen gesichert werden kann. Dabei sollen Restriktionsmaßnahmen einer kontinuierlichen Verbrauchs-Surveillance unterliegen, um frühzeitig unerwünschte Auswirkungen der Maßnahme zu erkennen (Empfehlungsgrad A, Evidenzgrad I).

Restriktive Maßnahmen sollen bevorzugt angewendet werden, wenn der Antibiotikaeinsatz schnell beeinflusst werden soll (Empfehlungsgrad A, Evidenzgrad I).

Anwendungsbeschränkungen sollen gezielt eingesetzt werden, um durch eine rasche Reduktion des Substanzeinsatzes zur Kontrolle nosokomialer Infektionen bzw. kritischer Resistenzentwicklungen beizutragen. Eine kontinuierliche Verbrauchs- und Resistenz-Surveillance soll begleitend durchgeführt werden (Empfehlungsgrad A, Evidenzgrad I).

ABS-Maßnahmen zur Reduktion bestimmter Substanzen/-klassen sollten verwendet werden, um die Häufigkeit von Infektionen mit mehrfach resistenten gramnegativen Bakterien, insbesondere ESBL-Bildnern, sowie MRSA und VRE zu senken (Empfehlungsgrad B, Evidenzgrad I-II).

ABS-Maßnahmen zur Reduktion bestimmter Substanzen/Substanzklassen sollen verwendet werden, um die Häufigkeit von *C.-difficile*-Infektionen zu senken (Empfehlungsgrad A, Evidenzgrad I).

ABS-Maßnahmen sollen im Falle eines gehäuften Auftretens multiresistenter Erreger oder von *C. difficile* Bestandteil eines Ausbruchsmanagements sein (Empfehlungsgrad A, Evidenzgrad I).

„Cycling“-Programme im Sinne eines periodischen Wechsels von Substanzen/-klassen sind nicht geeignet, um kritische Resistenzentwicklungen zu vermeiden, und sollen deshalb nicht zum Einsatz kommen (Empfehlungsgrad A, Evidenzgrad I).

Restriktive Verfahren im Sinne von „Oberarztrezepten“ für den Einsatz bestimmter Antiinfektiva waren in den Vor-ABS-Tagen überwiegend aus Kostengründen und auch in den Anfangstagen des ABS üblich. Werden diese für viele Substanzen und über längere Zeit eingesetzt, so bilden sich schnell „Umgehungskreisläufe" heraus, etwa eine übermäßige Bevorratung auf Station für „genehmigte" Patienten bis hin zur Bereithaltung vorunterschriebener Formulare oder im Computerzeitalter der Weitergabe des Passwortes des Oberarztes, um diesen nachts nicht für eine Antibiotikaverordnung stören zu müssen.

Generell sollten bürokratisch aufwendige Restriktionen die Ausnahme sein, z. B. bei Lieferengpässen, bei Ausbruchgeschehen oder bei Auftreten einer neuen, besonderen Resistenzlage. Sie müssen immer von einer Informationskampagne und Schulungen der Mitarbeiter begleitet werden und nach Ende der Akutsituation wieder aufgehoben werden.

Anstelle klassischer Restriktionen können bei elektronischen Verordnungssystemen Indikationschecklisten stehen, die vor der Verordnungsmöglichkeit abgefragt werden und die Entscheidung des Verordners evtl. modifizieren.

Hinsichtlich der Akzeptanz selten problematisch sind bei elektronischen Verordnungssystemen automatische Stoppregeln oder die Pflicht, primär bei der Verordnung eine geplante Therapiedauer einzugeben.

5.10 Enablement

In einem Cochrane-Review (Davey et al. 2017) wird der Begriff „Audit and Feedback" primär in Bezug auf die retrospektive Analyse der Verordnungsqualität („Audit") definiert. Die Angemessenheit der Antibiotikaverordnungen wird mit Referenz- oder Zielwerten verglichen und im Rahmen der Rückmeldung mit definierten Zielen einschließlich eines Maßnahmenplans schriftlich festgelegt („Feedback"). Hierzu können beispielsweise Punktprävalenzvisiten genutzt werden.

Gezielte Analysen zu ausgewählten Prozessindikatoren bei wichtigen und häufigen Infektionserkrankungen können im Rahmen der Qualitätssicherung durch geeignete Maßnahmen zu einer signifikanten Verbesserung der Leitlinienadhärenz führen (z. B. Behandlung der *Staphylococcus-aureus*-Bakteriämie). Die fallbasierten Beratungen, wie sie im Rahmen der ABS-Visite stattfinden, werden teilweise als „Review and Recommendation" bezeichnet, in der internationalen Literatur konzeptionell häufig auch zu den „Audit and Feedback"-Verfahren im Gegensatz zu restriktiven Verfahren gezählt. Ziel dieser ABS-Maßnahmen ist es, den Verordner in die Lage zu versetzen bzw. zu befähigen (sog. „Enablement"), sein Verordnungsverhalten selbstständig zu verändern, womit eine gute Nachhaltigkeit erreicht wird.

Die Heterogenität verschiedenster ABS-Maßnahmen und das teils unterschiedliche Verständnis unter der gleichen Überschrift machen den Vergleich von Studien zur Effektivität von ABS und entsprechende Metaanalysen schwierig.

Praxisbeispiel
Bei Einführung der ABS-Visiten auf einer unfallchirurgisch-orthopädischen Station wurde wiederholt über die Gabe von Oralcephalosporinen als Sequenztherapie bei postoperativen Wundinfektionen und die lange Therapiedauer diskutiert. Zu diesem Thema wurde dann auch eine Fortbildungsveranstaltung durchgeführt, bei der die Verbrauchszahlen und die Daten der Infektionssurveillance präsentiert und die inzwischen verabschiedeten hausinternen Antiinfektivaleitlinien vorgestellt wurden.

Bei den nachfolgenden Visiten wurden zwar immer noch Oralcephalosporine verordnet, aber die Therapiedauer hatte sich bereits merklich verkürzt. Immer öfter wurde das ABS-Team nun mit der Bemerkung empfangen „Ja, ich weiß schon, was Sie jetzt sagen werden, hier haben wir noch mal ein Oralcephalosporin".

Mit der Zeit wurden Oralcephalosporine kaum noch eingesetzt, und schließlich berichteten die Assistenten stolz, dass sie nach initialer intravenöser Cephalosporintherapie bei indizierter längerer Therapiedauer eine Substanzumstellung zur oralen Switchtherapie unter Berücksichtigung der Bioverfügbarkeit und Knochengängigkeit durchgeführt hätten.

▶ Grundsätzlich kann man feststellen, dass befähigende Maßnahmen länger brauchen, aber dann besser und nachhaltig wirken, während restriktive Maßnahmen schnelle, kurzzeitige Erfolge bringen.

5.11 Remindertechniken, elektronische Verordnung, Expertensysteme

Übersicht
Das ABS-Team soll durch Informations- und Kommunikationstechnologie in der Umsetzung von ABS-Programmen unterstützt werden. Lokale Therapieleitlinien, die Antibiotikaliste und andere ABS-Dokumente sollen elektronisch verfügbar sein (Empfehlungsgrad A, Evidenzgrad Alles-oder-Nichts-Prinzip).

Elektronische Verordnungssysteme sollen verwendet werden, um den Einsatz von Antibiotika im Sinne der Patientensicherheit zu verbessern (Empfehlungsgrad A, Evidenzgrad I).

Computerbasierte Expertensysteme, integriert in das hausinterne Krankenhausinformationssystem, sollten verwendet werden, um die Indikation, Auswahl und Dosierung von Antibiotika zu prüfen und zu optimieren (Empfehlungsgrad B, Evidenzgrad II).

Neben elektronischen Verordnungssystemen (engl. POE, „physician order entry") mit und ohne automatisierte Warnungen, Erinnerungen, Kurzberatungen etc. kommen zunehmend elektronische Entscheidungshilfen bis hin zu umfangreichen Expertensystemen (engl. CDSS, „computerized decision-support systems") zum Einsatz. Um diese Systeme optimal nutzen zu können, ist in der Regel ein hoher Aufwand an Dateneingabe (z. B. Resistenz-/Verbrauchsdaten, Leitlinien inklusive Aktualisierung oder Anpassung, Interaktionstabellen, Dosisanpassungen, mikrobiologische Befunde) und Systempflege erforderlich. Zusätzlich ist die Vernetzung mit einer elektronischen Patientenakte sowie Patientenkurve und einem patientenbezogenen elektronischen Verordnungssystem notwendig, wobei zahlreiche Schnittstellenprobleme auftreten können.

In einer Übersichtsarbeit wurden sehr unterschiedliche derartige Expertensysteme für ABS-Programme untersucht. Sie beziehen sich überwiegend auf das Antibiotika-Verschreibungsverhalten und geben Entscheidungshilfen nach definierten Regeln. Die Arbeitsweisen der (z. T. unerfahrenen) Nutzer werden nach Einschätzung der Autoren nicht ausreichend bei der Gestaltung berücksichtigt, sodass die Akzeptanz der Systeme niedrig ist. Bessere Effekte lassen sich erzielen, wenn man sich beim Design entsprechender Systeme an den Bedürfnissen der Endnutzer orientiert (Rawson et al. 2017).

In einem systematischen Review untersuchten Baysari et al. (2016) die Effekte der Informationstechnologie auf das Verschreibungsverhalten in Publikationen von 1947 bis 2015. Die 45 eingeschlossenen Studien waren qualitativ sehr heterogen, und bei den qualitativ höherwertigen Studien ließ sich ein signifikanter Effekt auf das Verschreibungsverhalten nachweisen.

Für die Praxis bedeutet dies, dass das ABS-Team die IT-Entwicklungen in der Einrichtung im Auge behalten muss und sich aktiv zu Wort melden sollte, um frühzeitig in die Beschaffungs- bzw. Konfigurationsentscheidungen eingebunden zu werden.

Leider fehlen im Zusammenhang mit der IT-Entwicklung im Gesundheitswesen verbindliche, möglichst bundeseinheitliche Standards, die eingehalten werden müssen und die Hersteller zu entsprechender Kompatibilität verpflichten.

Wichtig in diesem Zusammenhang ist es, dass die Beschäftigung mit IT bei ohnehin knappen Ressourcen nicht zum Selbstzweck werden darf, sondern die inhaltlichen Ziele nicht aus dem Auge verloren werden dürfen. KISS heißt dann in diesem Zusammenhang: Keep it stupid simple! So können beispielsweise Pflichtfelder zur Dokumentation einer rechtfertigenden Indikation bei Antibiotikaverordnung relativ einfach in bestehende Patientendatenmanagementsysteme oder elektronische Akten (gerade auf Intensivstationen) integriert werden.

► Vorsicht vor zu vielen Pflichtfeldern oder „clickable" Items, da diese dann häufig als lästig empfunden und nur noch weggeclickt werden, d. h. so viele wie nötig, so wenig wie möglich!

Aber auch in der Papierwelt sind z. B. Erinnerungssysteme zur Evaluation einer Antibiotikatherapie nach 72 Stunden und zur Verbesserung der Dokumentation der rechtfertigenden Indikation zur Antibiotikagabe durch Stempel oder Aufkleber in der Patientenakte ohne großen Aufwand zu implementieren.

5.12 Überprüfung der Allergieanamnese

Eine anamnestische Penicillin-Allergie sollte überprüft werden (Empfehlungsgrad B, Evidenzgrad II).

5.12.1 Was sagt die Leitlinie?

Eine Allergietestung während des stationären Aufenthaltes bei Patienten mit bekannter Antibiotika-Allergie ist eine sinnvolle Methode, um unnötigen Einsatz von Breitspektrum-Antibiotika bei vermeintlicher Penicillin-Allergie zu verhindern. Die meisten Studien zu Antibiotika-Allergie beziehen sich auf Betalaktam-Allergien. Die Diagnose ‚Antibiotika-Allergie' ohne wirklichen Nachweis einer IgE-vermittelten Reaktion hat für den Patienten negative Auswirkungen in Form von suboptimaler Antibiotika-Auswahl, höherer Therapiekosten, längerer Krankenhausaufenthalte, höhere *(sic!)* Wiederaufnahmeraten und höherer Selektion an multiresistenten Erregern. Nicht selten wird dadurch eine De-Eskalation verhindert. Ein Hauttest zur Prüfung einer IgE-vermittelten Reaktion lässt sich auch im stationären Setting leicht durchführen und sollte daher empfohlen werden. Im Rahmen der perioperativen Antibiotikaprophylaxe kann durch einen strukturierten Allergie-Anamnesebogen das Vorliegen einer wirklichen Betalaktam-Allergie weitestgehend erfasst und somit die Verwendung von alternativen Substanzen mit höherer Toxizität deutlich gesenkt werden (AWMF 2018).

5.12.2 Wie kann ich es umsetzen?

Nicht verifizierte „Penicillin-Allergien" wurden in den vergangenen Jahren als ein zunehmendes Public-Health-Problem mit dadurch ansteigender Dauer der Hospitalisierung, höheren Wiederaufnahmeraten, häufigerem Behandlungsversagen und vermehrten Aufnahmen auf der Intensivstation erkannt, wobei eine deutlich erhöhte Exposition gegenüber Antibiotikaklassen, die mit einem erhöhten Risiko für *Clostridioides-difficile*-Infektionen einhergehen und als Treiber der Resistenzentwicklung für Methicillin-resistente *Staphylococcus aureus* (MRSA) und multiresistente gramnegative Erreger (MRGN) gelten, beobachtet wurde (Schulz-Stübner 2019).

Eine große Kohortenstudie aus dem National Health Service im Vereinigten Königreich mit 2,3 Millionen Patienten ermittelte eine Prävalenz der „Penicillin-Allergie" von 5,9 % und fand eine erhöhte Gesamtmortalität bei diesen Patienten verglichen mit Patienten ohne diese anamnestische Angabe.

Gerade im perioperativen Setting spielt die Verabreichung von Zweitlinienantibiotika im Rahmen der präoperativen Antibiotikaprophylaxe (PAP) eine negative Rolle: Blumenthal et al. (2018) fanden bei 8385 Patienten mit anamnestischer Penicillin-Allergie ein um 50 % ansteigendes relatives Risiko einer postoperativen Wundinfektion, welche nach Ansicht der Autoren direkt der Verwendung von Alternativsubstanzen anstelle der eigentlich für die jeweilige Indikation empfohlenen Antibiotika zuzuschreiben war.

Diese Ergebnisse decken sich mit Studien zu schlechterer Wirksamkeit des häufig als Alternative zu Cephalosporinen gewählten Vancomycin in der PAP, wobei das problematische Timing, die verminderte Staphylokokkenwirksamkeit und die schlechte Gewebepenetration als mögliche Ursachen angeschuldigt werden.

Aber nicht nur bei der PAP kommt es durch vermeintliche Penicillin-Allergien zu einem Umstieg auf Zweitlinientherapeutika mit höherem Nebenwirkungsprofil und verminderter Wirksamkeit, was besonders bei Langzeittherapien gravierende Folgen haben kann, z. B. bei

- Endokarditis,
- komplizierten *Staphylococcus-aureus*-Bakteriämien,
- periprothetischen Infektionen,
- Osteomyelitis.

Grundsätzlich werden unerwünschte Arzneimittelwirkungen unterschieden:

- Pharmakologisch bedingte unerwünschte Arzneimittelwirkung „Typ A" [weitgehend dosisabhängig].
- Unerwünschte Arzneimittelwirkung aufgrund von Hypersensitivität („Typ B") [ab Überschreitung einer geringen Schwellendosis in der Regel dosisunabhängig]. Sowohl klassische immunologische (sogenannte allergische) als auch nichtallergische Hypersensitivitätsreaktionen führen hierbei zu einer Aktivierung des Immunsystems oder dessen Endstrecken und Entzündungsreaktionen (Tab. 5.4). Klinisch werden Sofortreaktionen (Auftreten <1 h nach Exposition) und Spätreaktionen (>1 h) unterschieden. Die klassischen allergischen Reaktionen werden nach Coombs und Gell in 4 Typen unterteilt, wovon die Typen I und IV die am häufigsten auftretenden Formen sind.

Tab. 5.4 Nicht allergisch und allergisch Typ I–III nach Coombs und Gell. (Aus: Schulz Stübner S (2020) Penicillin-Allergie – tödliche „Fake News" in der Krankenakte? AINS 55:118–131, mit freundlicher Genehmigung)

Typ	Nicht allergisch	Allergisch Typ 1 (IgE-vermittelt)	Allergisch Typ II (IgG/IgM-vermittelt)	Allergisch Typ III (IgG/IgM-vermittelt)
Zeitverlauf	Sofortreaktion	Sofortreaktion		
Auslöser	NSAID, Vancomycin	Penicilline	Penicilline	Penicilline
Symptome	Blutdruckabfall Bronchospasmus Diarrhö Erythem	Blutdruckabfall Bronchospasmus Diarrhö Erythem	Thrombozytopenie hämolytische Anämie	Vaskulitis Nephritis

Tab. 5.4 und 5.5 zeigen die möglichen Hypersensitivitätsreaktionen in der Übersicht.

► Tatsächliches versus gefühltes Risiko: Von 100 Millionen exponierter Patienten im Vereinigten Königreich starb nur ein einziger im Zeitraum von 1972–2007 an einem anaphylaktischen Schock nach oraler Einnahme von Amoxicillin.

Die in den Patientenakten angegebenen Symptome sind häufig nicht spezifiziert (26 %) oder beinhalten folgende Symptome, die auch unspezifisch, nicht allergischer Natur sein können:

- Hautrötung (38 %),
- Quaddelbildung (18 %),
- Ödeme (9 %),
- Gastrointestinale Symptome (6 %),
- Juckreiz (5 %).

Nur in 5 % der Akten sind charakteristische anaphylaktische Symptome beschrieben (Shernoy et al. 2019).

Echte IgE-vermittelte Allergien auf Penicilline schwächen sich über die Zeit ab, und nach 10 Jahren sind 80 % der betroffenen Patienten wieder tolerant gegenüber dem Medikament.

► Wird eine EBV-Erkrankung (Pfeiffer'sches Drüsenfieber, auch infektiöse Mononukleose genannt) mit einem Aminopenicillin behandelt, entwickelt sich in den meisten Fällen ein makulopapilläres Exanthem – hierbei handelt es sich nicht um eine nicht-IgE-vermittelte immunologische Reaktion der Hautkapillaren.

In der Literatur werden verschiedene Algorithmen zur Riskostratifizierung angegeben (Shernoy et al. 2019), u. a. speziell für die Entscheidung hinsichtlich präoperativer Antibiotikaprophylaxen (Vorobeichik et al. 2018).

Als Patienten mit niedrigem Risiko gelten

- Patienten mit einer isolierten Reaktion, deren Genese sehr wahrscheinlich nicht allergischer Natur ist (z. B. gastrointestinale Symptome, Kopfschmerzen),
- Patienten mit unklaren Reaktionen, die mehr als 10 Jahre zurückliegen und keine Hinweise auf einen anaphylaktischen Schock beinhalten,
- Patienten mit positiver Familienanamnese, jedoch keiner eigenen Exposition.

Tab. 5.5 Allergisch Typ IV nach Coombs und Gell (T-Zell-Reaktion) [Spätreaktion]. (Aus: Schulz Stübner S (2020) Penicillin-Allergie – tödliche „Fake News“ in der Krankenakte? AINS 55:118–131, mit freundlicher Genehmigung)

Art	AGEP	SJS/TEN	MPE	DRESS	DIA	DIRI	DILI
Auslöser	Betalaktamantibiotika, Terbinafin	Allopurinol, Aromatische Antikonvulsiva, Lamotrigin	Antibiotika (z. B. Ampicillin), Nevirapin	Antikonvulsiva, Abacavir, Allopurinol	Clozapin, Metamizol, Thyreostatika	Gold, Penicillamim, Kontrastmittel	Flucloxacillin, Amoxicillin
Symptome	Erythem und kleine Pusteln	Ablösung der Epidermis	Makeln und Papeln, auch morbilliform	Exanthem, Fieber, vergrößerte Lymphknoten, Blutbildveränderungen (Eosinophilie, ggf. Thrombozytopenie/Anämie)	Veränderungen im Differenzialblutbild (vor allem Neutropenie), sekundäre Infektionen (Pneumonie, Zystitis) mit Halsschmerzen, Sepsis und Fieber	Zügige Verschlechterung der GFR (1–7 Tage), Anurie/Oligurie	Müdigkeit, Übelkeit, Bauchschmerzen, Juckreiz/Ikterus, Störung der Blutgerinnung, ASAT/AP/Bilirubin erhöht

Abkürzungen:
AGEP = akute generalisierte exanthemische Pustulose, ASAT = Aspartat-Aminotransferase, AP = alkalische Phosphatase, DIA = „drug-induced agranulocytosis“, DILI = „drug-induced liver injury“, DIRI = „drug-induced renal injury“, DRESS = „drug reaction with eosinophilia and systemic symptoms“, GFR = glomeruläre Filtrationsrate, IgE = Immunglobulin E, IgG = Immunglobulin G, IgM = Immunglobulin M, MPE = makulöpapulöses Exanthem, NSAID = nichtsteroidale Antiphlogistika, SJS = Stevens-Johnson-Syndrom, TEN = toxische epidermale Nekrolyse

In diesen Fällen kann z. B. orales Amoxicillin problemlos gegeben werden, oder es erfolgt eine gezielte Exposition unter medizinischer Beobachtung.

Bei Patienten mit Urtikaria oder unklaren juckenden Hautexanthemen, die evtl. auf eine IgE-vermittelte Genese hindeuten können, aber keine Symptome einer Anaphylaxie beschreiben, wird ein Hauttest empfohlen, dem sich ein Expositionsversuch unter medizinischer Beobachtung anschließen sollte.

> **Cave**
> Als Hochrisikopatienten werden solche klassifiziert, die einen anaphylaktischen Schock, ein Stevens-Johnson-Syndrom oder eine toxische epidermale Nekrolyse erlitten haben, einen positiven Hauttest aufweisen, wiederholte Reaktionen gezeigt haben oder auf multiple Betalaktamantibiotika reagiert haben. Betalaktamantibiotika dürfen in diesen Fällen nicht gegeben werden.

Einen Algorithmus für die Entscheidung zur Gabe von Cephalosporinen bei Patienten mit anamnestischer Penicillin-Allergie zeigt Abb. 5.4

Es gibt auch unabhängige Cephalosporin-Allergien ohne gleichzeitige Penicillin-Allergie. IgE-Antikörper gegen Cephalosporine dürften aufgrund der weitverbreiteten Verwendung sogar häufiger vorhanden sein als gegenüber Penicillinen. Die Prävalenz ana-

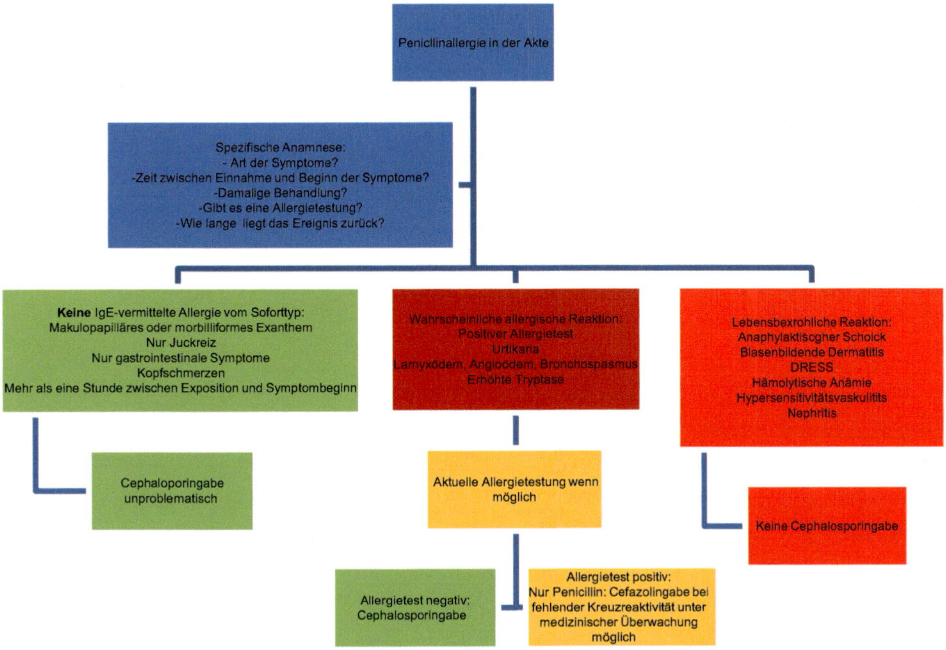

Abb. 5.4 Algorithmus für die Entscheidung zur Gabe von Cephalosporinen bei Patienten mit anamnestischer Penicillin-Allergie. (Aus: Schulz-Stübner S (2019) Penicillin-Allergie – tödliche „Fake News“ in der Krankenakte? Krankenhaushygiene up2date; 14 (3): 327–339)

phylaktischer Reaktionen gegenüber Cephalosporinen wird mit 0,0001–0,1 % angegeben (Vorobeichik et al. 2018).

Die Kreuzreagibilität zu Carbapenemen wird in einer aktuellen Metaanalyse aus 11 Beobachtungsstudien mit zusammen 1127 nachgewiesenen Penicillin-Allergie-Patienten mit 0,87 % (95 %-Konfidenzintervall 0,32–2,32) angegeben (Picard et al. 2019).

Fragen zur Risikostratifizierung bei „Penicillin-Allergie"

5 Fragen zur Risikostratifizierung, ob Patienten mit „Penicillin-Allergie" problemlos ein Cephalosporin, insbesondere Cefazolin erhalten können:

Handelte es sich bei Ihrer „allergischen" Reaktion um eines der folgenden Symptome:

- makulopapilläres oder morbilliformes Exanthem?
- nur Juckreiz?
- nur gastrointestinale Symptome?
- Kopfschmerzen?
- Lag mehr als eine Stunde zwischen Exposition und Symptombeginn?

Wenn die Antwort „Ja" lautet, liegt kein Hinweis auf eine anaphylaktische Reaktion vor.

Es ist in diesem Zusammenhang wichtig, die Allergieanamnese auch in der Patientenakte zu aktualisieren. Wünschenswert wäre in diesem Zusammenhang eine klare Differenzierung zwischen unerwünschten Wirkungen nach Einnahme von Medikamenten und echten allergischen Reaktionen in den Krankenakten. Hier sind auch die Programmierer von elektronischen Patientendatenmanagementsystemen gefordert, intelligente Werkzeuge bereitzustellen. So wurde unlängst ein in die elektronische Patientenakte integrierter Fragebogen für die Pädiatrie als erfolgreiches und nutzbringendes Werkzeug von Collins et al. beschrieben (Collins et al. 2019).

Im Gegensatz zur verbreiteten Vorstellung, der Betalaktamring sei für anaphylaktische Reaktionen auf Cephalosporine verantwortlich, entsteht die Kreuzreaktivität durch die Ähnlichkeiten der R1-Seitenkette zwischen Penicillinen (sekundärer Thiazolidinring) und Cephalosporinen (sekundärer Dihydrothiazinring), während der Betalaktamring selbst bei den Cephalosporinen sofort in Metabolite degradiert wird, die nicht als Haptene fungieren. Kreuzreaktivität innerhalb der Cephalosporine wird durch die R2-Seitenkette determiniert, wobei Cefazolin insofern heraussticht, als es keine Ähnlichkeiten mit anderen gebräuchlichen Penicillinen und Cephalosporinen sowohl hinsichtlich der R1- als auch der R2-Seitenketten aufweist (Tab. 5.6 und 5.7).

Bereits Anfang des 21. Jahrhunderts kam eine deutschsprachige Studie im Deutschen Ärzteblatt zu folgendem Ergebnis (Trcka et al. 2003):

Tab. 5.6 R1-Seitenketten-abhängige Kreuzreaktivität von Penicillinen und Cephalosporinen (nach Vorobeichik et al. 2018)

Ähnliche R1-Seitenkette, Kreuzreaktivität innerhalb einer Gruppe möglich			Abweichende R1-Seitenkette: Keine Kreuzreaktivität
Gruppe 1	Gruppe 2	Gruppe 3	
Penicillin G	Amoxicillin	Cefdinir	Cefazolin
Cefoxitin	Ampicillin	Cefepim	Cefixim
Cephalothin	Piperacillin	Cefotaxim	Cefmetazol
Cephaloridin	Cefaclor	Cefpirom	Cefotetan
	Cefadroxil	Cefpodoxim	Cefuroxim
	Cefamandol	Ceftazidim	Cephapirin
	Cefatrizin	Ceftriaxon	
	Cefoperazon		
	Cephalexin		

Nach den Ergebnissen der allergologischen Diagnostik (Messung von β-Laktam-spezifischem IgE, Haut- und Expositionstests) zeigten 246 der 325 Patienten (75,7 Prozent) keine Penicillinallergie. Die Expositionstests zeigten weiterhin, dass alle 52 Patienten mit einer Penicillinallergie Cephalosporine tolerieren, bei den 25 Patienten mit einer Aminopenicillinallergie können Penicillin G, Penicillin V oder Cephalosporine gegeben werden.

Die Autoren kommen bereits damals zu dem Schluss (Trcka et al. 2003):

Keinesfalls sollte ein Patient nur aufgrund von anamnestischen Angaben oder Beobachtungen ein Leben lang als Penicillinallergiker gelten, denn wenn Betalaktame indiziert sind, dann ist in der Regel keine Zeit mehr für eine Diagnostik, allergologische Kenntnisse und/oder Testmaterialien fehlen, und der behandelnde Arzt muss zwangsläufig auf alternative Antibiotika ausweichen. Eine Diagnostik bei Verdacht auf Penicillinallergie kann dieses Szenario verhindern. Die schrittweise allergologische Diagnostik ist in den Händen erfahrener Allergologen sehr sicher. Mit einer Bestimmung des spezifischen IgE- und Hauttests können fast alle Penicillinallergien diagnostiziert werden. Eine Penicillinallergie ist viel seltener als vermutet. Drei Viertel der Patienten, die über eine Penicillinallergie berichten, vertragen Penicillin und seine semisynthetischen Derivate. Bei dem Viertel Patienten mit einer Penicillinallergie sind Cephalosporine der dritten Generation eine sichere Alternative.

Mögliche Gründe für eine unzureichende Abklärung und falsche Dokumentation von Allergieanamnesen im Alltag könnten sein (Schulz-Stübner 2019):

- fehlendes Wissen,
- fehlende Motivation,
- fehlende Zeit,
- Angst vor juristischen Folgen,
- Durchführung durch unterschiedliches medizinisches Personal (Ärzte, Pflegende, Medizinische Fachangestellte) und fehlende Kommunikation,
- fehlende Abgrenzung von Dokumentationsfeldern für echte allergische Reaktionen und allgemeine Medikamentenunverträglichkeiten bzw. unerwünschte Wirkungen sowohl

Tab. 5.7 R2-Seitenkette-abhängige Kreuzreaktivität von Penicillinen und Cephalosporinen (nach Vorobeichik et al. 2018)

Ähnliche R2-Seitenkette, Kreuzreaktivität innerhalb einer Gruppe möglich								Abweichende R2-Seitenkette: Keine Kreuzreaktivität
Gruppe 1	Gruppe 2	Gruppe 3	Gruppe 4	Gruppe 5	Gruppe 6	Gruppe 7	Gruppe 8	
Cefadroxil Cephalexin	Cefmetazol Cefoperazon Cefotetan	Cefotaxim Cephalothin Cephapirin	Ceftibuten Ceftizoxim	Cefoxitin Cefuroxim	Cefdinir Cefixim	Cefsulodin Ceftazidim	Cefamandol Cefoperazon Cefotetan	Cefaclor Cefazolin Cefepim Cefpodoxim Ceftriaxon Cefuroxim

in papierbasierten Patientenakten als auch in elektronischen Patientendatenmanagementsystemen,

- „Copy-and-Paste-Syndrom“ in Arztbriefen mit „Zombie-Effekt“ (sprich Wiederauftauchen vermeintlich bereits gelöschter Inhalte) selbst bei korrekter Falsifikation einer Allergieanamnese,
- mangelnde Aufklärung von Patienten und Angehörigen.

Hilfreich könnte in diesem Zusammenhang schon die Umformulierung der häufig verwendeten Frage „Haben Sie eine Penicillin-Allergie?“ in „Haben Sie in der Vergangenheit schon einmal Antibiotika genommen und diese gut vertragen?“ sein und die Einbeziehung der Problematik in die allgemeine Patienteninformation (Abb. 5.5) sein.

Ziel des ABS-Teams muss es sein, die Problematik zur Chefsache werden zu lassen und in Visiten routinemäßig zu diskutieren. Es empfiehlt sich, einen entsprechenden Behandlungspfad zur allergologischen Differenzialdiagnostik in den Kliniken zu etablieren. Hierbei spielen auch die Pflegenden eine entscheidende Rolle, und die in der o. g. Infobox zusammengestellten diagnostischen Fragen sollten Pflichtbestandteil einer jeden Pflegeanamnese werden (s. Abschn. 4.2).

Im niedergelassenen Bereich kommt den Hausärzten eine wichtige Funktion zur Kanalisierung der Befunde zu. Sie sollten auch bei ihnen bekannten Patienten mit bislang ungeprüft übernommenen Allergieanamnesen kritisch nachfragen und bei Neupatienten stets

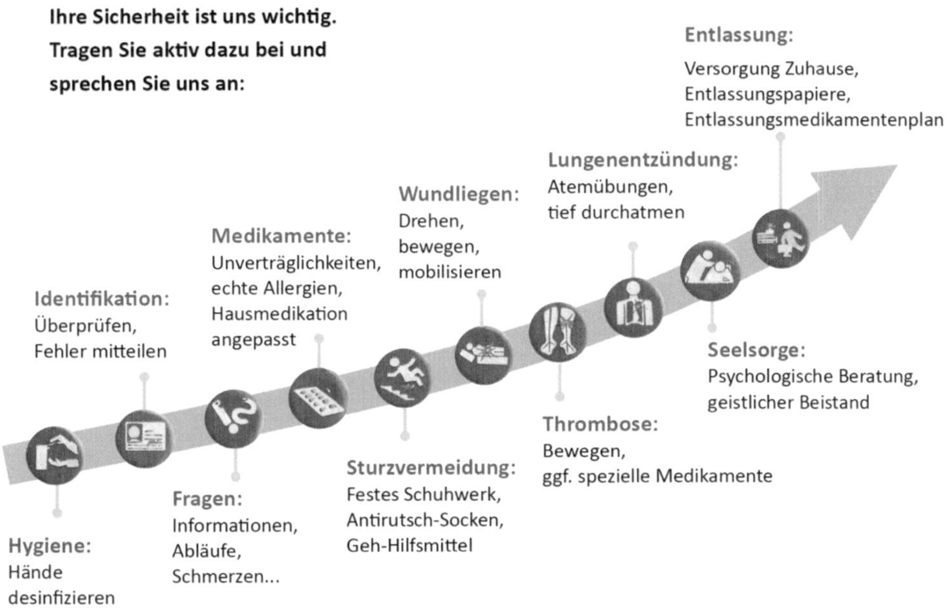

Abb. 5.5 Patientensicherheitsplakat. (Mit freundlicher Genehmigung des Deutschen Beratungszentrums für Hygiene, Freiburg)

eine gezielte Allergieanamnese nach obigem Muster durchführen und die Patienten entsprechend beraten. Hierfür wäre sicherlich eine adäquate Honorierung bzw. die Schaffung einer speziellen Ziffer hilfreich, wobei angesichts der gesamtgesellschaftlichen Bedeutung des Problems hier die Spitzenverbände der Ärzte und Krankenkassen und die Politik gefordert sind.

Tab. 5.8 zeigt die Schweregradeinteilung der Anaphylaxie. Keines der genannten Symptome ist obligat, die Einteilung erfolgt nach dem schwersten vorliegenden Symptom.

> **Tipp**
> Bei unklarer Differenzialdiagnose (z. B. bei Reaktionen während der Narkoseeinleitung nach Verabreichung der präoperativen Prophylaxe; s.a. Tab. 5.9) kann die Bestimmung der Tryptase im Serum einen Hinweis auf eine tatsächliche Anaphylaxie geben. Tryptase ist ein Marker der Mastzelldegranulation mit einer biologischen Halbwertszeit von ca. 2 h. Der Anstieg der Plasmakonzentration erfolgt ca. 30 min nach Kontakt mit einem Gipfel nach 3–6 h und dann einer Normalisierung nach ca. 12–14 h.

Am häufigsten handelt es sich bei den Auslösern schwerer Zwischenfälle jedoch nicht um Medikamente, sondern um Nahrungsmittel und Insektengifte, wobei sich eine altersabhängige Verteilung ergibt. So sind 58 % der Anaphylaxien bei Kindern nahrungsmittelbedingt, 24 % durch Insektengifte und nur 8 % durch Medikamente verursacht, während

Tab. 5.8 Schweregradeinteilung der Anaphylaxie

Grad	Haut- und subjektive Allgemeinsymptome	Gastrointestinale Symptome	Respiratorische Symptome	Kardiovaskuläre Symptome
I	Juckreiz Flush Urtikaria Angioödem	Keine	Keine	Keine
II	Juckreiz Flush Urtikaria Angioödem	Nausea Krämpfe Erbrechen	Rhinorrhö, Heiserkeit, Dyspnoe	Tachykardie (Herzfrequenzanstieg >20/min) Hypotension (Blutdruckabfall >20 mmHg systolisch) Arrhythmie
III	Juckreiz Flush Urtikaria Angioödem	Erbrechen Defäkation	Larynxödem Bronchospasmus Zyanose	Schock
IV	Juckreiz Flush Urtikaria Angioödem	Erbrechen Defäkation	Atemstillstand	Kreislaufstillstand

Kein Symptom ist obligat, die Einteilung erfolgt nach dem schwersten vorliegenden Symptom.

Tab. 5.9 Wichtige Differenzialdiagnosen der Anaphylaxie

Kardiovaskuläre Erkrankungen	Vasovagale Synkope, kardiogener Schock, Herzrhythmusstörungen, hypertone Krise, Lungenembolie, Herzinfarkt
Endokrinologische Erkrankungen	Karzinoidsyndrom, Phäochromozytom, thyreotoxische Krise, Hypoglykämie
Neuropsychiatrische Erkrankungen	Hyperventilationssyndrom, Angst- und Panikstörungen, dissoziative Störungen, Psychosen, Münchhausen-Syndrom, somatoforme Störungen
Atemwegserkrankungen	Status asthmaticus, akute stenosierende Laryngotracheitis, tracheale oder bronchiale Obstruktion (z. B. durch Fremdkörper), Tracheomalazie, externe Kompression der Atemwege durch Raumforderung
Hauterkrankungen	Urtikariaerkrankungen und hereditäres bzw. erworbenes angioneurotisches Ödem
Pharmakologisch-toxische Reaktionen	Histaminose, Opiate, Hoigné-Syndrom*

*Als Hoigné-Syndrom bezeichnet man eine reversible, kurzzeitige und selbstlimitierende Symptomatik (meist von optischen und akustischen Sensationen wie Geräuschen, Schleiersehen, Figurensehen etc., Verwirrtheit, Unruhe und Todesangst) nach intramuskulärer Gabe von Depot-Pnicillinen, wobei eine (teilweise) intravenöse Gabe mit Mikroembolien durch die Penicillin-Kristalle als Ursache angenommen wird

bei Erwachsenen die Insektengifte mit 55 % führen, die Medikamente für 21 % und Nahrungsmittel für 16 % der Fälle verantwortlich gemacht werden. Insgesamt wird von Inzidenzen zwischen 7 und 50/100.000 Einwohner pro Jahr ausgegangen.

Unter www.anaphylaxie.net wurde ein Anaphylaxieregister eingerichtet, um Daten zu Auslösern, Begleitumständen und der Therapie von anaphylaktischen Reaktionen im deutschen Sprachraum zu generieren. Auf der Internetseite gibt es auch ein Schulungsvideo für Patienten und Angehörige.

Hinsichtlich der **allergologischen Diagnostik** empfiehlt die S2k-Leitlinie: Diagnostik bei Verdacht auf eine Betalaktamantibiotika-Überempfindlichkeit (Wurpts et al. 2019) Folgendes:

- Jede in Zusammenhang mit einem Betalaktamantibiotikum vermutete Überempfindlichkeitsreaktion sollte in jeder Altersstufe diagnostisch abgeklärt werden.
- Bei positivem und klinisch relevantem Testbefund sollten mögliche Kreuzallergien identifiziert bzw. ausgeschlossen werden, um dem Patienten den Zugang zu zukünftigen Betalaktamantibiotikatherapien zu ermöglichen.
- Diese Untersuchung sollte soweit möglich innerhalb eines Jahres nach der Reaktion durchgeführt werden. Eine zeitnahe Diagnostik ist insbesondere bei stattgehabten Sofortreaktionen zu betonen, weil die Testreaktivität im Laufe der Zeit nachlässt.
- Bei Patienten mit einer Sofortreaktion in der Vorgeschichte auf ein Betalaktamantibiotikum soll bei geplanter Notwendigkeit der Gabe eines anderen Betalaktamantibiotikums eine Hauttestung (Prick- und – wenn zur parenteralen Gabe verfügbar – eine

i.c.-Testung) mit dem geplanten Betalaktamantibiotikum erfolgen, gegebenenfalls eine In-vitro-Diagnostik sowie eine nachfolgende schrittweise Arzneimittelprovokationstestung. Die Auswahl der zu meidenden Betalaktamantibiotika ist möglichst eng einzugrenzen.

- Bei Patienten mit einer Sofortreaktion in der Vorgeschichte auf ein Penicillin und akuter dringender Behandlungsindikation für die Gabe eines anderen Betalaktamantibiotikums ist, nach Einzelfallabwägung und fehlender Verfügbarkeit einer Hauttestung, eine schrittweise Arzneimittelprovokationstestung mit einem Nicht-Aminocephalosporin, Aztreonam oder Carbapenem unter adäquater Überwachung zu erwägen. Für Patienten mit einer Sofortreaktion in der Vorgeschichte auf ein Cephalosporin gilt dieses für die Gabe eines nicht seitenkettenverwandten Cephalosporins.
- Bei Sofortreaktionen wird eine Prick- und (bei Verfügbarkeit des Präparats zur parenteralen Gabe) eine Intrakutantestung empfohlen. Die Prick-Testung soll immer vor der Intrakutantestung durchgeführt werden.
- Bei Verdacht auf eine Spätreaktion werden eine Epikutantestung und (bei Verfügbarkeit des Präparats zur parenteralen Gabe) eine Intrakutantestung mit Spätablesung empfohlen. Vor der Intrakutantestung sollte eine Prick-Testung mit Sofortablesung erfolgen, deren Spätablesung erwogen werden kann.
- Es wird empfohlen, die kutane Diagnostik frühestens einen Monat nach Abheilung der Hautreaktion, aber möglichst innerhalb eines Jahres nach der Reaktion durchzuführen, da es mit der Zeit zu einer Abnahme der Hauttestreaktivität auf Betalaktamantibiotika kommt. Dies ist insbesondere für Sofortreaktionen anzustreben.
- T-zelluläre In-vitro-Assays können als eine fakultative komplementäre Diagnostik von Spättypreaktionen wie MPE, FDE, AGEP und DRESS eingesetzt werden, falls andere Untersuchungen negativ ausfallen oder kontraindiziert sind (z. B. bei Patienten nach DRESS).
- Die Durchführung sollte frühestens 14 Tage nach stattgehabter Reaktion erfolgen, dann aber baldmöglichst, wenngleich selbst nach vielen Jahren noch diagnostisch verwertbare Ergebnisse erzielt werden.
- Bei SJS/TEN ist, wenn möglich, die Durchführung der T-zellulären Diagnostik innerhalb von einer Woche nach Beginn der Beschwerden zu erwägen.
- Der ELISpot-Assay kann ein Instrument zur Identifikation des auslösenden Agens bei schweren Arzneireaktionen wie bullösen Reaktionen sowie dem DRESS/DIHS sein.

Literatur

AWMF (2018) S3-Leitlinie Strategien zur Sicherung rationaler Antibiotika-Anwendungim KrankenhausAWMF-Registernummer 092/001 – update 2018. https://www.awmf.org/uploads/tx_szleitlinien/092–001l_S3_Strategien-zur-Sicherung-rationaler-Antibiotika-Anwendung-im-Krankenhaus_2020–02.pdf. Zugegriffen am 20.07.2020

Baysari MT, Lehnbom EC, Li L, Hargreaves A, Day RO, Westbrook JI (2016) The effectiveness of information technology to improve antimicrobial prescribing in hospitals: A systematic review and meta-analysis. Int J Med Inform 92:15–34

Blumenthal KG, Ryan EE, Li Y, Lee H, Kuhlen JL, Shenoy ES (2018) The impact of a reported penicillin allergy on surgical site infection risk. Clin Infect Dis 66:329–336

Collins CA, Choe D, Mochizuki D et al (2019) Evaluating penicillin allergies in children using a standard EMRbased questionnaire. Ann Allergy Asthma Immunol:1e2

Davey P, Marwick CA, Scott CL, Charani E, McNeil K, Brown E, Gould IM, Ramsay CR, Michie S (2017) Interventions to improve antibiotic prescribing practices for hospital inpatients. Cochrane Database Syst Rev 2:CD003543

Hoffmann A, Schneider MJ, Zacher B, Krings A, Eckmanns T (2019) ARVIA „ARS und AVS Integrierte Analyse" – Ein neues Surveillance-Tool für Krankenhäuser zur Analyse von Antibiotika-Verbrauch und -Resistenz. Epidemiol Bull 6:49–45

Picard M, Robitaille G, Karam F et al (2019) Cross-reactivity to cephalosporins and carbapenems in penicillin-allergic patients: two systematic reviews and meta-analyses. J Allergy Clin Immunol Pract. https://doi.org/10.1016/j.jaip.2019.05.038

Rawson TM, Moore LSP, Charani E, Castro-Sanchez E, Holmes AH, Hernandez B, Herrero P, Hope W, Hayhoe B (2017) A systematic review of clinical decision support systems for antimicrobial management: are we failing to investigate these interventions appropriately? Clin Microbiol Infect 23(8):524–532. 153

Rieg S, Hagel S, Hitzenbichler F, Jung N (2018) Infektiologie: Was der Konsiliarservice bewirkt. Dtsch Arztebl 115(4):A-144

RKI (2013) Festlegung der Daten zu Art und Umfang des Antibiotikaverbrauchs in Krankenhäusern nach §23 Abs. 4 Satz 2 IfSG. Bundesgesundheitsblatt 56:996–1002

Sagel U (2019) Resistenzstatistiken – mit Verzerrungen umgehen. Krankenhaushygiene up2date 14(2):183–200

Schulz Stübner S (2020) Penicillin-Allergie – tödliche „Fake News" in der Krankenakte? AINS 55:118–131

Schulz-Stübner S (2019) Penicillin-Allergie – tödliche „Fake News" in der Krankenakte? Krankenhaushygiene up2date 14(3):1–13

Schweickert B, Kern WV, deWith K, Berner R, Kresken M et al (2013) Antibiotikaverbrauchs-Surveillance. Bundesgesundheitsblatt 56:903–912

Shernoy ES, Macy E, Rowe T, Blumenthal KG (2019) Evaluation and management of penicillin allergy: a review. JAMA 321:188–199

Trcka J, Schäd SG, Pfeuiffer P, Raith P, Bröcker EB, Trautmann A (2003) Penicillintherapie trotz Penicillinallergie? Plädoyer für eine allergologische Diagnostik bei Verdacht auf Penicillinallergie. Dtsch Arztebl 100:A 2888–A 2892

Vorobeichik L, Weber EA, Tarshis J (2018) Misconceptions surrounding penicillin allergy: Implication for Anesthesiologists. Anesth Analg 127:642–649

Wurpts G, Aberer W, Dickel H et al (2019) Leitlinie der Deutschen Gesellschaft für Allergologie und klinische Immunologie (DGAKI) in Zusammenarbeit mit dem Ärzteverband Deutscher Allergologen (AedA), der Gesellschaft für Pädiatrische Allergologie und Umweltmedizin (GPA), der Deutschen Kontaktallergiegruppe (DKG), der Österreichischen Gesellschaft für Allergologie und Immunologie (ÖGAI) und der Paul-Ehrlich-Gesellschaft für Chemotherapie (PEG). S2k-Leitlinie: Diagnostik bei Verdacht auf eine Betalaktamantibiotika-Überempfindlichkeit. Allergo J Int 28:121–151

Wer viel misst, misst viel Mist?

6

Inhaltsverzeichnis

6.1 Sinnvolle Auswahl von Qualitätsindikatoren

Antibiotic Stewardship kann als gelebtes Qualitätsmanagement angesehen werden. Abb. 6.1. zeigt die Einordnung verschiedener Komponenten in das Qualitätsmodell von Donabedian (Abb. 6.1).

6.1.1 Was sagt die Leitlinie?

Übersicht

ABS-Programme sollen in die einrichtungsspezifische Qualitätssicherung integriert werden. Auf bereits vorhandene Daten der externen Qualitätssicherung, der Surveillance resistenter Erreger oder des Antibiotikaverbrauchs soll zurückgegriffen werden. In jedem ABS-Programm sollen geeignete Qualitätsindikatoren zur Ausstattung (Strukturindikatoren), zur Behandlung bzw. zum Verordnungsverhalten (Prozessindikatoren) bestimmt werden (Empfehlungsgrad A, Evidenzgrad I) (Tab. 6.1, 6.2 und 6.3).

Zusätzlich sollten Ergebnisindikatoren bestimmt werden (Empfehlungsgrad B, Evidenzgrad II).

S. Schulz-Stübner, *Antibiotic Stewardship im Krankenhaus*,
https://doi.org/10.1007/978-3-662-60558-5_6

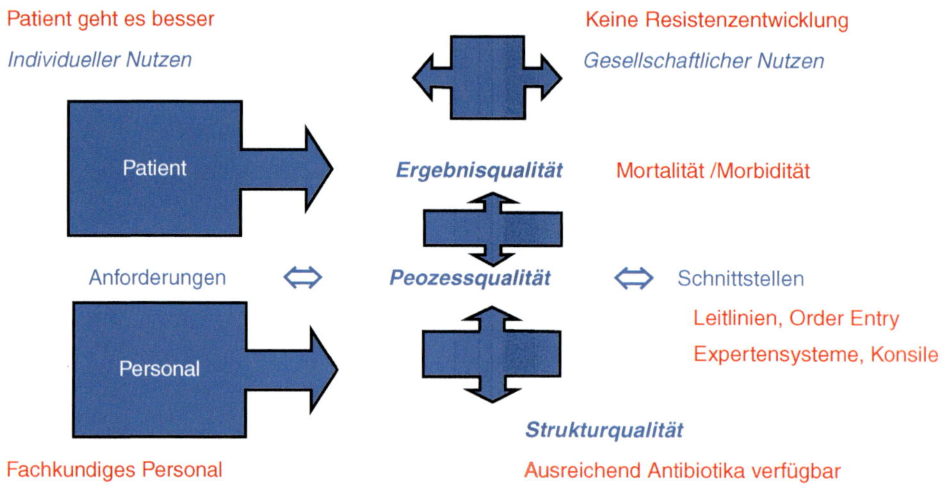

Abb. 6.1 ABS im Qualitätsmodell nach Donabedian

Bei der Festlegung der Qualitätsindikatoren, die man tatsächlich messen will, ist erneut Augenmaß geboten, und es sollte die aus dem Englischen abgeleitete **RUMBA-Regel** beachtet werden:

- *Relevant:* Relevanz bedeutet in diesem Sinne einen kausalen Zusammenhang zwischen formuliertem Ziel und betrachteter Qualität.
- *Understandable* (verständlich): Das Ziel ist nachvollziehbar formuliert. Für die Erfüllung dieses Punkts reicht es im ABS nicht aus, wenn das ABS-Team und Vorgesetzte das Ziel für nachvollziehbar halten, es muss von den am Bett tätigen Kollegen verstanden werden.
- *Measurable* (messbar): Das Erreichen eines Ziels ist einfach, zuverlässig und wiederholbar messbar.
- *Behaviorable* (durch Verhaltensänderung beeinflussbar): Das Ziel muss durch eine Verhaltensänderung von Mitarbeitern erreichbar sein.
- *Achievable* (erreichbar): Das Erreichen des Ziels ist realistisch.

Eine prinzipiell ähnliche Beschreibung enthält das sogenannte **SMART-Prinzip** (im Englischen: „specific, measurable, achievable, realistic and timely" – SMART), wobei hier der Zeitfaktor eingeführt und der Verständlichkeitsaspekt weggelassen wurde. Letzterer ist nach Meinung des Autors beim ABS besonders wichtig, allerdings sollte der zeitliche Horizont bei der Zielerreichung gerade bei Einführung eines ABS-Programms nicht aus den Augen verloren werden. So empfiehlt es sich, mit einem Bereich anzufangen, bei dem die Zielerreichung schnell möglich erscheint, um so einen motivierenden Effekt im Sinne von „es bewegt sich was" zu schaffen. Die Identifikation dieser „low hanging fruits"

Tab. 6.1 Strukturbezogene Qualitätsindikatoren

Strukturbezogener Qualitätsindikator	Ranking in der S3-Leitlinie	Kommentar des Autors
Multidisziplinäres ABS-Team von der Krankenhausleitung berufen und beauftragt	hoch	Klare Aufgabenstellung und Festlegung der Entscheidungsbefugnisse und Verantwortlichkeiten sowie der Abstimmungsprozesse in der Geschäftsordnung
ABS-Team vertreten in der Arzneimittelkommission	mittel	In größeren Einrichtungen spezielle Antibiotikakommission sinnvoll
Mindestens 2 (protokollierte) ABS-Teamtreffen pro Jahr	mittel	Quartalsweise bis monatlich wäre erstrebenswert
ABS-Strategiebericht enthält quantitative Ziele mit Angaben der Indikatoren	mittel	Vorsicht for Fixierung auf rein quantitative Ziele
Hausinterne Vorgaben zur Präanalytik (inkl. Rückweisekriterien) für mikrobiologische Proben sind definiert	hoch	
Antiinfektivaverbrauchszahlen (in DDD/RDD oder PDD pro 100 Pflegetage) mindestens jährlich für die wichtigsten Antibiotikaklassen sowie Gesamtverbrauch, nach: – Fachabteilung bzw. aggregierten Fachabteilungen (z. B. konservativ vs. operativ) sowie – Stationsart (z. B. Normal- vs. Intensivstationen) verfügbar	hoch	Verpflichtung nach § 23 IfSG Mit zunehmender Verfügbarkeit von elektronischer Verordnungssoftware PDD erstrebenswert, bislang jedoch keine Benchmarking-Daten vorhanden
Rate orale vs. parenterale Verordnung (% DDD/RDD oder PDD) mindestens jährlich für die wichtigsten Antibiotika, nach: – Fachabteilung bzw. aggregierten Fachabteilungen (z. B. konservativ vs. operativ) sowie – Stationsart (z. B. Normal- vs. Intensivstationen) verfügbar	hoch	Berechnete Rate aus Bestellmengen nicht sinnvoll verwertbar, besser Erhebung aus Punktprävalenzdaten (wegen hohen Aufwands im Alltag eher selten durchgeführt)
Sonstige Resistenzraten und zugehörige Inzidenzzahlen (klinische Isolate) mindestens jährlich klinikweit oder für mindestens eine Abteilung verfügbar	hoch	Verpflichtung nach § 23 IfSG
Inzidenzzahlen für *C.-difficile*-assoziierte Diarrhö mindestens jährlich für: – mehrere Fachabteilungen bzw. nach – Stationsart (z. B. Intensivstationen)	hoch	Verpflichtung nach § 23 IfSG

(Fortsetzung)

Tab. 6.1 (Fortsetzung)

Strukturbezogener Qualitätsindikator	Ranking in der S3-Leitlinie	Kommentar des Autors
Inzidenzdichte für nosokomiale Sepsis/Bakteriämie mindestens jährlich klinikweit verfügbar	mittel	Klinikweit häufig nicht sinnvoll ermittelbar, im Sinne der Datenqualität besser Teilnahme an spezifischen KISS-Modulen mit klaren Bezugsgrößen
Lokale Leitlinien und ABS-Dokumente elektronisch verfügbar	hoch	
Elektronisch verfügbare Entscheidungshilfen für den Einsatz von Antiinfektiva entsprechend lokal konsentierter Leitlinien	niedrig	Vielfach (noch) nicht verfügbar Frühzeitiges Einbringen der Anforderungen bei IT-Neuanschaffungen
Antiinfektiva-Hausliste (entsprechend lokal konsentierter Leitlinien) aktualisiert (nicht älter als 2 Jahre) verfügbar	hoch	
Benennung von Standard- vs. Spezial-/Reservepräparaten in der Hausliste	mittel	Kann man machen, muss man aber nicht machen
Lokal konsentierte schriftlich verfügbare Behandlungsleitlinien (empirische Therapie) für die wichtigsten Indikationen und Infektionserkrankungen aktualisiert (nicht älter als 2 Jahre) verfügbar	hoch	Gefordert als Strukturqualitätsindikator im Rahmen der gesetzlichen Qualitätssicherung „Postoperative Wundinfektionen“ (IQTIG)
Lokal konsentierte schriftliche verfügbare Leitlinien für die perioperative Prophylaxe aktualisiert (nicht älter als 2 Jahre) verfügbar	hoch	Gefordert als Strukturqualitätsindikator im Rahmen der gesetzlichen Qualitätssicherung „Postoperative Wundinfektionen“ (IQTIG)
Schriftlich verfügbare Empfehlungen zur Oralisierung von Antiinfektiva (Kriterien und Substanzen) aktualisiert (nicht älter als 2 Jahre)	mittel	Sollte in die einrichtungsspezifischen Antiinfektivaleitlinien integriert werden
Lokale Fortbildungsveranstaltungen durch ABS-Team und/oder ABS-Beauftragte über konsentierte Leitlinien (abteilungsbezogen oder -übergreifend) mindestens alle 2 Jahre	hoch	Gefordert als Strukturqualitätsindikator im Rahmen der gesetzlichen Qualitätssicherung „Postoperative Wundinfektionen“ (IQTIG)
Spezifische (interne und/oder externe) Fortbildungsmöglichkeiten zu Antiinfektivatherapie und Infektionsprophylaxe für mindestens 10 % der ärztlichen Mitarbeiter, die nicht ABS-Beauftragte sind, mit Nachweis (mindestens 4 ABS-relevante CMEs pro Jahr)	mittel	

Tab. 6.1 (Fortsetzung)

Strukturbezogener Qualitätsindikator	Ranking in der S3-Leitlinie	Kommentar des Autors
Spezifische Fortbildungsmöglichkeiten für die ABS-Beauftragten mit Nachweis (mindestens 8 ABS-relevante CMEs pro Jahr)	mittel	
Regelmäßige gemeinsame Visite durch ABS-Teammitglieder mit den behandelnden Ärzten (mindestens 3 Bereiche/Stationen)	mittel	Die ABS-Visiten sind das wichtigste Instrument des ABS-Teams, daher höchste Priorität!
Verwendung selektiver Antibiogramme (reduzierte, nach lokalen Leitlinien adaptierte Befundmitteilung)	hoch	Aufgrund der Strukturen der Einsendelabore in der Praxis bislang leider kaum durchführbar
Nennung von MRE-Befunden im Entlassarztbrief mit Angabe zu Kolonisation/ Infektion	niedrig	Dies sollte eine Selbstverständlichkeit sein. Als Qualitätsindikator ungeeignet, da kaum sinnvoll oder nur mit hohem Aufwand zu erfassen.

ergibt sich in der Regel aus den Punktprävalenzvisiten oder kann in den ersten Sitzungen des ABS-Teams aufgrund der klinischen Erfahrungen der Kollegen rasch ermittelt werden.

▶ Es ist besser, einige wenige gute Qualitätsindikatoren zu messen und daraus praktischen Nutzen zu ziehen, als viele Parameter schlecht zu messen oder die Ergebnisse nur abzuheften, um „alle Anforderungen" zu erfüllen.

6.1.2 Wer will was wissen?

Die Gesundheitsämter sind zuständig für die Überwachung der Einrichtungen des Gesundheitswesens nach dem Infektionsschutzgesetz. Hierzu gehören auch die Anforderungen des § 23 zur Bewertung von Resistenzen und Multiresistenzen und der Aufzeichnung des Antibiotikaverbrauchs, die durch entsprechende Einsichtnahme der Behörde in die Aufzeichnungen und Bewertungen überprüft werden. Liegt ein gut gemachter Jahresbericht (s.u.) vor, ist dieser häufig auch für das Gesundheitsamt ausreichend.

Im Rahmen der gesetzlichen Qualitätssicherung postoperativer Wundinfektionen werden Strukturdaten zum Vorhandensein verschiedener Elemente eines ABS-Programms abgefragt (Abschn. 3.1.).

Das Feedback z. B. der Resistenzentwicklung und des Antibiotikaverbrauchs ist aber auch praktisch wichtig und hält das Thema ABS sozusagen am Kochen. Insofern sollten die Daten zielgruppenorientiert z. B. für Ärzte und Pflege oder bestimmte Stationen aufbereitet, kommentiert und präsentiert werden. Bei größeren Einrichtungen können Veröffentlichungen in der Mitarbeiterzeitschrift, das Bereitstellen von E-Learning oder Video-

Tab. 6.2 Diagnosebezogene Qualitätsindikatoren

Diagnosebezogener Qualitätsindikator	Ranking in der S3-Leitlinie	Erfüllungsgrad (ITT,% IQR) nach ABS-QI-Studie	Kommentar des Autors
CAP			
Initiale Therapie (Substanzen, Dosierung) nach lokaler/nationaler Leitlinie)	hoch	54 % (24–76)	Nur mit hohem Aufwand zu erfassen, am besten im Rahmen von Punktprävalenzerhebungen
Abnahme von Blutkulturen (2 Sets) vor Therapiebeginn	hoch	28 % (14–55)	Besser 3 Sets „Six-Pack"!
Mitteilung Ergebnis Legionella-AG-Test im Urin innerhalb von 3 Tagen	hoch	10 % (0–17)	
Monotherapie spätestens ab Tag 4 (Patienten auf Normalstation)	hoch	71 % (52–85)	Nur mit hohem Aufwand zu erfassen, am besten im Rahmen von Punktprävalenzerhebungen
Oralisierung der Therapie bis Tag 4, abhängig vom klinischen Zustand (Patienten auf Normalstation)	mittel	7 % (6–15)	Nur mit hohem Aufwand zu erfassen, am besten im Rahmen von Punktprävalenzerhebungen
Therapiedauer nicht länger als 7 Tage (Patienten auf Normalstation)	hoch	40 % (29–50)	Nur mit hohem Aufwand zu erfassen, am besten im Rahmen von Punktprävalenzerhebungen
Nosokomiale Pneumonie			
Initiale Therapie (Substanzen) nach lokaler/nationaler Leitlinie	hoch	50 % (20–73)	Nur mit hohem Aufwand zu erfassen, am besten im Rahmen von Punktprävalenzerhebungen
Abnahme von Blutkulturen (2 Sets) am Tag des Therapiebeginns	hoch	35 % (25–43)	Besser 3 Sets „Six-Pack"! Erfassung durch das Labor meist möglich
Therapiedauer nicht länger als 10 Tage (Patienten auf Normalstation)	hoch	64 % (40–75)	Nur mit hohem Aufwand zu erfassen, am besten im Rahmen von Punktprävalenzerhebungen
Bakteriämie/Fungämie			
Umstellung auf gezielte Therapie innerhalb von 4 Tagen, sobald Blutkulturbefunde verfügbar	hoch	61 % (45–74)	Nur mit hohem Aufwand zu erfassen, am besten im Rahmen von Punktprävalenzerhebungen
Entfernung Venenkatheter innerhalb von 4 Tagen nach Abnahme positiver Blutkultur	mittel	40 % (34–62)	Bei Verdacht auf Plastiksepsis muss die Entfernung sofort erfolgen. Unsinniger Parameter und kaum sinnvoll zu erfassen.

Tab. 6.2 (Fortsetzung)

Diagnosebezogener Qualitätsindikator	Ranking in der S3-Leitlinie	Erfüllungsgrad (ITT,% IQR) nach ABS-QI-Studie	Kommentar des Autors
Angabe von Erreger und Empfindlichkeit im Entlassbrief	mittel	64 % (48–80)	Dies sollte eine Selbstverständlichkeit sein. Als Qualitätsindikator ungeeignet, da kaum sinnvoll oder nur mit hohem Aufwand zu erfassen
Angabe des Infektionsfokus im Entlassbrief	hoch	69 % (60–83)	Dies sollte eine Selbstverständlichkeit sein. Als Qualitätsindikator ungeeignet, da kaum sinnvoll oder nur mit hohem Aufwand zu erfassen
TTE/TEE innerhalb von 10 Tagen nach erster positiver Blutkultur (Patienten mit Bakteriämie/Sepsis durch *Staphylococcus aureus*, Streptokokken, (nicht-nosokomiale) Enterokokken, HACEK)	mittel	keine Daten	Monitoring durch Einzelfallanalyse nach aktiver Meldung aller Nachweise an das ABS-Team durch das Labor
Kontrollblutkulturen Tag 4–7 nach Abnahme der ersten später positiv geworden Blutkultur (Patienten mit *Staphylococcus-aureus*-Bakteriämie/Sepsis und Patienten mit Fungämie)	hoch	keine Daten	
Harnwegsinfektionen			
Vorliegen einer positiven Urinkultur (signifikante Bakteriurie, keine Mischflora)	hoch	62 % (47–76)	

präsentationen oder Life-Webinare hilfreich sein, um eine gute Durchdringung zu erreichen.

Ein Jahresbericht des ABS-Teams an die Geschäftsleitung sollte die wesentlichen Aktivitäten und die Entwicklung festgelegter Qualitätsindikatoren beschreiben und ist einerseits ein wichtiges Kommunikationsmittel mit der Geschäftsleitung und dient dieser andererseits auch zur Rechtfertigung des erforderlichen Ressourceneinsatzes gegenüber Dritten und den Kostenträgern.

Einfache Schaubilder und kurze, prägnante und laienverständliche Texte sind besser als epische Herleitungen, Juristendeutsch oder Fachjargon und endlose Listen oder Forest-Plots.

Tab. 6.3 Strategiebezogene Qualitätsindikator

Strategiebezogener Qualitätsindikator	Ranking in der S3-Leitlinie	Erfüllungsgrad (ITT,% IQR) nach ABS-QI-Studie	Kommentar des Autors
Oralisierung			
Orale Verabreichung von Substanzen mit sehr guter bis guter oraler Bioverfügbarkeit bei Patienten ohne Resorptionsstörungen, Erbrechen, schwere Sepsis/septischen Schock	hoch	keine Daten	Nur mit hohem Aufwand zu erfassen, am besten im Rahmen von Punktprävalenzerhebungen
Antiinfektivadosierung, -applikation			
Dosisanpassung bei Patienten mit eingeschränkter Nierenfunktion innerhalb von 2 Tagen	mittel	69 % (49–82)	Nur mit hohem Aufwand zu erfassen, am besten im Rahmen von Punktprävalenzerhebungen
Therapeutisches Drug-Monitoring ausgewählter Substanzen (Aminoglykoside, Vancomycin, Vori-/Posaconazol) ab Tag 4	hoch	keine Daten	Nur mit hohem Aufwand zu erfassen, am besten im Rahmen von Punktprävalenzerhebungen
Keine gleichzeitige Verabreichung oraler Fluorchinolone mit mehrwertigen Kationen	hoch	68 % (41–80)	Nur mit hohem Aufwand zu erfassen, am besten im Rahmen von Punktprävalenzerhebungen Hier Einbeziehung des Pflegepersonals und Patientenaufklärung besonders wichtig, evtl. daraus eigenständigen Qualitätsindikator ableiten!
Präoperative Antibiotikaprophylaxe			
Antibiotikaprophylaxe (Subtanzauswahl, Dosis) gemäß lokaler Leitlinie verabreicht	hoch	keine Daten	Integration in die WHO-Time-out-Checkliste
Antibiotikaprophylaxe innerhalb 1 h vor Inzision verabreicht	mittel	73 % (63–84)	Besser innerhalb von 30 min vor Schnitt Integration in die WHO-Time out-Checkliste
Antibiotikaprophylaxe innerhalb von einem Tag beendet (<24 h)	Keine Angabe	58 % (32–81)	Besser Single-Shot fordern! Integration in die WHO-Time out-Checkliste

Spezielle Strategien und ihre Umsetzung im Alltag

7

Inhaltsverzeichnis

S. Schulz-Stübner, *Antibiotic Stewardship im Krankenhaus*,
https://doi.org/10.1007/978-3-662-60558-5_7

7.1 Deeskalation

Übersicht

Deeskalationsmaßnahmen sollen im Rahmen der Therapieevaluation nach klinischen Kriterien, mikrobiologischen bzw. anderen diagnostischen Befunden durchgeführt werden:

- Nach Erregersicherung soll eine empirische auf eine gezielte Antibiotikatherapie umgestellt werden.
- Bei klinischer Besserung des Patienten ohne Erregersicherung soll eine Umstellung von einer Breitspektrumantibiotikatherapie auf eine Schmalspektrumantibiotikatherapie erwogen werden.
- Die Umstellung einer Kombinationstherapie auf eine Monotherapie soll angestrebt werden.
- Die empirische Antibiotikatherapie soll bei fehlender Indikation/Diagnosesicherung beendet werden.

(Empfehlungsgrad A, Evidenzgrad I)

Die klinische Sicherheit von Deeskalationsstrategien ist in der Literatur gut belegt (Ohji et al. 2016; Paul et al. 2016), in der Praxis stößt die Umsetzung jedoch nach wie vor auf psychologische Widerstände.

Einerseits werden auch eindeutige klinische Befunde (z. B. Nachweis von Methicillin-sensiblem *Staphylococcus aureus* in der Blutkultur) nicht als alleinige Erklärung eines schweren Krankheitsbildes akzeptiert („Es könnte ja doch eine Mischinfektion vorliegen"), und daher fällt es schwer, eine empirisch breit begonnene Therapie (z. B. Piperacillin-Tazobactam, Vancomycin bei septischem Schock und Risikofaktoren für MRSA) gerade bei deutlicher klinischer Besserung auf Flucloxacillin zu deeskalieren („Never change a running system"). In solchen Fällen hilft die Beratung durch das ABS-Team, das vorhandene Wissen und die gute Absicht auch praktisch in die Tat umzusetzen – nicht zuletzt, da die Verantwortung nun gefühlt auf breiteren Schultern liegt.

Liegt eine Vielzahl von Befunden vor, so sind die Interpretation und das Aussortieren von Kolonisations- und Kontaminationsbefunden für eine erfolgreiche Deeskalation essenziell. Je komplexer das klinische Bild, z. B. bei Intensivpatienten, und je höher das Risiko eines Therapieversagens, desto schwieriger wird die Entscheidung und desto hilfreicher die Einbeziehung des ABS-Teams bzw. eines Infektiologen.

► Klinische Entscheidungssituation sind häufig nicht schwarz/weiß, sondern eher im Graubereich zu bewerten. Mitunter muss die reine Lehre hier der unscharfen Realität angepasst werden und z. B. eine stufenweise Deeskalation statt einer kompletten Deeskalation durchgeführt werden.

Noch schwieriger umzusetzen ist eine empirische Deeskalationsstrategie, bei der z. B. empirisch begonnene Kombinationstherapien nach 3 Tagen bei guter klinischer Besserung, aber fehlenden mikrobiologischen Befunden auf einen der Kombinationspartner reduziert werden oder die Umstellung von einer Breitspektrumantibiotikatherapie auf eine Schmalspektrumantibiotikatherapie erfolgt. Je schwerer das Krankheitsbild, desto schwerer fällt dem Behandler hier häufig die Deeskalation, und wiederum kann die Konsultation des ABS-Teams eine wertvolle Unterstützung bieten und Ängste abbauen.

Auch sollten die Kollegen gerade bei Einführung einer Deeskalationsstrategie darauf hingewiesen werden, dass es im Verlauf natürlich auch immer mal wieder zu klinischen Verschlechterungen und auch zu Zweitinfektionen kommen kann und dies kein Anlass ist, die Strategie grundsätzlich in Frage zu stellen.

Das Absetzen einer Antibiotikatherapie bei ausgeschlossener Infektion fällt meist leicht. Ergeben sich bei den ABS-Visiten hier Probleme, handelt es sich meist um grundsätzliche Kommunikationsprobleme innerhalb der Abteilung, persönliche Differenzen von Behandlern oder unscharfe Zuständigkeiten. Das ABS-Team kann hier Hilfestellung geben, stößt aber nicht nur hinsichtlich seines eigentlichen Auftrages als auch bezüglich der Ressourcen an seine Grenzen.

► Das ABS-Team kann alleine kein gutes Arbeitsklima und eine positive Sicherheits- und Gesprächskultur in einer Abteilung schaffen, sondern nur dabei unterstützen. Die Mitglieder des ABS-Teams sind keine Hilfsbetriebspsychologen!

7.2 Therapiedauer

Übersicht

Das ABS-Team soll in lokalen Leitlinien die empfohlene Therapiedauer definieren und in ABS-Visiten darauf hinweisen, um eine unnötig lange Behandlungsdauer zu vermeiden (Empfehlungsgrad A, Evidenzgrad I).

Der Biomarker Procalcitonin sollte zur Steuerung der Therapiedauer bei ausgewählten Infektionserkrankungen unterstützend eingesetzt werden (Empfehlungsgrad B, Evidenzgrad II).

Spellberg (2018) vergleicht in einem Editorial die Festlegung von Therapieintervallen mit der Entscheidung von Kaiser Konstantin im Jahre 321 nach Christus, dass die Woche sieben Tage habe. Willkürlich, aber praktisch bedeutsam.

Lange Zeit wurde kaum zur notwendigen Dauer einer Antibiotikatherapie geforscht, und so habe sich die Gepflogenheit eingestellt, in Wochenzyklen, die er daher auch „Konstantinische Einheiten“ nennt, zu therapieren mit den Standardwerten von einer „Konstantinischen Einheit“ bei leichten und mindestens zwei „Konstantinischen Einheiten“ bei schweren Erkrankungen. Ebenso willkürlich, aber auch irgendwie praktisch (Spellberg 2018).

Gerade in den letzten 10 Jahren hat allerdings die Evidenz für die tatsächlich erforderliche Therapiedauer bei vielen häufigen Infektionskrankheiten stark zugenommen, sodass inzwischen evidenzbasierte Empfehlungen möglich sind. Kurzzeittherapien haben sich gegenüber Langzeittherapien als gleichwertig erwiesen (Spellberg 2018), z. B. bei

- akuter bakterieller Sinusitis (5 Tage),
- akuter Exacerbation einer COPD (≤5 Tage),
- intraabdomineller Infektion (4 Tage),
- Osteomyelitis (42 Tage),
- ambulant erworbender Pneumonie (3–5 Tage),
- nosokomialer Pneumonie (≥8 Tage),
- Pyelonephritis (5–7 Tage) und
- Haut-/Weiteilinfektion (5–6 Tage).

Für einige Indikationen werden erreger- oder situationsspezifische Therapiedauern angegeben, beispielsweise (Frank 2019) bei

- ambulant erworbener bakterieller Meningitis 7–10 Tage,
- postoperativer Meningitis mindestens 10 Tage und
- bei Listerienmeningitis 21 Tage.

Derartig komplexe Zeitempfehlungen sprengen natürlich den Rahmen einer Antiinfektivaleitlinie für die empirische Antibiotikatherapie und erfordern die infektiologische Beratung oder ein geeignetes Nachschlagewerk im Einzelfall.

Für bestimmte Erreger wie *Staphylococcus aureus* oder *Candida albicans* wird die Berechnung der 14-tägigen Therapiedauer bei unkompliziertem Verlauf ab der ersten negativen Blutkultur empfohlen. Die Sterilität unter Therapie nach 72 h markiert bei *Staphylococcus-aureus*-Bakteriämie zugleich die Differenzierung zwischen unkompliziertem und kompliziertem Verlauf, der dann eine längere Therapiedauer (4–6 Wochen) erforderlich macht.

Grundsätzlich wird bei vielen Krankheitsbildern heutzutage statt nach festen Therapiedauerschemata nach klinischem Verlauf therapiert, z. B. 3 Tage nach deutlicher klinischer Besserung (Symptomatik, Fieber, Laborwerte wie C-reaktives Protein und Leukozyten mit Differenzierung), wobei sich bei kritisch Kranken, insbesondere Patienten mit Sepsis und septischem Schock, der Verlauf von Procalcitonin als klinischer Marker in der Praxis gut bewährt hat und die effektive, sichere Therapiezeitverkürzung durch Metaanalysen belegt ist (Iankova et al. 2018).

Die Hoffnung, mit Procalcitonin einen Marker zu haben, der auch die Entscheidung für oder gegen den Beginn einer Antibiotikatherapie bei (vermuteten) bakteriellen Infektionen mit einem klaren Cut-off-Wert erleichtern kann, hat sich hingegen nicht erfüllt. Lediglich bei den ambulant erworbenen unteren Atemwegsinfektionen kann hier die Entscheidung an Procalcitonin ausgerichtet (keine Antibiotikagabe bei Procalcitonin <0,1 µg/l in der hausärztlichen Praxis bzw. 0,25 µg/l bei Notfallpatienten in der Klinik) und auch eine deutliche Reduktion von Antibiotikagaben erreicht werden (Hey et al. 2018). In der Hausarztpraxis ist die Bestimmung des C-reaktiven Proteins (CRP) ausreichend. Die Zuverlässigkeit der Pneumoniediagnose anhand der typischen Symptome lässt sich mit dem CRP (Schwellenwert: 30 mg/l) erhöhen (van Vugt et al. 2013). CRP ist in diesem Setting als Point-of-Care-Test schnell und unmittelbar verfügbar.

Procalcitonin-gesteuerter STOPP-Algorithmus bei der Evaluation einer Antibiotikatherapie

- <0,5 µg/l: Absetzen in der Regel problemlos möglich.
- 80–90%iger Abfall vom Ausgangswert: Absetzen in der Regel problemlos möglich.
- Persistierend hoch oder ansteigend: Therapieversagen (erneute mikrobiologische Diagnostik, Fokussanierung, bisheriges Regime überdenken und anpassen).

Historisch bedingt wird in der Erwachsenenmedizin überwiegend Procalcitonin und in der Pädiatrie Interleukin 6 als Marker verwendet. In ihrer Aussagekraft sind beide Parameter prinzipiell gleichwertig, Interleukin 6 weist jedoch eine schnellere Kinetik als Procalcitonin auf (Monozyten bzw. Makrophagen sezernieren innerhalb von 6 h nach Bakterienkontakt Interleukin 6). Interleukin-6-Werte <10 ng/l schließen meistens eine akute Entzündung aus. Werte von 10–150 ng/l werden bei lokalen Infektionen beobachtet, während bei Sepsis Werte >150 ng/l zu erwarten sind und im septischen Schock Werte von >1000 ng/l beobachtet werden, die als prognostisch ungünstig gelten. Wichtig ist hier die Beachtung der laborspezifischen Referenzbereiche und verwendeten Einheiten. Nur wenige Kliniken verwenden beide Marker gleichzeitig.

7.3 Oralisierungsstrategien und Outpatient Parenteral Antibiotic Therapy (OPAT)

Übersicht

Bei ausreichend oral bioverfügbaren Substanzen und unter Berücksichtigung der klinischen Situation des Patienten soll von einer parenteralen auf eine perorale Antibiotikagabe umgestellt werden (Empfehlungsgrad A, Evidenzgrad I).

Die Umsetzung von Oralisierungsprogrammen sollte durch konsentierte klinische Kriterien in den lokalen Leitlinien unterstützt werden (Empfehlungsgrad B, Evidenzgrad Alles-oder-Nichts-Prinzip).

Eine orale Antibiotikatherapie ist bei guter Bioverfügbarkeit der Substanz einer intravenösen Therapie häufig gleichwertig, und bei vielen Indikationen sind orale Sequenztherapien denkbar.

Die absolute Bioverfügbarkeit beschreibt den Anteil eines Wirkstoffs, der nach der enteralen Einnahme oder einer anderen nicht intravenösen Applikationsart das Blut erreicht.

Die relative Bioverfügbarkeit beschreibt den Vergleich der Bioverfügbarkeiten zweier unterschiedlicher Präparationen des gleichen Wirkstoffs.

Von Bedeutung sind hierbei Vorgänge, welche die Elimination oder Metabolisierung des Arzneimittels bewirken, bevor der systemische Kreislauf erreicht wird („präsystemische Eliminierung"). Hierzu gehören bei oraler Gabe vor allem:

- schlechte Resorption,
- First-pass-Effekt der Leber,
- Metabolisierung durch Darmbakterien.

Beispiele für orale Bioverfügbarkeit im Vergleich zur intravenösen Gabe:

- Levofloxacin: 99 %,
- Linezolid: 99 %,
- Roxithromycin: 70 %,
- Clarithromycin: 50 %,
- Azithromycin: 40 %,
- Cefuroximaxetil: 39–52 % (abhängig von der Nahrungsaufnahme),
- Amoxicillin: 70 %,
- Flucloxacillin: 50 %,
- Ampicillin: 50 %.

Das sog. LADME-Schema der Pharmakokinetik fasst Tab. 7.1 zusammen.

In einigen Fällen kann bei schlechter Bioverfügbarkeit ein Substanzwechsel innerhalb der Klasse zur Oralisierung erfolgen, z. B. von Ampicillin/Sulbactam intravenös auf Amoxicillin/Clavulansäure oral, oder es wird eine andere Substanzklasse gewählt.

Tab. 7.1 LADME-Schema der Pharmakokinetik:

Kinetische Phase	Erklärung	Kinetischer Parameter
Liberation	Freisetzung des Arzneistoffes aus der Applikationsform	Bioverfügbarkeit
Absorption	Resorption des Arzneistoffs	Bioverfügbarkeit
Distribution	Verteilung im Organismus	Verteilungsvolumen
Metabolism	Verstoffwechslung, vorwiegend enzymatisch	Clearance
Exkretion	Ausscheidung aus dem Organismus	Clearance

Waren früher häufig auch Kostengründe Treiber der Oralisierung, stehen heute die Vermeidung von Komplikationen durch einen venösen Zugang und die Entlassungsfähigkeit der Patienten im Vordergrund.

Voraussetzungen für eine erfolgreiche Oralisierung sind:

- Der Patient kann schlucken.
- Keine Malabsorptionssymptomatik (Erbrechen, Kurzdarmsyndrom, Diarrhö).
- Klinische Besserung/Stabilisierung nach initialer parenteraler Therapie.
- Dokumentierter oder erwartet gut empfindlicher Erreger.
- Äquivalente Pharmakokinetik.
- Sehr gut bis gut bioverfügbare Antibiotika.

► **Tipps zur Medikamenteneinnahme**

- Tabletten mit mindestens 100 ml Wasser und aufrechtem Oberkörper einnehmen, um Anhaftung am Ösophagus zu verhindern.
- Spezifische Interaktionen mit Nahrungsmitteln oder anderen Medikamenten beachten!
- Bei Akutanwendung Nüchterneinnahme bevorzugen, magensaftresistente Tabletten eine Stunde vor dem Essen einnehmen und retardierte Tabletten immer im gleichem Abstand zum Essen einnehmen.

► Wichtig für den Erfolg ist die Information der Patienten über mögliche Besonderheiten bei der oralen Einnahme:

- z. B. durch gleichzeitige Einnahme von Antazida → Reduktion der oralen Bioverfügbarkeit um 20 % bei Ciprofloxacin und bis zu 50 % bei Levofloxacin,
- z. B. durch den gleichzeitigen Verzehr von Nahrungsmitteln oder Nahrungsergänzungsmitteln (wie Milch, Milchprodukte oder einige Mineralwässer) mit hohem Anteil zweiwertiger Kationen (Ca^{2+}, Mg^{2+}) → deutlich verminderte Resorption von Ciprofloxacin und Doxycyclin.

Gegebenenfalls ist auch die Verabreichung über eine Ernährungssonde möglich, wobei folgende Aspekte zu beachten sind (Tab. 7.2):

- Kompatibilität mit der Sondennahrung prüfen.
- Säfte bevorzugen.
- Magensaftresistente Arzneiformen sind bei Magensonden nach Zerkleinerung ungeeignet.
- Retardformen sind zur Zerkleinerung in der Regel ungeeignet.

Ist keine Oralisierung möglich, ist auch die ambulante Verabreichung von i.v. Antibiotika für viele Indikationen wirksam und sicher (Outpatient Parenteral Antibiotic Therapy, OPAT).

Tab. 7.2 Übersicht über wichtige Antibiotika zur Gabe über Ernährungssonden

Wirkstoff	Handelsname z. B.	Teilbar	Mörser	Hinweise
Amoxicillin/ Clavulansäure	Augmentan Filmtabletten	+	+	Nicht in Milch oder sauren Lösungsmitteln
Ciprofloxacin	Ciprobay	+	+	Nicht in Milch
Doxycyclin	Doxy ratiopharm	+	+	2 h Abstand zu kalziumhaltigen Substanzen
Fluconazol	Diflucan Kapsel	–	+	Kapselinhalt in Wasser lösen
Metronidazol	Flagyl, Clont	+	+	
Linezolid	Zyvoxid	–	+	Granulat verfügbar
Rifampicin	Rifa Dragee	+	+	30 min vor Hauptmahlzeit mit viel Flüssigkeit

Hierfür müssen eine entsprechende Versorgungslogistik zur Verfügung stehen (z. B. ambulanter Pflegedienst, Vorstellungsmöglichkeit in der Hausarztpraxis) und die Kostenübernahme durch die Krankenkasse geklärt werden. Da es sich bei der Gabe einer Infusion um eine delegierbare ärztliche Leistung handelt, kann sie prinzipiell von einer außerklinischen Pflegestruktur (Pflegedienst) übernommen werden. Allerdings ist diese nicht im Regelwerk für ambulante Pflegedienste (§ 92 SGB V, Ziffer 16) abgebildet und kann nur in Ausnahmefällen durch die Krankenkasse vergütet werden. Dies gilt, obwohl die parenterale Infusion im häuslichen Umfeld eine krankenhausentlastende Leistung darstellt, die dem Grundsatz „ambulant vor stationär" entspricht (§ 37 SGB V). Insgesamt sind OPAT-Programme in Deutschland im Gegensatz zu vielen anderen Ländern nicht stark verbreitet.

Autarke Patienten können die Medikamentengabe selbst vornehmen, bei Pflegebedürftigkeit ist die Hilfe durch Dritte (Angehörige oder Pflegedienst) erforderlich, und es muss eine entsprechende Schulung erfolgen.

Das Risiko für Komplikationen hinsichtlich des Gefäßkatheters oder unerwünschte Arzneimittelwirkungen kann erhöht sein, wenn ein funktionierendes Überwachungssystem fehlt. Die Patienten brauchen ein Team mit Ansprechpartnern, die sie rund um die Uhr kontaktieren können und die lückenlos untereinander vernetzt sind.

Typische Indikationen für eine OPAT sind:

- Weichteilinfektionen (Erysipel, Zellulitis),
- Osteomyelitis,
- orthopädische Protheseninfektionen,
- Endokarditis bei stabilem Verlauf,
- Infektexazerbation bei zystischer Fibrose,
- Infektion mit multiresistenten Keimen ohne orale Therapiealternative,
- Urogenitalinfekte.

Aber auch zerebrale Infektionen, Syphilis oder Tuberkulose können erfolgreich mittels OPAT therapiert werden (Stegemann et al. 2019).

Häufig in der OPAT verwendete Medikamente sind (Universitätsspital Basel 2019):

- Ceftriaxon 2 g i.v. 1/d,
- Cefazolin 6–8 g/d via Pumpe,
- Cefepim 6 g,
- Daptomycin 6–10 mg/kg KG 1/d,
- Ertapenem 1 g i.v. 1/d,
- Flucloxacillin 8–12 g/d via Pumpe,
- Penicillin 20 Mio. Einheiten/d via Pumpe,
- Piperacillin/Tazobactam 13,5–18 g/d via Pumpe,

Neue Substanzen wie Dalbavancin mit einer sehr langen Halbwerstzeit und einem einwöchigen Dosierungsintervall erscheinen für derartige Indikationen interessant. Allerdings ist Dalbavancin bislang nur für 2 Wochen Therapiedauer zugelassen, und die Einzeldosis ist sehr teuer.

7.4 Dosisoptimierung und therapeutisches Drugmonitoring (TDM)

Übersicht

ABS-Programme sollen PK/PD-basierte Dosierungsoptimierungsstrategien einschließen, um Therapieversagen sowie unerwünschte Arzneimittelwirkungen zu vermeiden (Empfehlungsgrad A, Evidenzgrad I).

Für ausgewählte Substanzen oder in besonderen klinischen Situationen sollte ein TDM durchgeführt werden (Empfehlungsgrad B, Evidenzgrad II).

Schon nach der Entdeckung des Penicillins und dem Beginn der modernen Antibiotika-Ära bestand großes Interesse an der Bestimmung von Antibiotika in Blut und idealerweise in den Zielgeweben der vermuteten oder bewiesenen Infektion. Obwohl es zu diesem Zeitpunkt schon analytische Methoden zur Bestimmung etwa der Sulfonamide gab, stellten die Penicilline eine große Herausforderung dar, da die chemische Struktur von Penicillin seine chemische Bestimmung in Plasma, Serum oder Geweben äußerst schwer bzw. fast unmöglich machte. Einfache immunologische Verfahren werden seit vielen Jahren für Aminoglykoside und Glykopeptide verwendet, bei denen Spiegelbestimmungen zum Standard der Therapieüberwachung gehören. Verfahren wie UV-Photometrie (z. B. für Betalaktame), Fluoreszenzdetektion (z. B. für Fluorchinolone) oder die elektrochemische Detektion (z. B. für Makrolide) sind teilweise störanfällig.

Inzwischen stehen mit der Hochleistungsflüssigkeitschromatographie (HPLC) oder durch die Kopplung der HPLC mit der Tandemmassenspektrometrie (LC-MS/MS) Verfahren zur Breitenanwendung zur Verfügung.

Voraussetzung zur Durchführung eines TDM von Antibiotika ist eine Korrelation zwischen Plasmakonzentration und einer vermuteten Konzentration am Wirkort. TDM dient der Beurteilung der Wirksamkeit, aber auch der Einschätzung der Arzneimitteltoxizität.

Auch hier kommt der Präanalytik eine wichtige Rolle zu. Sörgel et al. (2017) geben praktische Hinweise für die Probenentnahme und den Umgang mit den Proben:

- Genauen Zeitpunkt der Blutentnahme erfassen.
- Anfang und Ende der Infusion dokumentieren.
- Angabe, ob venöses oder arterielles Blut abgenommen wurde.
- Sicherstellen, dass die gesamte Menge des Antibiotikums infundiert wurde, Schläuche „nachspülen".
- Blutentnahme nicht ohne vorherige Spülung des Infusionszugangs, insbesondere langer Schläuche.
- Nach der Blutentnahme Probe sehr vorsichtig mindestens 4× um 180° kippen, um eine ausreichende Durchmischung des Bluts mit dem Antikoagulans zu erreichen.
- Wenn instabile Substanzen, wie Betalaktame oder Aminoglykoside, gemessen werden sollen: schnelles Verbringen der Blutprobe in Eiswasser, nach dem Abkühlen über etwa 5 min Zentrifugation bei +4 °C und sofortiges Tiefgefrieren bei −80 °C, wenn die Konzentrationsmessung nicht am gleichen Tag erfolgt.
- Manche Substanzen, wie Chinolone oder Makrolide, sind allerdings äußerst stabil; sie können bei höheren Temperaturen gelagert werden.

Unterschiedliche Antibiotikaklassen verfügen z. T. über eine unterschiedliche Abtötungskinetik (Tab. 7.3).

Tab. 7.3 Unterschiedliche Abtötungskinetik von für die empirische Therapie relevanten Antibiotikaklassen. (Nach Roberts et al. 2008)

	Zeitabhängig	Spitzenspiegelabhängig	Gemischt
AB-Klasse bzw. relevante Substanz	Betalaktame (einschließlich Carbapeneme) Linezolid Erythromycin Clarithromycin	Aminoglykoside Metronidazol Daptomycin	Fluorochinolone Acithromycin Glykopeptide Tigecyclin
Optimale Pharmakodynamik	$T_{>MHK}$	C_{max}: MHK	AUC_{0-24}: MHK

Abkürzungen:
AUC_{0-24} = „area under the concentration time curve" für 24 Stunden
C_{max} = maximale Plasmakonzentration
MHK = minimale Hemmkonzentration
T = Zeit

Sowohl für die empirische Therapie, z. B. bei Patienten mit septischem Schock und bei adipösen Patienten, als auch zur gezielten Therapie einer bestätigten MRE-Infektion sind Kenntnisse zur Pharmakokinetik und Pharmakodynamik der eingesetzten Substanzen (Beck et al. 2014) und zur Gewebepenetration im Zielgewebe wichtig (Abb. 7.1).

7.4.1 Grundsätze des therapeutischen Drugmonitorings

Die Grundsätze des TDM nach Nosseir et al. (2014) lauten:

- **Voraussetzungen** für ein TDM:
  - Vorliegen einer *Konzentrations-Wirkungs*-Beziehung, die stärker ist als die Beziehung zwischen *Dosierung* und *Wirkung* (Voraussetzung: relevante Korrelation zwischen Plasmakonzentration und einer vermuteten Konzentration am Wirkort).
  - Das Arzneimittel besitzt eine geringe therapeutische Breite (geringer Unterschied zwischen therapeutischer und toxischer Konzentration [nicht: Dosierung]); im unteren Konzentrationsbereich ist eine therapeutische Wirkung zu erwarten; im oberen Konzentrationsbereich können toxische Effekte auftreten.

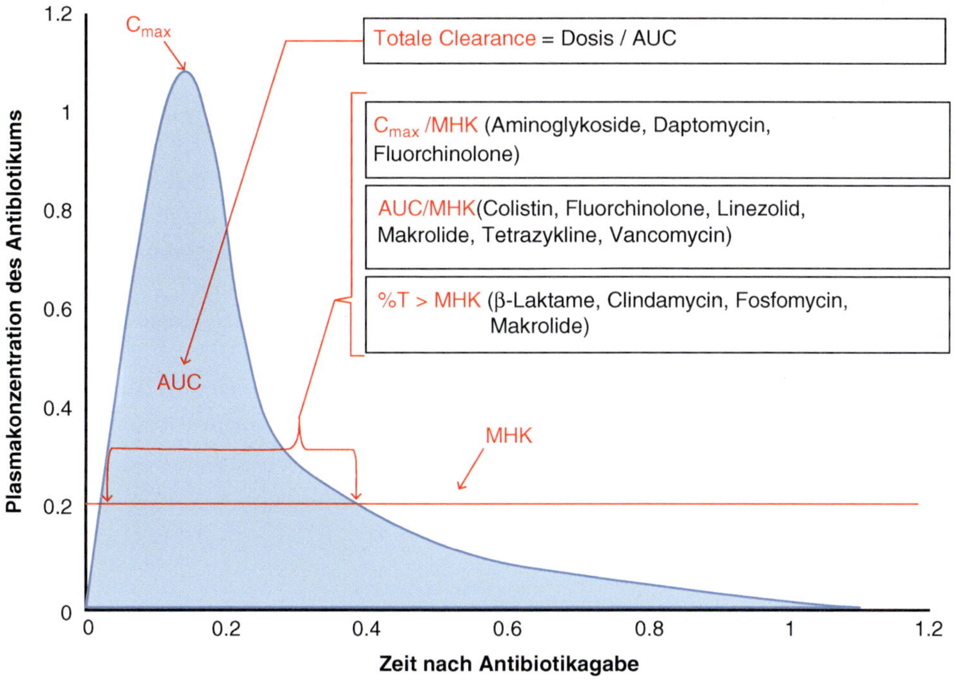

Abb. 7.1 Pharmakokinetik …… (AUC=„area under the curve“, c_{max}=maximal erreichbare Plasmakonzentration, MHK=minimale Hemmkonzentration). (Aus: Sörgel et al. (2017) Pharmakokinetik und Pharmakodynamik von Antibiotika in der Intensivmedizin. Med Klin Intensivmed Notfallmed; 112:11–23; mit freundlicher Genehmigung)

- Zu erwartende Konzentrationen nach Einnahme einer fixen Dosierung sind aufgrund hoher intra- und interindividueller Variabilität nicht vorhersagbar.
- Klinische Effekte sind schwer zu erfassen.
- Schnelle und zuverlässige analytische Nachweisverfahren für die valide Bestimmung der Analyte und Metabolite (HPLC bzw. LC-MS/MS); Hinweis: Andere Messverfahren wie Enzymimmunoassays (ELISA), fluorometrische Methoden oder Radioiummunoassays zeigen häufig Kreuzreaktivitäten mit strukturverwandten Substanzen oder endogenen Substraten, während mit HPLC- bzw. LC-MS/MS-Verfahren simultan verschiedene Substanzen/Pharmaka gleichzeitig analysiert werden können.

• **Indikationen** bzw. **Auswahlkriterien** für ein TDM*:*
  - Ausbleiben einer klinischen Besserung („non-response“) bei empfohlener Dosierung.
  - Verdacht auf Intoxikation.
  - Verdacht auf fehlende Adhärenz (Relevanz im ambulanten und nicht-intensivmedizinischen Bereich).
  - Nicht-lineare Pharmakokinetik (z. B.: Phenytoin oder Voriconazol).
  - Fragliche Arzneimittelinteraktionen.
  - Spezielle Patientengruppen: Frühgeborene, Neugeborene, Kinder und ältere Patienten.
  - Vorliegen von Nieren-/Leberfunktionsstörungen.
  - Anwendung bei lebensbedrohlichen Erkrankungen auf der Intensivstation.

Ein therapeutisches Drugmonitoring kann helfen, die Therapie optimal zu steuern, da die individuellen Verteilungsverhältnisse gerade bei kritisch Kranken aufgrund der kapillaren Schrankenstörung, Veränderungen der Eiweißbindung und Eliminationskinetik oft kaum vorhersagbar sind und Standarddosierungen nicht selten in klinisch relevanter Unterdosierung gerade in der entscheidenden Initialphase der Behandlung münden (Tab. 7.4 und Abb. 7.2).

Für die gezielte Therapie von multiresistenten Erregern ist die Kenntnis der MHK für die Dosisfindung und Therapiesteuerung gerade bei extrem oder panresistenten Erregern entscheidend, um durch Kombinationstherapie auch bei In-vitro-Resistenz noch Therapieerfolge durch Dosissteigerungen zu erzielen (Abb. 7.3).

7.4.2 Praxisbeispiele

Praxiserfahrung der Einführung von TDM am Klinikum Nürnberg (Sörgel et al. 2017)
Auf der Intensivstation werden die genannten Antibiotikakonzentrationen über 3 Tage während eines Dosierungsintervalls (gewöhnlich das Intervall mit einer prolongierten Infusion über 3 h um 4 Uhr morgens) bestimmt. Es wird die Konzentration am Ende der Infusion, 2–4 h nach Ende der Infusion und vor Beginn der nächsten Infusion gemessen. Es werden etwa 5 ml Blut entnommen, die Mindestmenge liegt bei 0,2 ml. Die Blutproben werden gegen 12:00 Uhr mittags abgeholt.

Die Messergebnisse liegen in der Regel bis 15:00 Uhr vor. Wenn es sich um besonders schwierige Fälle handelt, kann das Ergebnis auch innerhalb von 45 min übermittelt werden. Auswärtige Kliniken erhalten die Daten am nächsten Tag bis 10:00 Uhr, wenn die Proben um 8:00 Uhr morgens im Labor eintreffen. Das ist heute kein logistisches Problem mehr.

In der Regel wird Ethylendiamintetraessigsäure (EDTA)-Plasma verwendet. Neben Antibiotika besteht die Möglichkeit der Messung von weiteren 100 nichtantibiotischen Substanzen, die z. B. für eine Interaktion in Frage kommen. Alle Messungen werden mit Tandemmassenspektrometrie durchgeführt.

Bisherige Messungen auf den Intensivstationen des Klinikums Nürnberg haben relativ stabile Werte für die Carbapeneme Imipenem/Cilastatin und Meropenem ergeben, während sich für Piperacillin/Tazobactam, Ceftazidim und das Oxazolidin Linezolid gerade bei den schwerstkranken Patienten mit extrakorporaler Membranoxygenierung (ECMO) und/oder Nierenersatztherapie eine hohe inter- und intraindividuelle Variabilität zeigte.

Tab. 7.4 Bei kontinuierlicher Gabe von Betalaktamen wird ein TDM dringend empfohlen. **Auswirkungen pharmakokinetischer Veränderungen und empfohlene Dosisanpassungen.** (mit freundlicher Genehmigung aus: Beck et al. (2014) Pharmakokinetik und Pharmakodynamik der Antibiotikatherapie. Anaesthesist; 63:775–782)

		$T_{1/2}$	Cmax	C_{min}	AUC	$T_{>MHK}$	Initialdosis	Erhaltungsdosis
Verteilungsvolumen	↑	↑		↑	Unverändert	↑	↑	Unverändert
	↓	↓	↑	↓	Unverändert	↓	↓	Unverändert
Clearance	↑	↓	(↓)	↓	↓	↓	Unverändert	↑
	↓	↑	(↑)	↑	↑	↑	Unverändert	↓

AUC Fläche unter der Plasmakonzentration-Zeit-Kurve
C_{max} Spitzenkonzentration
C_{min} Talspiegel
$T_{>MHK}$ Anteil des Dosierungsintervalls, währenddessen die Plasmakonzentration über der minimalen Hemmkonzentration liegt
$t_{1/2}$ Halbwertszeit

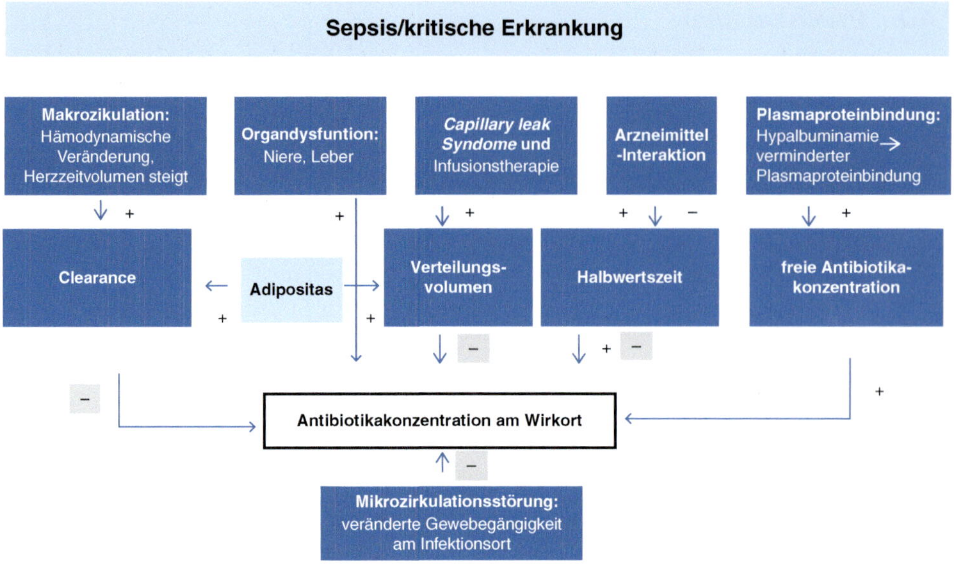

Abb. 7.2 Veränderungen durch Sepsis, kritische Erkrankung oder Adipositas, die eine schwer vorhersehbare Veränderung der Antibiotikakonzentration am Wirkort bewirken und ein TDM sinnvoll machen. (Aus: Meyer und Schulz-Stübner (2016) Antibiotikadosierung bei adipösen und bei kritisch kranken Patienten. Intensivmed up2date; 12: 355–366; mit freundlicher Genehmigung)

Die meisten Antibiotika bei Erwachsenen werden im Gegensatz zur Pädiatrie nicht nach Gewicht dosiert. Selbst wenn dies, wie bei Aminoglykosiden üblich, gemacht würde, bleibt die Frage, welcher Parameter, gerade bei Adipositas, herangezogen werden soll. Selbst bei gleichem Body Mass Index (BMI) können erhebliche Unterschiede im Verhältnis des Körperfettanteils zum fettfreien Anteil bestehen.

Eine Substanz wird als lipophil („Fett liebend") bezeichnet, wenn sie sich gut in Fetten/Ölen lösen lässt bzw. Fette/Öle gut lösen kann. Die Gewebeverteilung von Antibiotika wird primär durch ihre hydrophilen („Wasser liebend") oder lipophilen Eigenschaften beeinflusst. Die Körperzusammensetzung ist bei Adipösen verschoben; lipophile Medikamente haben eine andere Verteilung und ein höheres Verteilungsvolumen, wenn mehr Fett vorhanden ist, und sie gehen gut ins Gewebe.

Beispiel für die gewichtsbezogene Dosisberechnung bei Aminoglykosiden.
Für Dosierungen in mg/kg KG (z. B. bei Aminoglykosiden) wird bei normalgewichtigen Erwachsenen das ideale Körpergewicht („ideal body weight" = IBW) verwendet (in SI-Einheiten umgerechnet und gerundet s. auch Tab. 7.5:

- **IBW** Frauen: 45 kg + 1 kg KG pro cm Körpergröße über 150 cm
- **IBW** Männer: 50 kg + 1 kg KG pro cm Körpergewicht über 150 cm

Liegt das tatsächliche Körpergewicht („actual body weight" = **ABW**) 30 % über dem Idealgewicht, wird das adjustierte Dosierungsgewicht („adjusted dosing weight" = **ADW**) verwendet:

- **ADW** = IBW + 0,4 × (ABW–IBW)

  (nach Schulz-Stübner et al. 2019;)

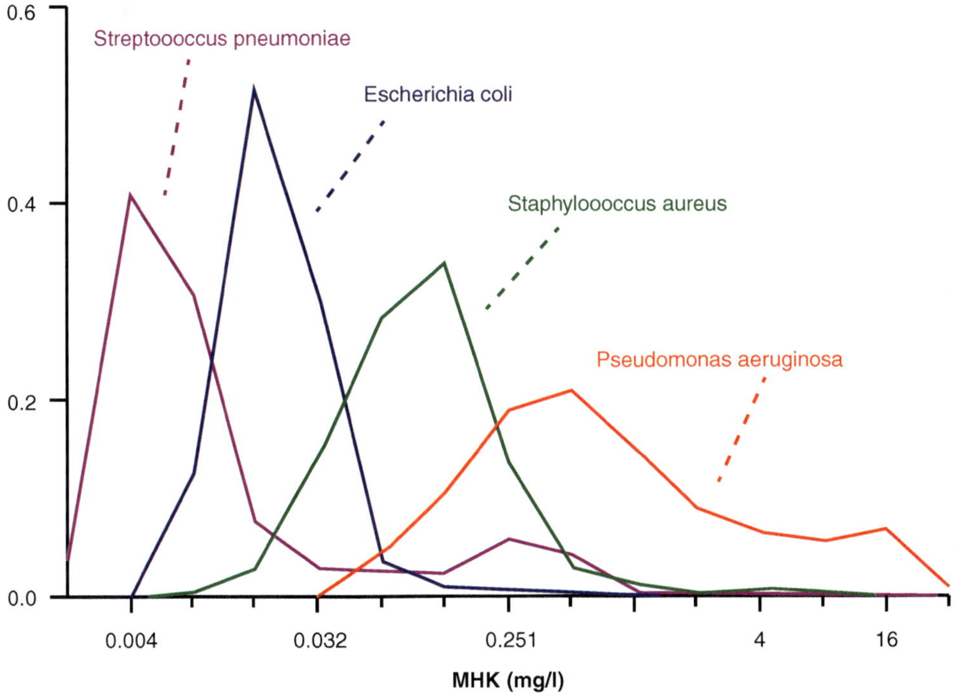

Abb. 7.3 Verteilung der Werte der minimalen Hemmkonzentration (MHK) relevanter Erreger für Meropenem. (Aus: Beck et al. (2014) Pharmakokinetik und Pharmakodynamik der Antibiotikatherapie Anaesthesist; 63:775–782; mit freundlicher Genehmigung)

Tab. 7.5 Beispielrechnungen zur Dosisberechnung von Aminoglykosiden

	*mit 5 mg/kg/KG Einmalgabe, gerundet auf nächsten praktikablen 80 mg-Schritt, 1 Amp. =80 mg)			
Beispiel	ABW (kg)	IBW (kg)	ADW (kg)	Dosis in mg*
Frau mit 170 cm Körpergröße	60	65	-	320 (4 Amp.)
	100	65	79	400 (5 Amp.)
	115	65	85	400 (5 Amp.)
	130	65	91	480 (6 Amp.)
Mann mit 170 cm Körpergröße	80	70	-	320 (4 Amp.)
	100	70	82	400 (5 Amp.)
	115	70	88	480 (6 Amp.)
	130	70	94	480 (6 Amp.)

Penicilline, Cephalosporine und Carbapeneme (Betalaktamantibiotika) können bei übergewichtigen Patienten jedoch auch ein erhöhtes Verteilungsvolumen haben, obwohl sie hydrophil sind. Dies lässt sich dadurch erklären, dass

- das Fettgewebe zu einem Drittel aus Wasser besteht,
- bei diesen Patienten meist auch ein erhöhter Anteil an Muskulatur vorhanden ist und
- das Plasmavolumen bei adipösen Patienten erhöht ist.

Daher ist gerade für diese Substanzgruppen ein TDM bei adipösen Patienten sinnvoll.

Literatur

Beck S, Wicha SG, Kloft C, Kees MG (2014) Pharmakokinetik und Pharmakodynamik der Antibiotikatherapie. Anaesthesist 63:775–782

Frank U (2019) Antibiotika am Krankenbett, 17. Aufl. Springer, Berlin S 236–237

Hey J, Thompson-Leduc P, Kirson NY et al (2018) Procalcitonin guidance in patients with lower respiratory tract infections: a systematic review and meta-analysis. Clin Chem Lab Med 56(8):1200–1209

Iankova I, Thompson-Leduc P, Kirson NY et al (2018) Efficacy and safety of procalcitonin guidance in patients with suspected or confirmed sepsis: a systematic review and meta-analysis. Crit Care Med 46(5):691–698

Meyer E, Schulz-Stübner S (2016) Antibiotikadosierung bei adipösen und bei kritisch kranken Patienten. Intensivmedizin up2date 12:355–366

Nosseir NS, Michels G, Pfister R et al (2014) Therapeutisches Drug Monitoring (TDM) von Antiinfektiva in der Intensivmedizin. Dtsch Med Wochenschr 1390:1889–1894

Ohji G, Doi A, Yamamoto S, Iwata K (2016) Is de-escalation of antimicrobials effective? A systematic review and meta-analysis. Int J Infect Dis 49:71–79

Paul M, Dickstein Y, Raz-Pasteur A (2016) Antibiotic de-escalation for bloodstream infections and pneumonia: systematic review and meta-analysis. Clin Microbiol Infect 22(12):960–967

Roberts JA, Kruger P, Paterson DL, Lipman J (2008) Antibiotic resistance – what's dosing got to do with it? Crit Care Med 36:2433–2440

Schulz-Stübner S, Mattner F, Meyer E, Mahlberg R (2019) Antibiotika bei Infektionen mit multiresistenten Erregern, 2. Aufl. Springer, Heidelberg/Berlin, S 116

Sörgel F, Höhl R, Glaser R et al (2017) Pharmakokinetik und Pharmakodynamik von Antibiotika in der Intensivmedizin. Med Klin Intensivmed Notfmed 112:11–23

Spellberg B (2018) The maturing antibiotic mantra: "Shorter is still better". J Hosp Med 13:361–362

Stegemann M, Hagel S, Lehmann C (2019) Ambulante parenterale Gabe. https://doi.org/10.3238/PersInfek.2019.07.22.03

Universitätsspital Basel (2019) Outpatient Parenteral Antibiotic Therapy (OPAT). Informationen für Patienten und Zuweiser. https://www.unispital-basel.ch/ueber-uns/bereiche/mEdizin/kliniken-institute-abteilungen/mEdizinische-poliklinik/patienten-besucher/opat/. Zugegriffen am 07.09.2019

van Vugt SF, Broekhuizen BD, Lammens C et al (2013) Use of serum C reactive protein and procalcitonin concentrations in addition to symptoms and signs to predict pneumonia in patients presenting to primary care with cough: diagnostic study. BMJ 346:f2450. https://doi.org/10.1136/bmj.f245

Diagnostic Stewardship

8

Inhaltsverzeichnis

Bestehen starke Zweifel an den ersten 5 Gliedern der Nutzen-Kette in Abb. 8.1, ist die diagnostische Maßnahme zu unterlassen!

Unnötige mikrobiologische oder serologische Tests erzeugen Resultate, die dann zu unnötigen Antibiotikagaben führen können. Klassisches Beispiel sind „routinemäßige" Urinkulturen vor nicht-urologischen chirurgischen Eingriffen, die dann nicht selten in der Behandlung einer asymptomatischen Bakteriurie münden.

Auch die Urintestung in der Schwangerschaft wird inzwischen differenziert betrachtet: Den seit 28. Mai 2019 geltenden Änderungen der Mutterschafts-Richtlinien liegt eine Nutzenbewertung des Instituts für Qualität und Wirtschaftlichkeit im Gesundheitswesen (IQWiG) zugrunde. Zum Nutzen des Urinsediments seien keine Studien gefunden worden. Auch ein in internationalen Leitlinien empfohlenes einmaliges Screening durch Kultur aus Mittelstrahlurin ist aus Sicht des IQWiG nicht ausreichend belegt. Daher sehen die angepassten Mutterschafts-Richtlinien keine regelhaften Urinuntersuchungen auf asymptomatische Bakteriurie bei allen Schwangeren mehr vor. Das seit 1972 geforderte Urinsediment wurde gestrichen. Eine bakteriologische Untersuchung kann weiterhin erforderlich sein bei auffälligen Symptomen, rezidivierenden Harnwegsinfektionen in der Anamnese, Zustand nach Frühgeburt oder erhöhtem Risiko für Infektionen ableitender Harnwege.

S. Schulz-Stübner, *Antibiotic Stewardship im Krankenhaus*,
https://doi.org/10.1007/978-3-662-60558-5_8

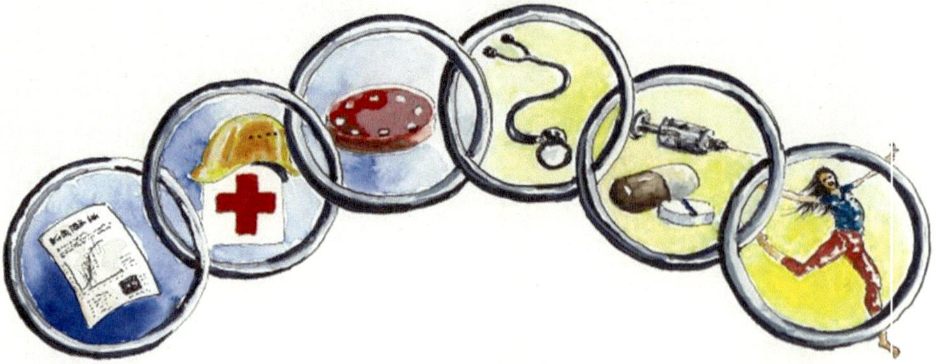

Abb. 8.1 Bestehen starke Zweifel an den ersten 5 Gliedern der Nutzen-Kette, ist die diagnostische Maßnahme zu unterlassen! 1. Diagnostizierbare Erkrankung. 2. Sicherheit der diagnostischen Maßnahme. 3. Korrekte Ergebnisse. 4. Korrekte Diagnose. 5. Therapeutische Konsequenz. 6. Klinisches Ansprechen. (Zeichnungen von U. Flury. Bildrechte: Deutsches Beratungszentrum für Hygiene [BZH GmbH] mit freundlicher Genehmigung)

► Jeder mikrobiologischen Diagnostik muss also eine gezielte Fragestellung vorangehen. Handelt es sich um eine krankenhaushygienisch-epidemiologische Screening-Untersuchung, ist diese klar von klinischen Befunden abzugrenzen.

Derartige Screening-Befunde (meist auf multiresistente Erreger) können allerdings im Sinne des ABS von Nutzen sein, als sie bei Auftreten einer Infektion innerhalb kurzer Zeit nach dem Screening mit hohem negativem Vorhersagewert eine klinische Relevanz dieser Erreger ausschließen und eine empirische Abdeckung verzichtbar machen.

► Invasive diagnostische Maßnahmen (z. B. Liqourpunktion, Biopsien etc.) sind nur dann gerechtfertigt, wenn das Ergebnis zu einer therapeutischen oder prognostischen Konsequenz führt.

Daneben sind immer Reliabilität und Validität des Testverfahrens zu berücksichtigen.

Klassisches Beispiel für Verunsicherung durch unzuverlässige, unspezifische Testverfahren sind zahlreiche Seromarker bei der Diagnostik der Neuroborreliose, die zu unsinnigen Antibiotikatherapien vermeintlich „chronischer" Infektionen führen. Im Blut lassen sich borrelienspezifische IgM-Antikörper ab der 3. Woche und IgG-Antikörper ab der 6. Woche nach Infektion detektieren. Bei der späten (chronischen) Neuroborreliose lassen sich grundsätzlich bei Immunkompetenz hohe borrelienspezifische IgG-Antikörperkonzentrationen nachweisen. Allerdings zeigt die Antikörperbildung nicht in allen Fällen den für andere Infektionskrankheiten typischen Ablauf. Beispielsweise können sowohl IgG- als auch IgM-Antikörper trotz klinischer Ausheilung bis zu mehrere Jahre persistieren. Somit lässt sich das Vorliegen einer Infektion nicht allein aufgrund eines positiven serologischen Befundes belegen. Vor diesem Hintergrund soll die serologische Diagnostik nur bei ausreichendem klinischem Verdacht angefordert werden, da anderenfalls ihr prädiktiver Wert gering ist (Rauer et al. 2018).

Eine weitere Problematik stellt die Unterscheidung zwischen Kontamination, Kolonisation und Infektion gerade bei Abnahme von Proben aus Katheter- oder Drainagesystemen dar. Diese müssen stets mit äußerster Vorsicht bewertet und dürfen nur bei klarer klinischer Fragestellung unter eben diesem Vorbehalt überhaupt abgenommen werden.

Auf das routinemäßige Einsenden von Katheterspitzen oder entferntem Plastikmaterial ist ebenso zu verzichten wie auf intraoperative Kulturen von frisch implantiertem Fremdmaterial (z. B. Herzschrittmacher, Gelenkprothesen o. Ä.). Letztere haben keinen klinischen Vorhersagewert für das Auftreten einer Infektion, und positive Befunde stellen daher ein psychisches Dilemma für Behandler und Patient, aber keine Behandlungsindikation dar.

Während bei einigen Erkrankungen mikrobiologische Kontrolluntersuchungen für die Klassifikation und die Therapiedauer essenziell sind (z. B. *Staphylococcus-aureus*-Bakteriämie, Fungämie), richten sich sowohl therapeutische als auch krankenhaushygienische Maßnahmen bei anderen Erkrankungen rein nach der Klinik (z. B. *Clostridioides-difficile*-assoziierte Diarrhö), und Kontrolluntersuchungen bergen dann die Gefahr einer unnötigen Therapieprolongierung, da z. B. der *Clostridioides-difficile*-Toxinnachweis noch über längere Zeit persistieren kann, ohne dass eine relevante Erkrankung vorliegt.

► Unsinnige Diagnostik führt zu unnötiger Antibiotikatherapie. Diagnostic Stewardship ist daher eine notwendige Ergänzung des Antibiotic Stewardship.

Literatur

Rauer S, Kastenbauer S, Fingerle V, Hunfeld KP, Huppertz HI, Dersch R (2018) Neuroborreliose. Dtsch Arztebl Int 115(45):751–756

Bewertung mikrobiologischer Befunde 9

Inhaltsverzeichnis

Übersicht

Das mikrobiologische Labor soll eindeutige Vorgaben zur Präanalytik in schriftlicher Form zur Verfügung stellen. Abweichungen von diesen Vorgaben sollen eine entsprechende Befundkommentierung und Rückweisung von ungeeignetem Probenmaterial nach sich ziehen (Empfehlungsgrad A, Evidenzgrad I).

Relevante mikrobiologische Befunde sollen dem behandelnden Arzt umgehend und nachvollziehbar kommuniziert werden (Empfehlungsgrad A, Evidenzgrad I).

Antibiogramme sollten bezüglich Substanzauswahl an den lokalen Leitlinien orientiert sein, in Abstimmung mit dem ABS-Team selektiv mitgeteilt und mit Kommentaren versehen werden (Empfehlungsgrad B, Evidenzgrad II).

Das mikrobiologische Labor soll auffällige Resistenzentwicklungen umgehend dem ABS-Team und den für die Krankenhaushygiene zuständigen Ärzten kommunizieren (Empfehlungsgrad A, Evidenzgrad I).

Gesteuerte Antibiogramme, bei denen nur ausgewählte Befunde an den Behandler mitgeteilt werden, haben sich beispielsweise in den Niederlanden als Werkzeug des ABS gut bewährt und werden dort vom Behandler auch nicht als Entmündigung, sondern als Hilfestellung bzw. Befreiung von unnötiger Informationsüberladung empfunden.

Ihre Effektivität als ABS-Intervention beispielsweise zur Senkung des Chinolon-Verbrauchs und ersatzweise Steigerung des Aminopenicillin-/Betalaktamaseinhibitor-Gebrauchs sind in der Literatur gut belegt (Langford et al. 2016).

S. Schulz-Stübner, *Antibiotic Stewardship im Krankenhaus*,
https://doi.org/10.1007/978-3-662-60558-5_9

Gezielte Antibiogramme, die nur therapierelevante, leitliniengerechte Antibiotika enthalten, können z. B. erstellt werden je nach

- Alter des Patienten (z. B. keine Angabe von Fluorchinolonen und Tetracyclinen im Kindesalter),
- Vorhandensein einer Schwangerschaft (z. B. keine Angabe von Medikamenten der „Pregnancy categories D und C": Tetracycline, Fluorchinolone, Amikacin, Gentamicin, Chloramphenicol, Vancomycin, Linezolid, Clarithromycin etc.),
- Art der Infektion (klinische Diagnose),
- Lokalisation des Befundmaterials.

Beispiele für selektive Befundmitteilung nach Material oder Infektfokus wären:

- keine Angabe von Daptomycin in respiratorischen Materialien
- keine Angabe von Makroliden, Chloramphenicol und Clindamycin bei Harnwegsinfektionen
- keine Angabe von schlecht liquorgängigen Medikamenten bei Meningitis.

Beim so genannten „Cascade reporting" nach der amerikanischen Testnorm für mikrobiologische Befunde des CLSI (CLSI M100S, 26th Edition 2016) sollen auf dem ersten Befundbericht nur die z. B. in der einrichtungsspezifischen Antiinfektivaleitlinie genannten Substanzen und ihre Resistenzen mitgeteilt werden. Ein zweiter Befundbericht mit den primär unterdrückten Substanzen wird bei Resistenz der Erstliniensubstanzen automatisch oder auf gezielte Nachforderung des Behandlers zur Ansicht freigegeben.

Die sinnvolle Selektion von Substanzen im mikrobiologischen Befundbericht erfordert die Kenntnis der Indikation, genauen Bezeichnung des Untersuchungsmaterials, Information zu Allergien etc. In der Realität enthält aber nur ein minimaler Anteil der Einsendescheine alle erforderlichen Informationen. Die Auswahl der getesteten Substanzen bei automatisierter Resistenztestung ist außerdem abhängig von (kommerziellen) Testpanels.

Softwareprobleme und Schnittstellenprobleme machen gesteuerte Antibiogramme sehr arbeitsaufwendig, und die zum Teil unterschiedliche Darstellung von Befunden in Laborinformationssystemen (LIS), Krankenhausinformationssystemen (KIS) bzw. Patientendatenmanagementsystemen (PDMS) kommt erschwerend hinzu. Große Einsendelabore mit vielen unterschiedlichen Kunden müssten darüber hinaus teils sehr unterschiedliche Antibiogrammsteuerungen vornehmen, was die Kosten deutlich erhöht.

Im klinischen Alltag stimmen die Ergebnisse des Antibiogramms im Regelfall mit dem Therapieerfolg überein. Die PEG (2018) diskutiert Ursachen bei Abweichungen zwischen vorhergesagter Wirksamkeit und tatsächlichem Therapieerfolg. Folgende Gründe sind mögliche Ursachen, wenn das Antibiogramm Wirksamkeit vorhersagt, die Therapie jedoch versagt:

- Fehler bei der Applikation (z. B. Inaktivierung von Antibiotika durch Inkompatibilitäten, Interaktionen mit anderen Arzneimitteln, Verbleiben relevanter Dosismengen im Infusionssystem, fehlerhafte Dosisintervalle),

- zu geringe Konzentration des Antibiotikums am Infektionsort infolge zu niedriger Dosierung oder Auswahl einer aufgrund der fehlenden Gewebepenetration ungeeigneten Substanz oder spezifischer Inaktivierungsmechanismen (z. B. Daptomycin bei pulmonaler Erkrankung),
- Diskrepanz zwischen der Wirkung von Antibiotika in vivo und in vitro (pH, pO_2 etc.),
- mangelnde Compliance,
- Immundefekte,
- Resistenzentwicklung unter Therapie,
- Erregerwechsel,
- Sekundärinfektion,
- phänotypische Resistenz (z. B. Vorkommen in Biofilmen, intrazelluläre Lage oder Small-Colony-Phänotyp/Persister).

Im umgekehrten Fall zeigt das Antibiogramm Unwirksamkeit an, die Therapie ist jedoch erfolgreich:

- Testung nicht relevanter Erreger (z. B. durch Abnahme falschen Untersuchungsmaterials, Behandlung von Kolonisationen),
- Kumulation des Antibiotikums am Ort der Infektion,
- synergistische Wirkung von Kombinationen trotz Resistenz einzelner Antibiotika, z. B. bei der Endokarditis, Therapie von Biofilmen,
- Spontanheilung oder Fehldiagnose einer Infektion und stattdessen systemische Entzündungsreaktion anderer Ursache.

Literatur

Langford BJ, Seah J, Chan A, Downing M, Johnstone J, Matukas LM (2016) Antimicrobial stewardship in the microbiology laboratory: Impact of selective susceptibility reporting on ciprofloxacin utilization and susceptibility of gram-negative isolates to ciprofloxacin in a hospital setting. J Clin Microbiol 54(9):2343–2347

PEG 2018 S2k Leitlinie Kalkulierte parenterale Initialtherapie bakterieller Erkrankungen bei Erwachsenen – Update 2018 AWMF-Registernummer 082–006

Substanzklassen und Anwendungsgebiete in der Übersicht unter ABS-Gesichtspunkten 10

Inhaltsverzeichnis

Tab. 10.1 gibt eine Übersicht über die wichtigsten Substanzklassen und Eigenschaften mit einer Kommentierung unter ABS-Gesichtspunkten.

Tab. 10.2 gibt eine Übersicht über die Zusatzrisiken bestimmter unerwünschter Arzneimittelwirkungen im Rahmen von Fluorchinolon-Behandlungen (Kern 2019).

Abb. 10.1 zeigt die Wirkung neuer Antibiotikakombination bzw. der neuen Klasse der Siderophorcephalosporine auf multiresistente gramnegative Erreger.

Ceftazidim/Avibactam und Ceftolozan/Tazobactam sind seit Längerem auf dem deutschen Markt verfügbar.

Neue Betalaktamase-Inhibitor-Kombinationen mit den Carbapenemen Imipenem und Meropenem sind den USA bereits zugelassen (Stand Januar 2020).

Die fixe Kombination Aztreonam/Avibactam hat nach aktuellen Daten eine Wirksamkeit im Bereich sämtlicher Ambler-Klassen (A–D) und ist auch gegenüber MBL wirksam.

Das neuartige Siderophorcephalosporin Cefiderocol hat einen einzigartigen Wirkmechanismus und hemmt ebenfalls Enzyme der Ambler-Klassen A–D und ist in den USA bereits zugelassen (Stand Januar 2020).

S. Schulz-Stübner, *Antibiotic Stewardship im Krankenhaus*,
https://doi.org/10.1007/978-3-662-60558-5_10

10.1 Schwangerschaft und Stillzeit

Die möglichen embryofetalen Risiken bei einer Anwendung von Antiinfektiva in der Schwangerschaft können leider nur unzureichend durch Einteilung in verschiedene Risikoklassen beschrieben werden, und es liegen nur wenig gesicherte Daten vor, sodass die Einschätzungen vielfach auf Anwendungserfahrung und Expertenmeinung beruhen.

Fast alle Arzneimittel passieren die Plazenta. 100%ige Aussagen zur Sicherheit für das ungeborene Kind sind praktisch nicht möglich. Bei schweren mütterlichen Infektionen besteht ein erhebliches Risiko für die Schwangerschaft, sodass die Risiken der Therapie gegen diejenigen durch die Infektion abgewogen werden müssen.

▶ **Cave**
Ausgeprägt teratogene Antiinfektiva (z. B. Rifampicin, Nitrofurantoin oder Ivermectin) sollten bei Frauen im gebärfähigen Alter nur nach Ausschluss einer Schwangerschaft verabreicht werden.

Am kritischsten ist die Phase der Organogenese im 1. Trimenon, daher kein Einsatz von Substanzen mit möglicher zytotoxischer oder mutagener Wirkung (z. B. Griseofulvin, Cotrimoxazol, Trimethoprim, Metronidazol, Clarithromycin, Flucytosin, Rifampicin, Chloramphenicol, Nitrofurantoin oder Ketoconazol).

Nach der 16. Schwangerschaftswoche dürfen Tetracycline wegen der Gefahr von Wachstumsstörungen und Gelbfärbung der Zähne nur bei vitaler Indikation gegeben werden.

In der letzten Woche vor dem errechneten Entbindungstermin sollte Cotrimoxazol nicht gegeben werden, da sonst die Gefahr eines Kernikterus erhöht wird.

Als weitgehend sicher gelten Penicilline, Cephalosporine und Erythromycin, da hier die meisten und längsten Erfahrungen vorliegen.

Unter den neueren Makroliden wird Azithromycin bevorzugt.

Auch die Betalaktamaseinhibitoren Sulbactam, Tazobactam und Clavulansäure gelten als unproblematisch.

Bei Notwendigkeit einer Carbapenem-Therapie wird Meropenem bevorzugt, bei Notwendigkeit einer MRSA-wirksamen Therapie Vancomycin, da hierfür die meisten Erfahrungen vorliegen.

▶ Da die Datenlage zu den meisten Substanzen schlecht ist, muss immer eine Einzelfallentscheidung aufgrund der pharmakologischen und klinischen Gesamtsituation erfolgen. Informationen zu den Einzelsubstanzen finden sich z. B. bei www.embryotox.de.

Die Einteilung hinsichtlich der teratogenen, embryotoxischen oder fetotoxischen Wirkungen erfolgt gemäß Roter Liste in Gruppen (Tab. 10.3; s.a. Tab. 10.4).

Tab. 10.1 Substanzklassen und Eigenschaften in der Übersicht unter ABS-Gesichtspunkten

Substanzklasse oder Substanz	Eigenschaften*	Spezielle ABS-Gesichtspunkte
Betalaktame	Betalaktame üben einen bakteriziden Effekt aus und zeigen eine zeitabhängige Tötungskinetik. Aus diesem Grund gilt die Zeitdauer des Wirkstoffspiegels oberhalb der minimalen Hemmkonzentration (T>MHK) als wichtigste Kenngröße für die Wirksamkeit von Betalaktamantibiotika.	- Verlängerte Infusionsdauer (zumindest bei schweren Krankheitsbildern) sinnvoll → Ladungsdosis beachten! - Kontinuierliche Gabe unter TDM → Ladungsdosis beachten!
Penicilline	Die pharmakokinetischen Eigenschaften der Penicilline zeigen untereinander keine große Variabilität. Die Verteilung erfolgt vornehmlich extrazellulär, das relative Verteilungsvolumen liegt bei 0,2–0,4 l/kg KG. Die Liquorgängigkeit der Penicilline ist bei entzündeten Meningen und adäquater Dosierung ausreichend. Die Plasmahalbwertszeiten betragen bei nierengesunden Patienten 1–2 h, die Elimination erfolgt meist unverändert renal. Die Plasmaproteinbindung ist sehr unterschiedlich und kann Werte von >90 % bei den Isoxazolylpenicillinen erreichen.	- Schmalspektrumpenicilline bevorzugen. - Häufigste unerwünschte Wirkungen der Aminopenicilline sind pseudoallergische Hautreaktionen. Ein morbilliformes Exanthem tritt meist 5–10 Tage nach Behandlungsbeginn auf. Betroffen sind vor allem Patienten mit gleichzeitiger Virusinfektion (z. B. infektiöser Mononukleose). Wichtig bei der Evaluation der Allergieanamnese!
Cephalosporine	Die pharmakodynamischen Eigenschaften der Cephalosporine entsprechen denen der Penicilline. Bei den pharmakokinetischen Parametern zeigen sich bei einzelnen Substanzen erhebliche Unterschiede in der Elimination. Die meisten Cephalosporine werden überwiegend unverändert renal ausgeschieden. Die durchschnittliche Plasmahalbwertszeit bei nierengesunden Patienten liegt bei ca. 2 h. Davon abweichende pharmakokinetische Eigenschaften zeigt Ceftriaxon mit einer durchschnittlichen Halbwertszeit von ca. 8 h und überwiegend biliärer Elimination. Cephalosporine verteilen sich extrazellulär wie die Penicilline mit einem relativen Verteilungsvolumen von 0,2–0,4 l/kg KG. Cephalosporine werden im Allgemeinen sehr gut vertragen. Allergische Reaktionen sind weniger häufig als bei den Penicillinen. Kreuzallergien zu den Penicillinen sind eher selten.	- Cefazolin und Cefuroxim als „Arbeitspferde" der PAP. - Ceftriaxon ist wegen biliärer Ausscheidung mit starker Störung der Darmflora assoziiert, daher unter ASB-Gesichtspunkten zurückhaltender Einsatz, Klinische Bedeutung der Sludge-Bildung in der Gallenblase unter Ceftriaxon fraglich. - Oralcephalosporine nur bei speziellen Indikationen (z. B. Langzeittherapien bei sensiblen Erregern mit bekannt niedriger MHK).

(Fortsetzung)

Tab. 10.1 (Fortsetzung)

Substanzklasse oder Substanz	Eigenschaften*	Spezielle ABS-Gesichtspunkte
Ceftolozan/Tazobactam	Ceftolozan/Tazobactam hat eine gute antibakterielle Aktivität gegen *Pseudomonas aeruginosa*, ebenso gegenüber *Escherichia coli* und *Klebsiella pneumoniae*, inklusive der meisten ESBL-produzierenden Stämme. Ceftolozan/Tazobactam ist unwirksam gegenüber Staphylokokken und Anaerobiern (außer *Bacteroides fragilis*), und es besitzt keine Aktivität gegen Carbapenem-resistente Bakterien, die Serin-Carbapenemasen (z. B. KPC, OXA) oder Metallo-Betalaktamasen (z. B. VIM, NDM) produzieren.	- Zurückhaltender Einsatz als Reserveantibiotikum bei 4 MRGN. - Nur in Abteilungen oder bei Patienten mit sehr hohem 4 MRGN-Risiko als Bestandteil einer empirischen Antibiotikatherapie bei septischem Schock. - Die zugelassene Dosierung von Ceftolozan/Tazobactam beträgt 3 × 1,5 g bei einer Infusionsdauer über 1 h, für die Behandlung der Pneumonie wird eine Dosierung von 3 × 3 g erforderlich.
Ceftazidim/Avibactam	Avibactam, ein neuer Betalaktamase-Inhibitor, hemmt Betalaktamasen der Ambler-Klassen A und C sowie einige Enzyme der Klasse D, jedoch nicht Enzyme der Klasse B (d. h. Metallo-Betalaktamasen). In der fixen Kombination mit dem Cephalosporin der Gruppe 3b Ceftazidim verbessert Avibactam die Wirksamkeit gegenüber Stämmen von *Pseudomonas aeruginosa*, *Escherichia coli* und *Klebsiella pneumoniae*, die ESBL-Enzyme, AmpC-Beta-Laktamasen und bestimmte Carbapenemasen wie KPC oder OXA-48 produzieren.	- Zurückhaltender Einsatz als Reserveantibiotikum bei 4 MRGN. - Nur in Abteilungen oder bei Patienten mit sehr hohem 4 MRGN-Risiko als Bestandteil einer empirischen Antibiotikatherapie bei septischem Schock.

Carbapeneme	Carbapeneme sind gut verträgliche Betalaktamantibiotika, die aufgrund ihres Wirkungsspektrums in 2 Gruppen eingeteilt werden. Sie zeigen ein sehr breites Wirkungsspektrum im grampositiven und gramnegativen Bereich, einschließlich Anaerobier und ESBL-bildender Erreger. In den letzten Jahren wurde bei nosokomialen Infektionen über Carbapenemase-bildende Stämme berichtet. Carbapeneme zeigen bei diesen Erregern keine bzw. nur eine verminderte Aktivität. *Stenotrophomonas maltophilia* ist von Natur aus gegenüber Carbapenemen resistent. Ebenso besitzen die Carbapeneme keine Aktivität gegen Methicillin-resistente Staphylokokken sowie gegen *Enterococcus faecium*. Zur Gruppe 1 zählen Imipenem (in Kombination mit Cilastatin) und Meropenem. Cilastatin ist ein Inhibitor der renalen Dehydropeptidase-I, die Imipenem metabolisiert. Die Gruppe 2 beinhaltet Ertapenem. Ertapenem weist im Gegensatz zur Gruppe 1 keine klinische Wirksamkeit gegenüber *Pseudomonas spp*. und *Acinetobacter spp*. auf. Ein weiteres Unterscheidungsmerkmal sind die pharmakokinetischen Parameter. Die Verteilung der Carbapeneme erfolgt extrazellulär, das relative Verteilungsvolumen liegt zwischen 0,1 l/kg KG (Ertapenem) und 0,2 l/kg KG (Imipenem, Meropenem). Die Bindung an humane Serumproteine beträgt für Ertapenem >90 %, für Imipenem/Cilastatin ca. 20/40 % und für Meropenem etwa 2 %. Alle Carbapeneme werden teilweise metabolisiert und vorzugsweise renal eliminiert. Die Halbwertszeit bei nierengesunden Patienten liegt bei den Carbapenemen der Gruppe 1 bei etwa 1 h. Ertapenem hat eine längere Halbwertszeit (ca. 4 h) und wird 1 × täglich dosiert. Imipenem/Cilastatin und Meropenem sind dosisäquivalent. Bei weniger empfindlichen Erregern und schweren Infektionen wird eine längere Infusionsdauer für Meropenem empfohlen, die Stabilität von Imipenem/Cilastatin reicht für eine prolongierte Infusionsdauer oder eine kontinuierliche Gabe nicht aus.	- Empirischer Einsatz von Carbapenemen in erster Linie bei lebensbedrohlichen Erkrankungen und hohem ESBL-Anteil in der jeweiligen Einrichtung. - Ertapenem kann aufgrund seiner Pseudomonaslücke insbesondere bei hohen ESBL-E.-coli-Raten und Notwendigkeit für Carbapenem-Einsatz eine interessante Alternative zu breiter wirksamen Carbapenemen sein. - Bei Carbapenemasebildnern kann ein Therapieansatz mit zwei Carbapenemen – Ertapenem plus Meropenem – theoretisch sinnvoll sein. Das Prinzip beruht darauf, dass die Carbapenemasen eine höhere Affinität zu Ertapenem als zu Meropenem haben. Wird Ertapenem 1 h vor Meropenem verabreicht, wird Ertapenem zwar inaktiviert, bleibt aber an der Carbapenemase gebunden, sodass das andere Carbapenem wirken kann.

(Fortsetzung)

Tab. 10.1 (Fortsetzung)

Substanzklasse oder Substanz	Eigenschaften*	Spezielle ABS-Gesichtspunkte
Temocillin	Temocillin ist ein semisynthetisches 6-α-Methoxyderivat von Ticarcillin, welches gegen zahlreiche Enterobakterien wirksam ist, jedoch nicht gegen Non-Fermenter, grampositive Aerobier und Anaerobier. Die Methoxygruppe bewirkt, dass Temocillin gegen zahlreiche Betalaktamasen, inklusive ESBL, AmpC und gegen *Klebsiella-pneumoniae*-Carbapenemasen (KPC), jedoch nicht gegen Metallo-Betalaktamasen und OXA-48 stabil ist.	- Die Substanz ist inzwischen auch in Deutschland als Fertigarzneimittel erhältlich und bei hohem Anteil von ESBL-Bildnern auch für die empirische Therapie interessant. - Eine aktuelle Studie empfiehlt für kritisch kranke Patienten eine Tagesdosis von 6 g Temocillin, entweder 3 × täglich intermittierend oder nach einer Ladungsdosis von 2 g Temocillin kontinuierlich.
Aztreonam	Aztreonam zeigt ein den anderen Betalaktamen ähnliches pharmakokinetisches und pharmakodynamisches Verhalten. Es wirkt ausschließlich gegen gramnegative Erreger, einschließlich *Pseudomonas aeruginosa, Acinetobacter spp.*, *Stenotrophomonas maltophilia* sowie ESBL-bildende Enterobacteriales sind resistent. Dem gegenüber sind Metallo-Betalaktamase (MBL) bildende Stämme sensibel. Aufgrund der Strukturunterschiede zu den anderen Betalaktamantibiotika ist kaum mit einer Kreuzallergie zu rechnen. Die klinische Relevanz von Aztreonam ist (noch) gering. Es kann als Kombinationspartner mit Antibiotika eingesetzt werden, die nur im grampositiven Bereich wirken. In der Zukunft könnte Aztreonam aber an Bedeutung gewinnen, denn die Kombination mit Avibactam, die sich zzt. in der klinischen Entwicklung befindet, ist auch gegen Bakterienstämme wirksam, die bestimmte Serin-Carbapenemasen wie KPC oder OXA-48 produzieren.	- Reserveantibiotikum für individuelle Therapiesituationen. - In Kombination mit Avibactam wirksam gegen die meisten Carbapenemasebildner.

Fluorchinolone	Fluorchinolone weisen eine konzentrationsabhängige Bakterizidie auf. Das Wirkungsspektrum ist breit. Auf die Unterschiede zwischen den Gruppen wird in den nachfolgenden Abschnitten hingewiesen. Die hohen Resistenzraten von *Escherichia coli* und anderen Enterobacteriales schränken den Einsatz der Fluorchinolone in Monotherapie als kalkulierte Initialtherapie vor allem bei nosokomialen Infektionen deutlich ein. In der Regel besteht eine Kreuzresistenz zwischen allen Fluorchinolonen. Die Fluorchinolone verteilen sich extra- und intrazellulär. Sie haben ein hohes relatives Verteilungsvolumen von meist 2 bis 4 l/kg KG und penetrieren gut in viele Gewebe. Die Proteinbindung liegt meist unter 40 %. Levofloxacin wird nahezu ausschließlich renal eliminiert, Ciprofloxacin auch biliär und transintestinal ausgeschieden. Moxifloxacin wird zum größten Teil durch Konjugationsreaktionen eliminiert. Die Halbwertszeit beträgt 3 bis 4 h für Ciprofloxacin, 7 bis 8 h für Levofloxacin und mehr als 10 h für Moxifloxacin, was die unterschiedliche Applikationshäufigkeit erklärt. Unerwünschte Wirkungen treten bei etwa 4 bis 10 % der behandelten Patienten auf, meist als Störung des Magen-Darm-Trakts, ZNS-Reaktion in Form von Schlaflosigkeit und Benommenheit oder Hautreaktion.	- Zurückhaltender Einsatz wegen Begünstigung von Resistenzentwicklung. - Rote Hand-Brief und Nebenwirkungsspektrum beachten: Indikation auf schwere Krankheitsbilder oder fehlende Alternativen beschränken. - QT-Zeit-Verlängerung beachten. - Interaktionen mit zweiwertigen Kationen bei oraler Gabe beachten. - Gut geeignet für orale Sequenztherapie

(Fortsetzung)

Tab. 10.1 (Fortsetzung)

Substanzklasse oder Substanz	Eigenschaften*	Spezielle ABS-Gesichtspunkte
Makrolide	Makrolide besitzen eine gute antibakterielle Wirksamkeit gegen Mykoplasmen, Legionellen und Chlamydien sowie gegen Streptokokken, einschließlich Pneumokokken, und *Bordetella pertussis*. Die Resistenzraten der Pneumokokken lagen bereits über 20 %, zeigen aber eine rückläufige Tendenz. Makrolide sind zumeist bakteriostatisch wirksam, können aber bei höheren Konzentrationen auch einen bakteriziden Effekt entfalten. Der pharmakodynamische Effekt ist zeitabhängig. Makrolide verteilen sich intra- und extrazellulär. Bei den Makroliden wird über ihre antibakterielle Aktivität hinaus auch ein immunmodulatorischer Effekt diskutiert. Die pharmakokinetischen Parameter der Makrolide sind abhängig von der Dosis und bei Erythromycin auch von der Art des Derivats. Die Halbwertszeit liegt für Erythromycin unter 2,5 h, für Clarithromycin zwischen 2 und 5 h, für Azithromycin über 14 h. Auch bei den Verteilungsvolumina werden erhebliche Unterschiede angegeben: Erythromycin ca. 0,7 l/kg KG, Clarithromycin ca. 4 l/kg KG, Azithromycin ca. 25 l/kg KG. Die Makrolide unterliegen einer ausgeprägten Metabolisierung über die Leber und werden vorzugsweise biliär ausgeschieden. Die häufigsten Nebenwirkungen der Makrolide sind gastrointestinale Störungen und ein Anstieg der Leberenzyme. Problematisch sind das hohe Interaktionspotenzial von Erythromycin und Clarithromycin sowie die Verlängerung der QT-Zeit, die durch alle Makrolide einschließlich Azithromycin verursacht wird.	- Kurzzeitiger Kombinationspartner bei ambulant erworbener Pneumonie (immunmodulierende Wirkung und Abdeckung atypischer/intrazellulärer Erreger. - Resistenzsituation bei der Helicobacter-pylori-Eradikation beachten. - Sonderindikation bei Erythromycin zur Steigerung der gastralen Motilität bei Gastroparese, dann möglichst kurzzeitige Anwendung z. B. während der Endoskopie oder auf der Intensivstation. - Indikation bei Keuchhusten nicht zur Beeinflussung des Krankheitsverlaufs, sondern zur Verkürzung der Zeit der Infektiosität. - QT-Zeitverlängerung beachten.

Glykopeptide	Der Wirkungsmechanismus der Glykopeptide beruht auf der Inhibition der Zellwandsynthese, charakterisiert durch die Bindung an den D-Ala-D-Ala-Terminus der Peptidseitenkette. Vancomycin und Teicoplanin wirken ausschließlich im grampositiven Bereich. Ihr Wirkungsspektrum umfasst Staphylokokken, einschließlich Methicillin-resistenter Stämme, Streptokokken, Enterokokken, einschließlich *Enterococcus faecium*, Corynebakterien und *Clostridioides difficile*. Eine Glykopeptid-Resistenz bei *Staphylococcus aureus* wurde weltweit bislang nur in Einzelfällen berichtet, bei den Koagulase-negativen Staphylokokken kommen Teicoplanin-resistente Stämme vor. Die Glykopeptide sollten nur dann eingesetzt werden, wenn aufgrund der Resistenzsituation oder wegen einer Allergie besser verträgliche Substanzen nicht in Frage kommen, da sie bei empfindlichen Erregern klinisch schlechter wirksam sind als Betalaktame. Glykopeptide wirken zeitabhängig mit einem nur langsam einsetzenden therapeutischen Effekt. Das Verteilungsvolumen von Vancomycin liegt bei 0,4–0,9 l/kg KG, das von Teicoplanin bei 1 l/kg KG. Die pharmakokinetischen Parameter unterliegen sehr starken inter- und intraindividuellen Schwankungen. Die Plasmahalbwertszeit von Vancomycin beträgt meist 4–6 h, die von Teicoplanin 70–100 h. Auch die Proteinbindung ist unterschiedlich: bei Vancomycin 55 %, bei Teicoplanin 90 %. Die Elimination der Glykopeptide erfolgt überwiegend renal in unveränderter Form. Glykopeptide haben ein substanzabhängiges nephro- und ototoxisches Potenzial. Ein therapeutisches Drugmonitoring (TDM) ist daher bei Vancomycin erforderlich. Bei Patienten mit Niereninsuffizienz sollten alternative Substanzen eingesetzt werden. Bei der Infusion von Vancomycin ist auf die vorgeschriebene Verdünnung und Infusionszeit zu achten, um einem Red-Man-Syndrom vorzubeugen.	- Zurückhaltender Einsatz wegen Nephro- und Ototoxizität. - Fehlerhafte „Oralisierung" bei beabsichtigter systemischer Therapie mit Vancomycin und Teicoplanin, da enteral nicht resorbiert, umgekehrt nur bei enteraler Gabe gegen *Clostridioides-difficile*-assoziierte Diarrhö wirksam. - TDM erforderlich. - Dalbavancin aufgrund langer HWZ für OPAT geeignet. - Bei Einsatz als MRSA-wirksame PAP Kombination mit Cephalosporin für bessere MSSA-Wirkung. - Intrathekaler Einsatz von Vancomycin oder lokal in Knochenzement.

(Fortsetzung)

Tab. 10.1 (Fortsetzung)

Substanzklasse oder Substanz	Eigenschaften*	Spezielle ABS-Gesichtspunkte
	In der Gruppe der Glykopeptidantibiotika gibt es eine neue Subgruppe, die sogenannten komplex halbsynthetisch hergestellten Lipoglykopeptide Oritavancin, Telavancin und Dalbavancin. Es besteht für diese Präparate ein bakterizider Effekt gegenüber grampositiven Kokken wie Staphylokokken (einschließlich Methicillin-resistenter Stämme) und Enterokokken (teilweise einschließlich Vancomycin-resistenter Stämme). Die Wirkung der Lipoglykopeptide beruht nicht nur auf der Hemmung der Zellwandsynthese, sondern auch auf der Destabilisierung der bakteriellen Zytoplasmamembran.	
Aminoglykoside	Sie sind wirksam im gramnegativen Bereich, vor allem gegen Enterobacteriales. Tobramycin und Amikacin besitzen gegen *Pseudomonas aeruginosa* eine bessere Wirksamkeit als Gentamicin. Die Wirkung gegen grampositive Erreger ist wenig ausgeprägt. Sie werden aber z. B. bei Infektionen mit Enterokokken in Kombination mit Betalaktamantibiotika eingesetzt, um deren Wirkung zu verstärken. Aminoglykoside zeigen eine ausgeprägte, schnell einsetzende, konzentrationsabhängige Bakterizidie. Die Serum- bzw. Gewebekonzentration sollte dabei nach Möglichkeit mindestens das 10-Fache der minimalen Hemmkonzentration (MHK) des Erregers überschreiten. Der postantibiotische Effekt der Aminoglykoside kann in Abhängigkeit von der Serumkonzentration, dem Kombinationspartner und dem Immunstatus des Patienten mehrere Stunden andauern. Die Wirkung der Aminoglykoside ist vom pH-Wert abhängig. Im sauren und anaeroben Milieu sind sie unwirksam.	- Hohe Nepro- und Ototoxizität beachten. - Ausreichend dosierte Einmalgabe. - Nur als Kombinationstherapie (Ausnahme PAP in Sonderfällen). - Inzwischen teilweise wieder sehr gute Resistenzlage bei *Pseudomonas aeruginosa*. - Bei Präparaten zur inhalativen und intrathekalen Gabe auf entsprechende Eignung (Cave: Zusatzstoffe!) achten. - Lokale Anwendung z. B. in Augentropfen, implantierten Ketten oder Schwämmchen, Knochenzement oder als Teil der SDD.

	Aminoglykoside verteilen sich extrazellulär und werden unverändert renal eliminiert. Das relative Verteilungsvolumen liegt bei ca. 0,25 l/kg KG mit einer Schwankungsbreite von 0,1–0,8 l/kg KG. Die Plasmahalbwertszeit liegt bei nierengesunden Patienten bei ca. 2 h, doch können bei Patienten mit eingeschränkter Nierenfunktion deutlich längere Zeiten erreicht werden. Insbesondere bei Risikopatienten muss daher die Kreatinin-Clearance berücksichtigt werden; ein TDM ist erforderlich. Vor allem in der Kombinationstherapie mit Betalaktamantibiotika sollte einer 1× täglichen Gabe der Gesamttagesdosis der Vorzug gegenüber der konventionellen 3 × täglichen Dosierung gegeben werden, um eine möglichst hohe Spitzenkonzentration zu erreichen. Für die 1 × tägliche Dosierung gibt es Hinweise auf eine geringere Toxizitätsrate mit günstigeren klinischen Erfolgen. Innerhalb eines 24-h-Dosierungsintervalls werden als therapeutische Zielbereiche Talkonzentrationen von <1 mg/l und extrapolierte Spitzenkonzentrationen von 15–20 mg/l für Gentamicin und Tobramycin und ca. 60 mg/l für Amikacin bei Patienten mit normaler Nierenfunktionsleistung angestrebt. Aminoglykoside sind Antibiotika mit einem ausgeprägten oto- und nephrotoxischen Potenzial, die nur nach strenger Indikationsstellung eingesetzt werden sollen. Bei sachgerechter Anwendung (1 × täglich, kurze Behandlungsdauer, TDM) sind sie als Antibiotika mit akzeptabler Verträglichkeit anzusehen. Zugelassene Indikationen sind schwere (nosokomiale) Infektionen durch gramnegative Stäbchen, Fieber bei Neutropenie und Pseudomonas-Infektionen bei zystischer Fibrose. Aminoglykoside dürfen für diese Behandlungen niemals in Monotherapie gegeben werden. Sie werden in der Regel mit einem Betalaktamantibiotikum kombiniert.	

(Fortsetzung)

Tab. 10.1 (Fortsetzung)

Substanzklasse oder Substanz	Eigenschaften*	Spezielle ABS-Gesichtspunkte
Oxazolidinone	Die Oxazolidinone wirken nur gegenüber grampositiven Erregern. Sie zeigen eine gute Aktivität gegenüber grampositiven Kokken wie Staphylokokken (einschließlich Methicillin-resistenter Stämme) und Enterokokken (einschließlich Vancomycin-resistenter Enterokokken, VRE). Es bestehen ein bakterizider Effekt gegenüber Streptokokken und ein bakteriostatischer Effekt gegenüber Staphylokokken und Enterokokken. Das relative Verteilungsvolumen von Linezolid wird mit ca. 0,6 l/kg KG angegeben, die Proteinbindung liegt bei 30 %, die Halbwertszeit bei 5–7 h. Die Elimination erfolgt hauptsächlich renal. Linezolid ist zugelassen für die Behandlung ambulant erworbener und nosokomialer Pneumonien sowie komplizierter Haut- und Weichgewebeinfektionen. Während der Therapie müssen Blutbildkontrollen wegen einer möglichen Thrombozytopenie durchgeführt werden. Die Therapiedauer sollte 28 Tage nicht überschreiten. Tedizolid ist ein Oxazolidinon der 2. Generation und zeigt in vitro eine 4- bis 8-fach höhere Aktivität gegenüber grampositiven Erregern als Linezolid. Die Substanz ist zur Therapie von akuten bakteriellen Haut- und Weichgewebeinfektionen zugelassen. In der Zulassungsstudie wurden unter Tedizolid bei einer Therapiedauer von 6 Tagen bei gleicher Wirksamkeit statistisch weniger gastrointestinale Nebenwirkungen und Thrombozytopenie beobachtet als unter Linezolid bei einer Therapiedauer von 10 Tagen.	- Bei MRSA-Infektionen strategischer Substanzwechsel zur Oralisierung auf Linezolid, um erhöhte Inzidenz von Blutveränderungen bei Langzeittherapie zu verhindern, d. h. erst intravenös mit anderer MRSA-wirksamer Substanz beginnen und dann später auf Linezolid umstellen. - Hemmung der Toxinproduktion bei Staphylokokken und Streptokokken durch Linezolid, ggf. Alternative zu Clindamycin bei nekrotisierender Fasziits.
Clindamycin	Clindamycin zeigt eine vorwiegend bakteriostatische, zeitabhängige Wirkung auf Staphylokokken, Streptokokken, Bacteroides-Arten, Corynebakterien und *Mycoplasma pneumoniae*. Aufgrund seines Wirkungsmechanismus hemmt Clindamycin die Toxinproduktion bei Staphylokokken und Streptokokken und ist damit ein wichtiger Kombinationspartner bei Infektionen, bei denen die Toxinwirkung klinisch im Vordergrund steht. Das relative Verteilungsvolumen beträgt ca. 0,6 l/kg KG, die Halbwertszeit liegt bei 2–3 h. Clindamycin wird zu mehr als 80 % in aktive Metabolite umgewandelt.	- Das Präparat wird wegen guter Knochengängigkeit gerne im Bereich der Unfallchirurgie/Orthopädie eingesetzt, aber auch in der HNO wegen Anaerobierwirksamkeit, unter ABS-Gesichtspunkten aber eher Zweitlinienmedikament wegen (starker) Assoziation mit CDI.

Doxycyclin	Das Wirkungsspektrum von Doxycyclin umfasst grampositive und gramnegative Erreger sowie Chlamydien und Mykoplasmen. Doxycyclin wirkt primär bakteriostatisch und zeigt sowohl extra- als auch intrazelluläre antimikrobielle Aktivität. Das relative Verteilungsvolumen liegt bei 0,8 l/kg KG, die Halbwertszeit beträgt etwa 10–22 h. Doxycyclin wird in geringem Umfang metabolisiert und überwiegend biliär, aber auch renal eliminiert. Die zugelassenen Indikationen für Doxycyclin sind sehr allgemein gefasst und beinhalten die Behandlung von Infektionen durch empfindliche Erreger, vorzugsweise im Bereich Hals-Nasen-Ohren, der Atemwege, des Urogenital- und Magen-Darm-Trakts, der Gallenwege sowie die Borreliose. Doxycyclin intravenös ist heute Mittel der Wahl u. a. der Therapie der Rickettsiose, Pest, Brucellose und des Q-Fiebers.	- Phototoxizität beachten, gerade bei Indikationen wie Malariaprophylaxe oder Langzeittherapien. - Option zur empirischen Therapie bei klinischem Verdacht auf intrazelluläre Erreger. - Mitunter Oralisierungsoption bei MRSA oder VRE.
Tigecyclin	Tigecyclin hat ein breites Wirkungsspektrum, das auch multiresistente grampositive Erreger wie MRSA und VRE sowie multiresistente gramnegative Erreger wie ESBL-bildende Enterobacteriales und multiresistente *Acinetobacter baumannii* umfasst. Weiters gehören Anaerobier sowie Chlamydien, Mykoplasmen und Legionellen zum Wirkungsspektrum der Substanz. Tigecyclin ist nicht wirksam gegen *Pseudomonas aeruginosa, Proteus spp., Morganella morganii* und *Providencia spp*. Die Wirkungsweise ist primär bakteriostatisch. Bei einigen Erregern, wie *Streptococcus pneumoniae* und *Haemophilus influenzae*, konnte auch ein bakterizider Effekt gezeigt werden. Das Verteilungsvolumen beträgt 7–9 l/kg KG. Die durchschnittliche terminale Halbwertszeit liegt bei 42 h. Die Elimination erfolgt zu 59 % über Galle und Fäzes und zu 33 % über den Urin.	- Höhere Dosierungen als in der Packungsbeilage genannt erforderlich. - Rote Hand Brief bei Beatmungspneumonien

(Fortsetzung)

Tab. 10.1 (Fortsetzung)

Substanzklasse oder Substanz	Eigenschaften*	Spezielle ABS-Gesichtspunkte
Rifampicin	Rifampicin wirkt in vitro u. a. gut gegen Mykobakterien, Staphylokokken, einschließlich Methicillin-resistenter Stämme, Streptokokken und *Enterococcus faecalis*. Der Effekt auf proliferierende Zellen ist stark bakterizid bis bakteriostatisch, je nach Dosierung und Aktivität des Erregers. Wegen der hohen Wahrscheinlichkeit einer schnellen Resistenzentwicklung darf Rifampicin nicht in Monotherapie gegeben werden. Rifampicin ist zu 70–90 % proteingebunden. Die Substanz ist gut membrangängig und reichert sich intrazellulär an. Das relative Verteilungsvolumen beträgt >1 l/kg KG. Die Halbwertszeit ist abhängig von der Therapiedauer. Bei Langzeitbehandlung werden durch Autoinduktion der Metabolisierung Werte von 2–3 h erreicht. Rifampicin wird biliär und renal eliminiert. Bei der Anwendung von Rifampicin bei Patienten bei Nierenersatzverfahren muss mit einer relevanten Arzneistoffadsorption am Filter gerechnet werden. Ob und bei welcher Arzneistoffmenge eine Sättigung dieser Adsorption am Dialysefilter eintritt, ist bisher nicht detailliert untersucht. Diese relevanten Gesichtspunkte sollten beim Einsatz von Rifampicin, insbesondere bei kritisch kranken Patienten, berücksichtigt werden. Häufigste unerwünschte Wirkungen sind Leberfunktions- und gastrointestinale Störungen. Blutbildveränderungen sind möglich. Rifampicin ist ein starker Induktor des Enzymsystems Cytochrom P450 und hat somit ein hohes Interaktionspotenzial.	- Hauptsächlich als „biofilmwirksamer" Kombinationspartner bei Fremdkörperinfektionen. - Keine Monotherapie wegen rascher Resistenzentwicklung.
Metronidazol	Das Wirkungsspektrum umfasst anaerobe grampositive und gramnegative Bakterien, mit der Ausnahme von Propionibakterien und Actinomyzeten. Metronidazol zeigt eine konzentrationsabhängige bakterizide Wirkung. Das relative Verteilungsvolumen beträgt ca. 0,5 l/kg KG, die Halbwertszeit 6–8 h. Metronidazol ist zu 10–20 % an Plasmaproteine gebunden. Es wird metabolisiert und hauptsächlich renal ausgeschieden.	- Carbapeneme, Piperacillin-Tazobactam und Aminopenicillin/ Betalaktamaseinhibitoren sind im Regelfall ausreichend anaerob wirksam, sodass eine Kombination mit Metronidazol nicht erforderlich ist.

	Metronidazol ist zugelassen für die Behandlung nachgewiesener oder vermuteter Infektionen durch Anaerobier in unterschiedlicher Lokalisation (einschließlich Hirnabszess) und zur perioperativen Prophylaxe. Metronidazol wird in der Regel in Kombination mit anderen Antibiotika zur Behandlung von aerob-anaeroben Mischinfektionen oder zur Monotherapie der *Clostridioides-difficile*-assoziierten Erkrankung eingesetzt. Unerwünschte Wirkungen sind selten; periphere und zentrale Neuropathien.	- Monotherapie mit Metronidazol auch bei leichten Verläufen bei *Clostridioides-difficile*-assoziierten Infektionen nicht mehr Mittel der 1. Wahl. - Intravenöse Gabe in Kombination mit enteralem Glykopeptid bei kritisch Kranken theoretisch sinnvoll.
Fosfomycin	Das Wirkungsspektrum ist breit und umfasst grampositive und gramnegative Erreger, einschließlich MRSA, ESBL-bildende Enterobacteriales und *Pseudomonas aeruginosa*. Die Wirkungsweise ist bakterizid. Fosfomycin ist nicht an Plasmaproteine gebunden und wird unverändert renal ausgeschieden. Die Halbwertszeit liegt bei 2 h. Die Penetration in unterschiedliche Gewebe ist sehr gut. Fosfomycin ist zur Behandlung zahlreicher Infektionen zugelassen, einschließlich schwerer Infektionen wie Sepsis, Meningitis, Hirnabszess, Endokarditis, Knochen- und Gelenkinfektionen, Atemwegsinfektionen, Haut-/Weichgewebeinfektionen, Infektionen der Nieren und der ableitenden Harnwege sowie Infektionen im Hals-Nasen-Ohren-Bereich. Fosfomycin ist nicht für die Monotherapie schwerer Infektionen geeignet. Es kann aber mit einer Vielzahl anderer Antibiotika kombiniert werden. Häufigste unerwünschte Wirkungen sind mit dem hohen Natriumgehalt und der verstärkten Kaliumexkretion assoziiert.	- Monotherapie nur bei oraler Gabe zur Therapie des unkomplizierten Harnwegsinfektes, ansonsten immer kombinieren. - Guter Kombinationspartner aufgrund des MRE-Spektrums bei lebensbedrohlichen Infektionen, daher unter ABS-Gesichtspunkten zurückhaltender Einsatz bei unkomplizierten Harnwegsinfektionen. - Biofilmwirkung bei Fremdkörperinfekten wird postuliert.

(Fortsetzung)

Tab. 10.1 (Fortsetzung)

Substanzklasse oder Substanz	Eigenschaften*	Spezielle ABS-Gesichtspunkte
Cotrimoxazol	Cotrimoxazol ist die Kombination von Sulfamethoxazol mit Trimethoprim. Das Wirkungsspektrum ist breit und umfasst grampositive und gramnegative Erreger sowie einige Protozoen und *Pneumocystis jiroveci*. Die Verteilung erfolgt bei beiden Substanzen extra- und intrazellulär. Die Substanzen werden in der Leber metabolisiert. Die Halbwertszeit beträgt für aktives Sulfamethoxazol im Mittel 6,4 h, für nicht metabolisiertes Trimethoprim 7,8 h. Die Ausscheidung erfolgt überwiegend über die Nieren und zum Teil hepatobiliär. Cotrimoxazol ist, wie viele ältere Antibiotika, für eine Vielzahl von Indikationen zugelassen. Spezielle Indikationen sind die Pneumocystis-Pneumonie, Infektionen durch *Stenotrophomonas maltophilia* und die Nocardiose. Insbesondere bei längerer Anwendung treten reversible Knochenmarkdepressionen oder allergische Reaktionen (bis zum Stevens-Johnson- oder Lyell-Syndrom) auf.	- Option zur Oralisierung bei leichten MRSA-Infektionen, wenn wirksam. - Lokale Resistenzrate von *E. coli* mitunter noch gut, insbesondere im ambulanten Bereich.
Daptomycin	Daptomycin ist ausschließlich gegen grampositive Bakterien wirksam, einschließlich multiresistenter Erreger wie MRSA und VRE. Die Wirkungsweise ist bakterizid, sowohl in der Wachstumsphase als auch in der stationären Phase der Erreger. Die Halbwertszeit liegt bei 8–9 h, die Proteinbindung beträgt 92 %. Das Verteilungsvolumen wird mit 0,1 l/kg KG angegeben. Die Substanz wird überwiegend renal eliminiert; 5 % werden mit den Fäzes ausgeschieden. Daptomycin ist zur Therapie der Bakteriämie, der Endokarditis und von Haut-Weichgewebeinfektionen zugelassen. Es eignet sich nicht zur Therapie von pulmonalen Infektionen, da Daptomycin durch Surfactant inaktiviert wird.	- Klinische Dosisempfehlungen bei Endokarditis und lebensbedrohlichen Erkrankungen deutlich höher als in der Packungsbeilage angegeben.

Colistin	Colistin wirkt ausschließlich auf gramnegative Erreger und hier auch auf multiresistente Stämme von *Pseudomonas aeruginosa, Acinetobacter baumannii* sowie ESBL- oder Carbapenemase-bildende Enterobacteriales. Resistent sind *Proteus spp.*, *Morganella morganii*, *Serratia marcescens*, *Burkholderia-cepacia*-Komplex, *Neisseria spp.* und *Moraxella catarrhalis*. Die Wirkungsweise ist bakterizid. Aktuelle Daten zur Pharmakokinetik und Pharmakodynamik liegen inzwischen in größerem Umfang vor, sodass die Dosierungsregimes angepasst werden konnten. Die früher häufig berichteten Nebenwirkungen Nephrotoxizität und Neurotoxizität werden in neueren Fallserien und Studien seltener berichtet. Colistin in parenteraler Form ist nur zur Therapie von Infektionen durch multiresistente gramnegative Erreger geeignet.	- Verschiedene Präparationen auf dem Markt. - Dosisangaben teilweise in mg, teilweise in Internationalen Einheiten (IE): Umrechnungsformel für die meisten Präparate 80 mg = 1 Million IE. - Zusätzlich zur systemischen Gabe besteht die Möglichkeit der inhalativen Gabe mittels geeigneter Ultraschallvernebler zur Behandlung der Pneumonie. Es werden damit deutlich höhere Konzentrationen im Sputum und im Lungengewebe erreicht. Die zusätzliche inhalative Therapie führt zur schnelleren mikrobiologischen Eradikation und zu höheren klinischen Heilungsraten. - Auf Verträglichkeit von Zusatzstoffen bei inhalativer und intrathekaler Gabe achten. - Ladungsdosis bei intravenöser Gabe nicht vergessen.

*PEG 2018

Tab. 10.2 Schätzung von Zusatzrisiken bestimmter unerwünschter Arzneimittelwirkungen im Rahmen von Fluorchinolon-Behandlungen (unterschiedliche Vergleichstherapien). (Mach: Kern V (2019) Chinolon-Toxizität – Neues und neu Bewertetes. Dtsch Med Wocheneschr 2019; 144: 1697–1702, mit freundlicher Genehmigung)

Art	Zusatzrisiko pro 100.000 Verordnungen	Kommentar
Zentralnervöse Störungen (Agitiertheit, Unruhe, Delir)	+ 1000	
Dysglykämien bei Diabetikern	+ 400	Berichtet, aber nicht sicher erhöht bei Nicht-Diabetikern
Arzneimittelinduzierte Hepatitis	+ 100	Regional unterschiedlich, abhängig von Vorschädigung und Vergleichssubstanz
Tendinopathien/Sehnenrupturen	+ 33	Deutlich höheres Risiko im Alter und bei Steroidbehandlung
Aortenaneurysmen/-dissektionen	+8	Vor allem Aortenaneurysmen
Kardiovaskuläre Sterblichkeit (meist Herzrhythmusstörungen)	+4	Möglicherweise vermehrt bei Moxifloxacin

*Unterschiedliche Vergleichstherapien

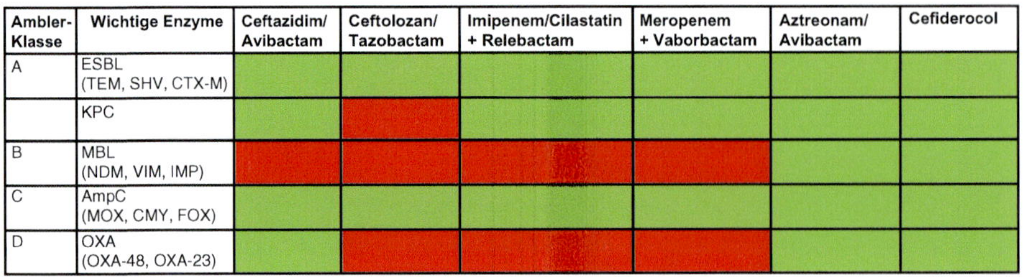

Abb. 10.1 Übersicht über die Wirkung neuer Antibiotika auf multiresistente gramnegative Erreger. Eine intrinsische Resistenz ist dabei zu beachten, z. B. Colistinresistenz bei Serratia oder Burkholderia. ESBL=„extended spectrum β-lactamase", KPC=Klebsiella-pneumoniae-Carbapenemase, MBL=Metallo-Betalaktamase, OXA=Oxacillinase. (Aus: Mischnik et al. 2018)

Ein Antibiotikum gilt in der Stillzeit als unbedenklich, wenn weniger als 3 % einer therapeutischen Dosis (für die Mutter) pro kg KG des Säuglings im Blut auftauchen; dabei sind auch aktive Metaboliten zu berücksichtigen (Tab. 10.5). Bei der Berechnung geht man von einer täglichen Trinkmenge des Säuglings von 150 ml/kg KG aus (entsprechend 750 ml bei einem 5 kg schweren Baby).

► Bei zahlreichen Antibiotika erhält der Säugling während einer Behandlung der Mutter weniger als 1 % der auf das Körpergewicht bezogenen therapeutischen Dosis. Solche Spiegel gelten nicht als klinisch relevant.

Tab. 10.3 Teratogenen, embryotoxischen oder fetotoxischen Wirkungen erfolgt gemäß Roter Liste

Gruppe	Kennzeichen
Gruppen 1–2	Kein Verdacht auf embryotoxisch/teratogene Wirkung
Gruppe 3	Tierversuche mit Hinweisen auf toxische Effekte ohne Bedeutung für den Menschen
Gruppen 4–5	Ausreichende Erfahrungen beim Menschen liegen nicht vor
Gruppen 6–7	Es besteht ein Risiko beim Menschen im 1. Trimenon
Gruppe 8	Es besteht ein Risiko beim Menschen im 2–3. Trimenon
Gruppen 9–12	Es besteht ein Risiko für eine perinatale/hormonspezifische/mutagene bzw. kanzerogene Schädigung (in der Regel nicht bei Antiinfektiva)

Tab. 10.4 Embryofetale Risiken bei einer Anwendung von Antibiotika. (Aus: Stahlmann R, Lode H (2020) Kalkulierte parenterale Initialtherapie bakterieller Infektionen: Sicherheit und Verträglichkeit. GMS Infect Dis 2020; 8:Doc16 (2020032); mit freundlicher Genehmigung)

Antibiotika	Kategorie*	Beschreibung
Keine	A	In kontrollierten Studien beim Menschen ergab sich kein Hinweis auf ein erhöhtes fetales Risiko.
Penicilline, Cephalosporine, Meropenem, Doripenem, Ertapenem, Clindamycin, Erythromycin, Azithromycin, Fosfomycin, Daptomycin, Metronidazol, Nitrofurantoin, Vancomycin, Daptomycin	B	In Tierversuchen gab es keine Hinweise auf ein erhöhtes fetales Risiko, kontrollierte Studien liegen nicht vor. oder In Tierversuchen ergaben sich Hinweise auf ein erhöhtes fetales Risiko, kontrollierte Studien brachten jedoch keine entsprechenden Hinweise.
Chinolone, Clarithromycin, Cotrimoxazol, Trimethoprim, Imipenem/Cilastatin, Linezolid, Tedizolid, Vancomycin, Rifampicin, Telavancin, Dalbavancin, Oritavandn	C	In Tierversuchen ergaben sich Hinweise auf ein erhöhtes fetales Risiko, kontrollierte Studien liegen nicht vor. Eine Anwendung kann akzeptabel sein, wenn ein entsprechender Nutzen erwartet werden kann.
Tetracycline, Aminoglykoside, Tigecydin	D	Ein erhöhtes Risiko für den Menschen ist bekannt, trotz der Risiken kann eine Anwendung akzeptabel sein, wenn ein entsprechender Nutzen erwartet werden kann (z. B. vitaler Indikation).
Keine	X	Ein erhöhtes Risiko für den Menschen ist bekannt, der erwartete Nutzen ist gering und rechtfertigt nicht eine Anwendung des Arzneimittels.

*nach FDA; seit 2015 nicht mehr üblich

Tab. 10.5 Übersicht über den Übertritt wichtiger Antibiotika in die Muttermilch. (Mit freundl. Genehmigung nach: Schäfer et al. (2006) Arzneiverordnung in Schwangerschaft und Stillstand, Urban und Fischer)

Antibiotikum	Gemessene Milchkonzentration in%	Anmerkungen
Penicillin, Amoxicillin ± Betalaktamasehemmer, Oralcephalosporine (Cefuroxim, Cefalexin), Sulbactam	<1	Präparate der 1. Wahl in der Stillzeit
Erythromycin Azithromycin Clarithromycin Roxithromycin	<2 5 2,7 <0,05	Keine spezifischen Unverträglichkeiten. Vorsicht bei bestehendem Ikterus; 1. Wahl: Erythro-, Roxithromycin; 2. Wahl: Azithro-, Clarithromycin.
Doxycyclin, Minocyclin	3–4	Gelbfärbung der Zähne nicht zu erwarten. Eher Reserve (2. Wahl).
Cotrimoxazol Trimethoprim	2 4–5,5	
Ciprofloxacin Moxifloxacin	2–7 <15	Ciprofloxacin am besten erprobt, alle anderen nur in Notfall einsetzen. Abstillen nicht erforderlich.
Clindamycin	6	In der Stillzeit vermeiden.
Metronidazol	12–20	

10.2 Anpassung an die Leber- und Nierenfunktion

10.2.1 Leberfunktion

Die derzeit gängigen Antibiotika weisen keine generelle, substanzspezifische und vorhersagbare Lebertoxizität auf (wie etwa bei Überdosierung von Paracetamol).

Es gibt aber eine Reihe individuell nicht vorhersagbarer, teilweise durchaus schwer verlaufende Reaktionen:

- Hypersensitivitätsreaktionen (oft mit Drug-Fieber, Exanthem und Eosinophilie).
- Cholestase (hier v. a. Makrolide, Cotrimoxazol).
- toxische Leberzellverfettung (z. B. Tetracyclin).

► Bei allen Betalaktamantibiotika kann es in 1–5 % zu einer ätiologisch unklaren, aber harmlosen temporären Transaminasenerhöhung kommen!

Unbedenklich für die Leber sind folgende Substanzen, die auch bei Störungen der Leberfunktion nicht in ihrer Dosis angepasst werden müssen:

- Penicilline,
- Amoxicillin,
- Cefadroxil,
- Cefuroxim,
- Gentamicin.

Diese Antibiotika werden unverändert renal ausgeschieden.

Antibiotika, die bei vorgeschädigter Leber oder bei Überdosierung schädlich sind:

- Clavulansäure in Kombination mit Amoxicillin,
- Tigecyclin,
- Flucloxacillin.

Antibiotika, die in stärkerem Maße durch die Leber metabolisiert und in den Darm ausgeschieden werden, sind:

- Doxycyclin,
- Erythromycin,
- Metronidazol,
- Ceftriaxon.

10.2.2 Nierenfunktion

Die Stadieneinteilung gemäß Kidney Disease Improving Global Outcome (KDIGO) Guideline zeigt Tab. 10.6.

Den Schweregrad der Niereninsuffizienz erkennt man an der über die Kreatinin-Clearance ermittelten glomerulären Filtrationsrate (GFR). Häufig wird die GFR aus Routineblutwerten berechnet, z. B. nach der Formel von Cockroft und Gault.

Tab. 10.6 Stadieneinteilung gemäß Kidney Disease Improving Global Outcome (KDIGO) Guideline

Stadium	GFR (ml/min)	Beschreibung
1	>90	Normale oder erhöhte GFR
2	60–89	Nierenschädigung mit geringgradiger Einschränkung der GFR
3	30–59	Nierenschädigung mit mittelschwerer Einschränkung der GFR
4	15–29	Nierenschädigung mit schwerer Einschränkung der GFR
5	<15	Nierenversagen

GFR=glomeruläre Filtrationsrate

Bei erniedrigter GFR kommt es bei überwiegend renal ausgeschiedenen Antibiotika zu höheren Blutspiegeln und einer verlängerten Halbwertzeit (HWZ).

Grundsätze für die strategische Substanzauswahl bei niereninsuffizienten Patienten

- Möglichst große therapeutische Breite (z. B. Cephalosporine und andere Betalaktame).
- Möglichst geringes nephrotoxisches Potenzial.
- Gut messbare Plasmaspiegel.
- Lineare Abhängigkeit von Nebenwirkungen vom Serumspiegel.
- Möglichst nicht renale Elimination.
- Kenntnisse über das Verhalten der Substanz bei Nierenersatzverfahren.

Die größte Nephrotoxizität weist wohl klassisches Amphotericin B auf. Daher sollten bei Niereninsuffizienz die liposomalen Präparationen zum Einsatz kommen.

Eine ausgeprägte Nephrotoxizität ist auch für Aminoglykoside, Glykopeptide und Colistin beschrieben.

Unter den Virostatika weisen Foscarnet und Adefovir eine hohe Nephrotoxizität auf, Cidovir ist bei Niereninsuffizienz kontraindiziert.

▶ Als Faustregel für die Dosisanpassung bei Niereninsuffizienz gilt:

- Eine gleichbleibende Einzeldosis bei verlängertem Dosisintervall für konzentrationsabhängig bakterizid wirkende Arzneistoffe (zum Beispiel Aminoglykoside, Chinolone).
- Dosisreduktion bei möglichst gleichbleibenden Dosisintervallen für zeitabhängig bakterizide Substanzen (zum Beispiel Penicilline, Cephalosporine, Carbapeneme, Linezolid).

Die Dosierung bei Nierenersatzverfahren ist aufgrund ihrer Heterogenität oft schwierig, sodass individuelle Berechnungshilfen wertvolle Hinweise geben können und verwendet werden sollten.

▶ **Tipp**

Unter www.thecaddy.de steht eine Datenbank zur individuellen Dosisberechnung bei verschiedenen Nierenersatzverfahren und Patientenparametern zur Verfügung (Abb. **10.2**).

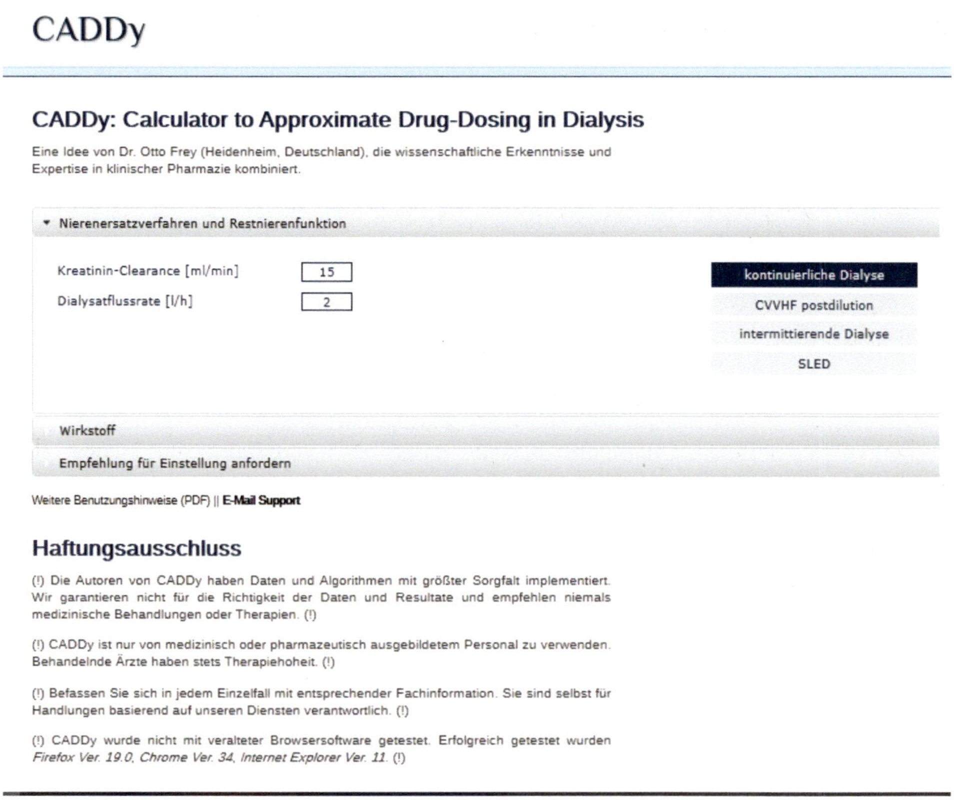

Abb. 10.2 Startseite www.thecaddy.de. (Abb. von Judith Preisenberger, CADDy, Gießen, mit freundlicher Genehmigung)

10.3 Physikalische Stabilität und Wechselwirkungen

Von praktischer Bedeutung sind auch physikalische Interaktionen und Wechselwirkungen. Tab. 10.7 gibt eine Übersicht über die wichtigsten Wechselwirkungen und hinsichtlich der physikalischen Verträglichkeit bieten neben den Fachinformationen der jeweiligen Präparate und gedruckten Interaktionstabellen pharmakologische Datenbanken wie www.stabilis.org die Möglichkeit zum Kompatibilitätscheck vor dem Zumischen.

Tab. 10.7 Wichtige Wechselwirkungen. (Aus: Derendorf H, Heinrichs T, Reimers T, Lebert C, Brinkmann A und die Expertenkommission der Paul-Ehrlich-Gesellschaft für Chemotherapie e.V. (2020): Kalkulierte parenterale Initialtherapie bakterieller Infektionen: Pharmakokinetik und Pharmakodynamik. GMS Infectious Diseases 2020, Vol. 8, ISSN 2195–8831 https://www.egms.de/static/pdf/journals/id/2020–8/id000061.pdf [letzter Zugriff 13.05.2020]; mit freundlicher Genehmigung)

Antibiotika	Komcdikation	Folge
Penicilline	Saure Pharmaka, z. B. Probenecid, Salicylate, Indometacin, Sulfinpyrazon, Phenylbutazon	Verminderung der tubulären Penicillin-Sekretion, erhöhte Krampfneigung bei hoher Dosierung
Cephalosporine	Nephrotoxische Substanzen, z. B Aminoglykoside	Verstärkung der Nephrotoxizität, vor allem bei eingeschränkter Nierenfunktion
Ceftobiprol	Substrate des organischen Anionen Transporters 1B1 (Statine, Repaglinid, Sartane, Enalapril)	Mögliche Erhöhung der Plasmakonzentrationen der Substanzen (bisher nur in vitro Daten)
Fluorchinolone	Nichtsteroidale Antiphlogistika Mineralische Antazida, H_2-Rezeptor-Antagonisten Warfarin Substanzen, die das QT-Intervall verlängern	Erhöhte Krampfneigung Verminderung der Resorption von allen Chinolonen mit Wirkungsverlust Verstärkung der Warfarin-Wirkung. Manche Fluorchinolone hemmen die hepatische Elimmation der R-Form des Warfarins Gesteigertes Risiko ventnkulärer Arrhythmien, besonders Torsades de pointes
Carbapenem (z. B. Meropenem)	Valproinsäure	Eine beschleunigte Glucuronidierung von Valproinsäure wird als Mechanismus angenommen. Stark verminderte Valproinsäure-Plasmakonzentrationen (um bis zu 95 %) wurden gemessen. Die Plasmakonzentrationen fallen unmittelbar nach der Carbapenem-Gabe rasch ab und steigen nach Absetzen des Carbapenems über mehrere Tage an. Verminderte Anfallskontrolle – Gefahr von Krampfanfällen Therapeutische Plasmakonzentrationen von Valproinsäure liegen bei 50–100 µg/ml

Tab. 10.7 (Fortsetzung)

Antibiotika	Komcdikation	Folge
Makrolide	Theophyllin Mutterkornalkaloide Carbamazepin Ciclosporin A Statine (besonders Simvastatin, Lovastatin und Atorvastatin) Warfarin Substanzen, die das QT-Iniervall verlängern Proteaseinhibitoren und nicht nukleosidische Hemmstoffe der reversen Transcriptase	Gefahr einer Theophyllin-Intoxikation durch reduzierten Theophyllin-Metabolismus Gefahr emes Ergotismus durch kompetetive Hemmung des hepatischen Abbaus der Mutterkornalkaloide Gefahr von Carbamazepin-Überdosierungserscheinungen (z. B. Übelkeit, Erbrechen) durch herabgesetzte Carbamazepin-Metabolisierung Erhöhte Nephrotoxizität durch reduzierten Metabolismus von Ciclosporin Rhabdomyofyse Verstärkte Blutungsgefahr durch reduzierte Warfarin-Metabolisierung Gesteigertes Risiko ventrikulärer Arrhythmien, besonders Torsades de pointes Verstärkung der Nebenwirkungen
Tetracycline (Doxycyclin)	Barbiturate, Phenytoin, Carbamazepin Substanzen mit hoher Proteinbindung, z. B. Sulfonylharnstoffe, Cumarin-Analoga (z. B. Phenprocoumon) Carbamazepin Ciclosporin Phenprocoumon, Warfarin	Beschleunigter Tetracyclin-Abbau durch Enzyminduktion Wirkungsverstärkung von stark proteingebundenen Substanzen Das etwa zu 95 % an Plasmaproteine gebundene Doxycyclin verdrängt diese Komedikamente aus ihrer Eiweißbindung Gefahr von Carbamazepin-Überdosierungserscheinungcn (z. B Übelkeit, Ertrechen) durch herabgesetzte Carbamazepin-Metabolisierung Erhöhte Nephrotoxizität durch reduzierten Metabolismus von Ciclosporin Verstärkte Blutungsgefahr durch reduzierte Metabolisierung
Glycylcyline (Tigecyclin)	Orale Antikoagulanzien (Warfarin)	Gelegentlich erhöhte INR-Werte
Daptomycin	Mit Myopathie assoziierte Arzneimittel (Statine)	Erhöhte CPK-Werte, Rhabdomyolyse
Lincosamide	Nicht depolarisierende Muskelrelaxanzien	Verstärkte neuromuskuläre Blockade mit Atemdepression

(Fortsetzung)

Tab. 10.7 (Fortsetzung)

Antibiotika	Komcdikation	Folge
Glykopeptide	Nephro- oder ototoxische Pharmaka, z. B. Aminoglykoside, Amphotericin B. Ciclosporin, Cisplatin, Schleifendiuretika	Gesteigertes Risiko von Nieren- und/oder Gehörschaden
Oritavancin		Durch Oritavancin kann das Ergebnis von Gerinnungstests verfälscht werden (Verlängerung der aPTT für 48 h, der INR für 24 h)
Aminoglykoside	Nicht depolarisierende Muskelrelaxanzien Nephro- oder ototoxische Pharmaka, z. B. Vancomycm, Colistin, Amphotericin B, Ciclosporin, Cisplatin, Schleifen-diuretika	Begünstigung/Auslösung/Potenzierung einer neuromuskulären Blockade Gesteigertes Risiko von Nieren- und/oder Gehörschäden
Rifampicin	Substrat des Cytochrom-P-450-Systems und der P-Glykoproteine Linezolid	Durch Induktion erhöhte Clearance der Arzneimittel und dadurch reduzierte Wirkung Erniedrigung der Serumspicgel
Oxazolidinone Linezolid	MAO-Hemmer (Moclobemid) Warfarin Inhibitoren des Effluxtransporters p-GP (z. B. Claritrhomycin, Erythromycin, Ritonavir, Verapamil)	Blutdruckanstieg, Serotonin-Syndrom, Gelegentlich erhöhte INR-Werte Erhöhte Plasmaspiegelkonzentration von Linezolid
Tedizolid	Substrate des BCRP-Transporters (Imatinib, Lapatinib, Methotrexat, Pitavastatin, Rosuvastatin, Sulfasalazin, Topotecan) Substrate des organischen Anionen Transporters 1B1 (Statine, Repaglinid, Sartane, Enalapril)	Erhöhung der Plasmakonzentrationen der Substanzen (bisher nur in vitro beobachtet, in vivo noch keine Daten)

Literatur

Derendorf H, Heinrichs T, Reimers T, Lebert C, Brinkmann A und die Expertenkommission der Paul-Ehrlich-Gesellschaft für Chemotherapie e.V. (2020) Kalkulierte parenterale Initialtherapie bakterieller Infektionen: Pharmakokinetik und Pharmakodynamik. GMS Infect Dise 8. ISSN 2195–8831 https://www.egms.de/static/pdf/journals/id/2020–8/id000061.pdf. Zugegriffen am 13.05.2020

Kern V (2019) Chinolon-Toxizität – Neues und neu Bewertetes. Dtsch Med Wocheneschr 144:1697–1702

Mischnik A, Lübbert C, Mutters NT (2018) Neue Betalaktam-Antibiotika und Betalaktamase-Inhibitoren gegen multiresistente Gram-negative Erreger. Internist 59:1335–1343

PEG 2018 S2k-Leitlinie Kalkulierte parenterale Initialtherapie bakterieller Erkrankungen bei Erwachsenen – Update 2018. AWMF-Registernummer 082–006

Schäfer et al (2006) Arzneiverordnung in Schwangerschaft und Stillzeit. Urban und Fischer, München

Wichtige Antibiotikaindikationen und Krankheitsbilder unter ASB-Gesichtspunkten

11

Inhaltsverzeichnis

S. Schulz-Stübner, *Antibiotic Stewardship im Krankenhaus*,
https://doi.org/10.1007/978-3-662-60558-5_11

11.1 Präoperative Antibiotikaprophylaxe (PAP)

Es konnte gezeigt werden, dass eine perioperative Dekolonisation von nasalen Staphylokokkenträgern mit Mupirocin-Nasensalbe und Ganzkörperwaschungen mit Chlorhexidin oder Octenidin die Rate postoperativer Wundinfektionen bei elektiven Eingriffen signifikant senken konnte. Aus der Herzchirurgie ist ein entsprechender Effekt einer nasalen Dekolonisierung bzw. Keimreduktion auf die Mediastinitisrate schon länger bekannt.

Entsprechend wird eine Keimlastreduktion für bestimmte Eingriffe sowohl in den Empfehlungen der WHO (Allegranzi et al. 2016a, b) als auch der KRINKO (2018) zur Prävention postoperativer Wundinfektionen neben der klassischen präoperativen Antibiotikaprophylaxe genannt.

Geht man von 25–30 % temporärer Staphylokokkenträgerschaft im Nasen-Rachen-Raum in der Normalbevölkerung aus und betrachtet die Problematik, wann präoperative Patienten in den Ambulanzen gesehen werden und wann mit einer entsprechenden Dekolonisierung begonnen werden kann, so erscheint ein allgemeines Screening und eine darauf basierte Entscheidung hinsichtlich Testsensitivität und Kosten nicht praktikabel. Gescreent werden sollten daher nur Risikopatienten einer MRSA-Besiedelung, da hier eine veränderte PAP gewählt würde.

Bei allen übrigen Patienten mit Eingriffen, die ein höheres Risiko postoperativer Wundinfektionen mit Staphylokokken oder ein besonderes eingriffsspezifisches Risiko haben (z. B. Gelenkersatzoperationen, große orthopädische und unfallchirurgische Eingriffe, Neurochirurgie, Herz- und Thoraxchirurgie etc.), kann ein prophylaktisches Kurzzeitregime zur Keimreduktion ohne Screening als Routinemaßnahme erwogen werden. Hierzu sollten zur Vermeidung von Mupirocin-Resistenzen unter ABS-Gesichtspunkten antiseptische Nasensalbe und Ganzkörperwaschungen beginnend 48 h vor dem Eingriff, spätestens am Vorabend der OP bis zum primären Wundverschluss, eingesetzt werden.

In der Kolorektalchirurgie wird der Einsatz einer enteralen präoperativen Antibiotikagabe mit oder ohne mechanische Darmvorbereitung diskutiert. Die KRINKO (2018) empfiehlt vor kolorektalen Operationen eine mechanische Darmentleerung in Verbindung mit oraler Antibiotikagabe durchzuführen mit schwacher Evidenz (Kategorie II), ohne Angaben zur Art der Antibiotika zu machen. Registerdaten zeigen reduzierte Raten von Anastomoseninsuffizienzen vor allem bei linksseitigen Kolektomien und eine generelle Reduktion postoperativer Wundinfektionen bei allen Koloneingriffen (Midura et al. 2018). Garfinkle et al. (2017) beschreiben in Registerdaten aus den USA eine signifikante Reduktion von postoperativen Wundinfektionen und insbesondere Anastomoseninsuffizienzen bei alleiniger enteraler Antibiotikagabe auch ohne mechanische Darmvorbereitung. Zum gleichen Schluss kommt eine Metanalyse von Mulder und Kluytmans (2019), während eine finnische, randomisiert-kontrollierte Studie keine signifikanten Effekte der mechanisch und antibiotischen Vorbereitung gegenüber keiner Vorbereitung nachweisen konnte (Koskenvuo et al. 2019).

Insbesondere bei den Registerstudien fehlen genaue Angaben zu den verwendeten Antibiotikaregimes, die sich jedoch häufig an den in der Intensivmedizin gebräuchlichen

SDD-Zusammensetzungen (s. Abschn. 11.2) orientieren. Dies ist aus ASB-Sicht vor allem durch den Einsatz von Colistin in einer Prophylaxeindikation als problematisch anzusehen. In Deutschland ist Paromomycin zugelassen für präoperative Reduktion der Darmflora, wobei während der letzten 2 präoperativen Tage täglich 4000 mg Paromomycin oder bei orthograder Darmspülung 8000–10.000 mg Paromomycin etwa 1 h nach Beendigung der Spülung und ca. 12 h vor dem geplanten Eingriff verabreicht werden. Die Entscheidung für oder gegen eine mechanische Darmvorbereitung sollte aus operationstechnischer Sicht gefällt werden.

Insgesamt erscheint die antibiotische Darmvorbereitung in der Kolorektalchirurgie aus ABS-Sicht nur dann gerechtfertigt, wenn die Komplikationsrate der Einrichtung, insbesondere hinsichtlich der Anastomoseninsuffizienzen, über dem Median vergleichbarer Einrichtungen liegt und alle übrigen Maßnahmen zur Prävention postoperativer Wundinfektionen, vor allem auch hinsichtlich der Operationstechnik, ausgeschöpft wurden.

Die präoperative Antibiotikaprophylaxe muss je nach Eingriff bereits präoperativ geplant werden. Wichtig ist die Applikation der intravenösen Präparate ca. 30 min vor Hautschnitt, um eine optimale Gewebekonzentration zu erreichen. Die Antibiotikagabe sollte je nach Halbwertzeit des verwendeten Präparates nach 3–4 h wiederholt werden (z. B. für Cefazolin, Ampicillin/Sulbactam oder Clindamycin). Bei stark adipösen Patienten (BMI > 35) sollte aus pharmakologischen Überlegungen die initiale Dosis erhöht werden (1,5- bis 2-fach), auch wenn klare klinische Evidenz für dieses Vorgehen bislang fehlt.

Klar ist hingegen der negative Effekt prolongierter Prophylaxen, nicht nur hinsichtlich der Steigerung des Risikos von *Clostridioides-difficile*-Infektionen, sondern auch hinsichtlich der Inzidenz der akuten Nierenschädigung. Eine große retrospektive Kohortenstudie mit 79.058 Patienten der Veterans Administration in den USA hat gezeigt, dass die „number needed to harm" für eine akute Nierenschädigung mit 4 Prophylaxen, die über 72 h hinausgehen, extrem gering ist (Branch-Elliman et al. 2019).

Entscheidend für den Erfolg der präoperativen Antibiotikaprophylaxe ist die „5-R-Regel":

5-R-Regel der präoperativen Antibiotikaprophylaxe

- Richtige Indikation (strenge Indikationsstellung).
- Richtiges Antibiotikum (nach Art des Eingriffes, zu erwartendem Erregerspektrum, bekannten Problemerregern).
- Richtiger Zeitpunkt (in der Regel intravenös 30 min vor Hautschnitt).
- Richtige Dosis (ggf. gewichtsadaptierte Dosisanpassung).
- Richtige Dauer (in der Regel „Single-Shot", Wiederholung bei langer OP-Dauer nach Halbwertzeit der verwendeten Substanz).

Die zeitgerechte Gabe der PAP kann als Qualitätsindikator erfasst und ausgewertet und in die WHO-Sicherheitscheckliste integriert werden.

Im Folgenden (s. Tab. 11.1) werden die gängigen Indikationen und Präparate zusammengefasst, in besonderen Situation wie einem großen *Clostridioides-difficile*-Problem können auch spezielle Restriktionen bis zum völligen Verzicht auf Cephalosporine und Chinolone in der PAP umgesetzt werden.

Im Rahmen eines großen *Clostridioides-difficile*-Problems hat die Scottish Antimicrobial Prescribing Group (2009) ein komplett Cephalosporin- und Chinolon-freies Regime zur PAP entwickelt (Tab. 11.2).

Tab. 11.1 Gängige Indikationen und Präparate

Indikation	Präparat	Besonderheiten
Neurochirurgie	Cephalosporin der Gruppe 1 oder 2 oder Aminopenicillin mit Betalaktamaseinhibitor	Bei Allergie: Clindamycin oder Vancomycin
HNO-Chirurgie, MKG	Aminopenicillin mit Betalaktamaseinhibitor oder Cephalosporin der Gruppe 1/2 + Metronidazol	Bei Allergie: Clindamycin oder Fluorchinolon der Gruppe 4
Herz- und Gefäßchirurgie	Cephalosporin der Gruppe 1 oder 2	Bei Allergie: Vancomycin oder Teicoplanin
Magenchirurgie	Cephalosporin der Gruppe 1 oder 2, oder Aminopenicillin mit Betalaktamaseinhibitor	Bei Allergie: Clindamycin + Aminoglykosid
PEG-Anlage	Cephalosporin der Gruppe 1 oder 2, oder Aminopenicillin mit Betalaktamaseinhibitor	Alternativ 1 × 960 mg Cotrimoxazol in die frisch angelegte PEG
Gallenwegschirurgie (nur bei Risikofaktoren*)	Cephalosporin der Gruppe1 oder 2 oder Aminopenicillin mit Betalaktamaseinhibitor	Bei Allergie: Clindamycin + Aminoglykosid oder Fluorchinolon der Gruppe 2 + Metronidazol
Leber-, Pankreas-, Ösophaguschirurgie	Cephalosporin der Gruppe 2 + Metronidazol	Bei Allergie: Clindamycin + Aminoglykosid oder Fluorchinolon der Gruppe 2 + Metronidazol
Appendektomie (nur bei Risikofaktoren*)	Cephalosporin der Gruppe 1 oder 2 oder Aminopenicillin mit Betalaktamaseinhibitor	Bei Allergie: Clindamycin + Aminoglykosid oder Fluorchinolon der Gruppe 2 + Metronidazol

Tab. 11.1 (Fortsetzung)

Indikation	Präparat	Besonderheiten
Leisten- und Bauchwandhernien (nur bei Risikofaktoren)	Cephalosporin der Gruppe1 oder 2 oder Aminopenicillin mit Betalaktamaseinhibitor	
Kolorektalchirurgie	Cephalosporin der Gruppe 1 oder 2 oder Aminopenicillin mit Betalaktamaseinhibitor	Bei Allergie: Clindamycin + Aminoglykosid oder Fluorchinolon der Gruppe 2 + Metronidazol
Hysterektomie	Cephalosporin der Gruppe 2 + Metronidazol	Bei Allergie: Clindamycin + Aminoglykosid
Sectio caesarea	Cephalosporin Gruppe 1 oder 2 oder Aminopenicillin ggf. plus Azithromycin	Gabe des Cephalosporins oder Aminopenicillins regulär vor Hautschnitt Wird zusätzlich Azithromycin gegeben: Gabe erst nach Abnabelung
Urologische Eingriffe mit Eröffnung von Darmsegmenten	Cephalosporin der Gruppe 2 + Metronidazol	Bei antibiotischer Vorbehandlung: Cephalosporin der Gruppe 3 oder 4 oder Acylaminopenicillin mit Betalaktamaseinhibitor
Urologische Eingriffe ohne Eröffnung von Darmsegmenten (nur bei Risikofaktoren*)	Fluorchinolon mit hoher Urinkonzentration (z. B. Ciprofloxacin) Cephalosporin der Gruppe 2 oder Aminopenicillin mit Betalaktamaseinhibitor	Lokale Resistenzsituation beachten!
Prostatektomie	Fluorchinolon mit hoher Urinkonzentration (z. B. Ciprofloxacin) oder Cephalosporin der Gruppe 2	Lokale Resistenzsituation beachten!
Transrektale Prostatabiopsie	Fluorchinolon mit hoher Urinkonzentration (z. B. Ciprofloxacin) oder Cephalosporin der Gruppe 2 + Aminoglykosid, oder Aminopenicillin mit Betalaktamaseinhibitor	Lokale Resistenzsituation beachten! Einige Studien berichten über gute Ergebnisse mit Fosfomycin oral (Cave: Off-label-Gebrauch)

(Fortsetzung)

Tab. 11.1 (Fortsetzung)

Indikation	Präparat	Besonderheiten
Unfallchirurgie	Je nach Trauma und Notwendigkeit der Abdeckung von Anaerobiern: Aminopenicillin mit Betalaktamaseinhibitor oder Cephalosporin der Gruppe 1 oder 2 ± Metronidazol	Bei Allergie: Clindamycin ± Aminoglykosid
Orthopädie	Cephalosporin der Gruppe 1 oder 2 oder Aminopenicillin mit Betalaktamaseinhibitor	Bei Allergie: Clindamycin ± Aminoglykosid
Plastische Chirurgie und Handchirurgie	Cephalosporin der Gruppe 1	Bei Allergie: Clindamycin

*Risikofaktoren: z. B. Notfalleingriff, Immunsuppression durch Medikamente oder Begleiterkrankung, Adipositas per magna, vorhergehende Wundheilungsstörung oder Gewebeschädigung im OP-Gebiet

Tab. 11.2 Komplett Cephalosporin- und Chinolon-freies Regime zur PAP bei großem *Clostridioides-difficile*-Problem (Scottish Antimicrobial Prescribing Group, 2009)

Art des Eingriffs	Erstlinien-PAP	Alternative
Kardiochirurgie	Flucloxacillin, ggf. plus Gentamicin	Cotrimoxazol
Thoraxchirurgie	Aminopenicillin/BLI oder Flucloxacillin	Cotrimoxazol
HNO/MKG	Amoxicillin plus Metronidazol oder Aminopenicillin/BLI	Clarithromycin ggf. plus Metronidazol oder Clindamycin
Gynäkologie	Gentamicin plus Metronidazol	
Geburtshilfe	Aminopenicillin/BLI	Clarithromycin ggf. plus Metronidazol oder Clindamycin
Urologie	Gentamicin	
Oberer Gastrointestinaltrakt	Gentamicin	
Unterer Gastrointestinaltrakt	Gentamicin plus Metronidazol	
Orthopädie/Unfallchirurgie	Flucloxacillin plus Gentamicin	Cotrimoxazol
Gefäßchirurgie	Flucloxacillin ggf. plus Gentamicin, bei Amputationen plus Metronidazol	Cotrimoxazol, bei Amputationen plus Metronidazol

11.2 Antibiotikaprophylaxen und Dauertherapien in der konservativen Medizin

11.2.1 Critical Illness related Carriage in Overgrowth Concentrations (CIRCO) und selektive Darmdekontamination (SDD)

Im Jahr 2012 beschreibt Silvestri in einem Review die Ergebnisse von 65 klinischen Studien und 11 Metaanalysen zur selektiven Darmdekontamination (SDD). Die meisten Arbeiten stammen aus den Niederlanden und aus Italien, wo die SDD als Therapiestandard für beatmete Patienten durchgeführt wird, während sie in Deutschland eher selten und in den USA so gut wie gar nicht angewandt wird. Als Mechanismus für den beschriebenen Mortalitätsbenefit postuliert Silvestri die Verhinderung von bakterieller Überwucherung der normalen Darmflora durch (fakultativ) pathologische Erreger (insbesondere gramnegative Erreger wie *Klebsiella spp.*, *Enterobacter spp. Citrobacter spp*, *Proteus mirabilis*, *Morganella morganii*, *Serratia marcescens*, *Acinetobacter baumannii* und *Pseudomonas aeruginosa*) und die Senkung der Rate nosokomialer Infektionen (insbesondere beatmungsassoziierter Pneumonien und katheterassoziierter Septikämien).

Für das beobachtete Phänomen führen die Autoren den etwas sperrigen Begriff (in seiner Abkürzung aber griffigen) Begriff „Critical Illness related carriage in overgrowth concentrations (CIRCO)" ein (Silvestri et al. 2012). Resistenzinduktion, insbesondere gegen das als Reserveantibiotikum für multiresistente gramnegative Erreger verwendete Colistin, wurde in den meisten beschriebenen Studien mit kontinuierlicher mikrobiologischer Surveillance nicht beobachtet, allerdings beschreiben Oostdijk und Mitarbeiter (2010) Resistenzentwicklung unter SDD, was die unkritische breite Anwendung in Frage stellt.

Andere Ansätze zur Verhinderung eines CIRCO fokussieren auf die Gabe von Probiotika, um das ökologische Gleichgewicht der Darmbakterien zu erhalten, und frühenterale Ernährungsregimes scheinen ebenfalls dazu beizutragen.

In ihrer großen Multi-Center-Studie im Jahr 2009 verglichen De Smet und Mitarbeiter ein SDD-Regime (Verabreichung der topischen Antibiotika oral und über Magensonde für die Dauer des Aufenthaltes plus intravenöse Gabe von Cefotaxim über 4 Tage) mit einem rein oralen Dekontaminationsregime mit den gleichen topischen Antibiotika und einer Gruppe ohne Intervention und konnten eine statistisch signifikante Verringerung der 28-Tage Mortalität (Kontrollgruppe 27,5 %, SDD 26,9 % und SOD 26,6 %) feststellen, wobei SDD und SOD gleichwertig waren. Insbesondere die systemische Komponente in Form eines Drittgenerations-Cephalosporins ist daher unter ABS-Gesichtspunkten als unnötig und hinsichtlich der Resistenzentwicklung sogar wahrscheinlich als kontraproduktiv anzusehen (De Smet et al. 2009).

Betrachtet man nun die wissenschaftliche Evidenz, so fällt naturgemäß die Übertragung der Ergebnisse von spezifischen Patientenpopulationen auf die breite Mischung von Patienten im klinischen Alltag schwer, und es stellt sich auch die Frage, ob Beatmung länger als 48 h der richtige Indikationsparameter ist, denn es ist ja nicht die Beatmungstherapie an sich, sondern die kritische Erkrankung, und durch den Einsatz nichtinvasiver Beatmungsverfahren, guter Mundpflege und konsequenter Umsetzung der VAP-Präventionsbündel kann die Inzidenz beatmungsassoziierter Pneumonien auch ohne SDD deutlich gesenkt werden. Andererseits fällt auf, dass gerade Langzeitintensivpatienten nach einem Median von 9 Tagen nosokomiale Infektionen mit den o.a. gramnegativen Erregern aufweisen und in der Allgemeinbevölkerung durchaus inzwischen eine Kolonisationsrate von ca. 10 % ESBL-E. coli vorliegt, ohne dass diese notwendigerweise mit einer nosokomialen Infektion assoziiert ist.

Razazo und Mitarbeiter (2012) kamen bei internistischen Intensivpatienten zu folgenden Ergebnissen: 82 Patienten (15 %) waren bei Aufnahme mit ESBL-Bildnern kolonisiert. Unter den ESBL-Enterobacteriales dominierte ESBL-E. coli mit 62 % (51 Patienten), gefolgt von *Klebsiella pneumoniae* mit 18 % (15 Patienten). Bei nur 9 Patienten (3 %) verursachten die nachgewiesenen ESBL-Bildner bereits bei Aufnahme eine Infektion. Als Risikofaktoren für eine Kolonisation mit ESBL-Bildnern wurden die Verlegung von einer anderen Intensivstation (OR 2,56; 95 %-Konfidenzintervall 1,26–5,22), die Hospitalisierung im Ausland (OR 5,28; 95 %-Konfidenzintervall 1,56–17,8) und ein chirurgischer Eingriff im letzten Jahr (OR 2,28; 95 %-Konfidenzintervall 1,34–3,86) identifiziert. In der Gruppe der 394 Patienten, die direkt von zu Hause aufgenommen wurden, waren immer noch 12 % mit ESBL-Bildnern kolonisiert, und ESBL E. coli war mit 84 % mit Abstand der häufigste Erreger. Als Risikofaktoren für die Kolonisation konnten vorhergehende Harnwegsinfekte (OR 6,03; 95 %-Konfidenzintervall 1,44–25,1), ein vorausgehender Krankenhausaufenthalt innerhalb des letzten Jahres (OR 2,83; 95 %-Konfidenzintervall 1,46–5,45) und eine Therapie mit Drittgenerations-Cephalosporinen (OR 3,58; 95 %-Konfidenzintervall 1,18–10,8) ermittelt werden. Eine vorherige Chinolon-Therapie (OR 2,59; 95 %-Konfidenzintervall 0,9–7,45) verfehlte hingegen das Signifikanzniveau. Während des Intensivaufenthaltes wurden insgesamt 212 Patienten ohne ESBL-Bildner-Nachweis weiter gescreent, und bei 13 % trat im Median nach 9 Behandlungstagen eine Kolonisation auf. Allerdings handelte es sich in 46 % der Fälle um *Enterobacter cloacae*, in 36 % um *Klebsiella pneumoniae* und nur in 7 % um *E. coli.*

Sinnvoll erscheinen dem Autor daher ein risikoadaptiertes Vorgehen und eine CIRCO-Diagnostik in Form eines Eingangsscreenings mit Nasopharyngeal- und Rektalabstrich für Patienten mit einem wahrscheinlichen Intensivaufenthalt von mehr als 72 h zusätzlich zum MRE-Screening von Risikopatienten und eine fortlaufende mikrobiologische Surveillance (Abstrichkontrollen 1–2 ×/Woche je nach Organisation der Intensivabteilung) bei Langzeitintensivpatienten.

Grundsätzlich sollte zur CIRCO-Prävention eine frühenterale Ernährung (Beginn möglichst innerhalb von 48 h nach Aufnahme) angestrebt werden. Die zusätzliche Gabe von Probiotika kann erwogen werden, wobei beim Einsatz von *Sacharomyces boulardii* iatrogene Infektionen beschrieben sind und dieser aufgrund eines Rote Hand-Briefes bei kritsch Kranken nicht zum Einsatz kommen sollte, während *Lactobacillus spp.* eine Reduktion der Gesamtrate nosokomialer Infektionen zu erreichen scheinen. Der endgültige Stellenwert von Probiotika in der Intensivmedizin bleibt jedoch abzuwarten.

Wird nun eine Veränderung der Darmflora im Sinne eines CIRCO beobachtet oder handelt es sich um Hochrisikopatienten für eine frühe Infektion mit gramnegativen Erregern, wird eine modifizierte SDD (auch unabhängig von der Beatmung) durchgeführt. Systemische Antibiotika werden nur für spezifische Indikationen verabreicht. Die Einteilung der Risikopatienten ist nicht in prospektiven Studien untersucht, sondern erfolgt subjektiv aus der Ableitung der vorliegenden Arbeiten und theoretischer Umsetzung der CIRCO-These. Gegebenenfalls sind klinikspezifische Modifikationen je nach Ausrichtung und Patientenklientel der Einrichtung und individueller Surveillance-Daten zu nosokomialen Infektionen und dem Auftreten insbesondere von Infektionen mit gramnegativen Erregern erforderlich.

► Die modifizierte selektive Darmdekontamination (SDD) beginnt in der Regel 72 h nach Aufnahme, bei Hochrisikopatienten (s. unten) sofort, und wird alle 7 Tage kritisch evaluiert und ggf. beendet.

Da die Antibiotikapasten nicht kommerziell erhältlich sind, muss die Herstellung über die Krankenhausapotheke erfolgen. Ist dies nicht möglich, kann eine Lösung auch auf Station aus Infusionslösungen hergestellt und verabreicht werden. Bei den Pasten ist darauf zu achten, dass die Magensonde nach Applikation gut gespült wird, um Verstopfungen zu vermeiden.

Modifiziertes Regime der selektiven Darmdekontamination (SDD)

- 80 mg Tobramycin,
- +100 mg Polymyxin E/Colistin,
- (+ 500 mg Amphotericin B, wenn hoher Anteil von invasiven Pilzinfektionen auf der jeweiligen Intensivstation ein Problem darstellt)
- (+ 500 mg Vancomycin bei intestinaler MRSA-Besiedelung für 5 Tage während der Eradikation)
- als Paste/Lösung über Magensonde oder oral alle (6-) 8 Stunden.

Zu den **Hochrisikopatienten** für CIRCO und/oder eine Frühinfektion während ihres Intensivaufenthaltes gehören:

- Schwerstverbrannte,
- schwer Immunsupprimierte der Risikogruppen 2 und 3,
- Patienten mit Komplikationen (insbesondere Anastomoseninsuffizienz) nach großem abdominalchirurgischem Eingriff (Ösophagusresektion, Magenresektion, Darmresektionen, Pankreaschirurgie), sofern Gabe technisch möglich,
- Patienten mit Ileus oder Darmischämie,
- Patienten mit ECMO, IABP oder Nierenersatzverfahren über einen Leistenzugang,
- neurologisch/neurochirurgische Patienten mit „Minimal Handling" im Rahmen der Hirndruckbehandlung (insbesondere bei therapeutischer Hypothermie oder Barbituratsedierung).

11.2.2 Antibiotikaprophylaxen und Dauertherapien bei Immunsuppression und chronischen Krankheiten

Ein Großteil der Infektionserreger bei febrilen neutropenischen Patienten stammt aus der endogenen mikrobiellen Flora. Der Patient wird aus verschiedenen Quellen mit Keimen besiedelt, etwa durch direkte Übertragung der Keime von der Umgebung, durch körperlichen Kontakt, Nahrungsmittel, Inhalation von Sporen und auf parenteralem Weg.

In allererster Linie durch die Händedesinfektion kann das Risiko eines Keimerwerbs reduziert werden. Durch Nahrungsmittel, die nicht gekocht, ultrahocherhitzt oder mindestens pasteurisiert sind, können während der Neutropeniephase Keime wie *Escherichia coli, Klebsiella spp.*, Pseudomo*nas aeruginosa, Staphylococcus aureus* und Listerien übertragen werden. Daher ist auf ungekochte Speisen zu verzichten. Auf das Risiko der aerogenen Übertragung von Aspergillussporen bei Bauarbeiten muss besonders geachtet werden.

Durch eine orale Prophylaxe mit Cotrimoxazol oder Chinolonen können bakterielle Infektionen während der Neutropenie vermindert werden. Allerdings wird die Mortalität nicht beeinflusst. Daher ist das Risiko der Entwicklung resistenter Bakterienstämme gegenüber der Verminderung der Morbidität abzuwägen, und bei hohen Resistenzraten von *E. coli* wird inzwischen in vielen Zentren auf diese Art der Prophylaxe verzichtet.

Patienten mit einer länger andauernden Immunsuppression werden prophylaktisch mit Cotrimoxazol (Trimethoprim/Sulfamethoxazol, TMP/SMX) oder einer Pentamidin-Inhalation zur Pneumocystis-Pneumonieprophylaxe behandelt.

Pneumocystis-Pneumonieprophylaxeschema bei autologer Stammzelltransplantation

1. Wahl: Trimethoprim/Sulfamethoxazol (TMP/SMX): 3 × 960 mg/Woche oder an einem Tag der Woche.
2. Wahl: Inhalationen mit Pentamidinisothionat 300 mg/Tag an den Tagen −9, −8, −7 und +28 und dann alle 4 Wochen bis Tag +180; zusätzlich ist bei Pentamidin-Inhalationen eine Prophylaxe gegen Toxoplasmose erforderlich.

Patienten mit Asplenie haben ein erhöhtes Risiko für Postsplenektomiesepsis (PSS) oder Overwhelming-Postsplenectomy-Infektion (OPSI). Vor elektiven Splenektomien sind daher Impfungen gegen Pneumokokken, Meningokokken, Haemophilus influenzae Typ B, idealerweise mindestens 14 Tage vor dem Eingriff, zu empfehlen.

Risikofaktoren für schwere Infektionen sind Milzverlust im frühen Kindesalter, d. h. bei Kindern mit noch unreifem Immunsystem, höheres Lebensalter (Personen >60 Jahre), Milzentfernung bei Grunderkrankungen mit a priori erhöhter Infektanfälligkeit (z. B. Hodgkin-Lymphom oder nach intensiver Chemotherapie) und Zustand nach einer einmal überstandenen PSS oder anderen schweren Infektionen nach Milzentfernung. Gleiche Infektionsrisiken bestehen auch bei anatomisch erhaltener, aber funktionsunfähiger Milz.

Die grundsätzliche Verwendung von Antibiotika zur Vermeidung von PSS/OPSI bei Erwachsenen nach notfallmäßiger Splenektomie oder funktioneller Asplenie ist nicht evidenzbasiert. Die Effektivität ist unbekannt, und es existiert keine allgemeingültige Einigung, wie lange Antibiotika eingesetzt werden sollten. Als sinnvolle Indikationen gelten (Engelhardt et al. 2013):

- bei Patienten mit bereits stattgehabter PSS, da hier ein >10-fach erhöhtes Risiko für ein PSS-Rezidiv besteht,
- sowie bei Patienten mit gleichzeitig bestehender hämatologischer Erkrankung oder Immundefizienz, bei denen nicht von einem ausreichenden Schutz durch die Pneumokokkenimpfung ausgegangen werden kann oder die zunächst nicht geimpft werden können.

Antibiotikaprophylaxe und Standby-Therapie bei Asplenie/Splenektomie

Antibiotikaprophylaxe bei Asplenie/Splenektomie

- Bei Kindern immer für mindestens 3 Jahre nach Splenektomie (je nach Erkrankung (z. B. Thalassämie auch lebenslang).
- Nach stattgehabter invasiver Pneumokokkeninfektion (PSS) für 1–2 Jahre.
- Bei zu erwartendem schlechtem Pneumokokkenimpferfolg (z. B. Chemotherapie).

Geeignet für Erwachsene: Penicillin V (Erwachsene 2 × 1 Mio. IE/d) oder Amoxicillin 2 × 10 mg/kg KG/d, bei Penicillin-Allergie: Erythromycin 1 × 5 mg/kg KG/d

Geeignet für Kinder: Penicillin V (3 Monate-2 Jahre 2 × 125.000 IE, 3–10 Jahre 2 × 250.000 IE, 5 Jahre bis Pubertät 2 × 500.000 IE) oder Amoxicillin p.o. 2 × 20 mg/kg KG/d; bei Penicillin-Allergie: Erythromycin 1 × 10 mg/kg KG/d.

Stand-by-Therapie bei Asplenie/Splenektomie

Bei Fieber, Schüttelfrost, Krankheitsgefühl, ggf. durch den Patienten einzusetzen, umgehend ärztliche Betreuung und Überwachung notwendig.

Geeignet: Amoxicillin/Clavulansäure (falls möglich Ceftriaxon i.v.); bei Penicillin-Allergie: Azithromycin oder Clarithromycin.

(nach Engelhardt et al. 2013*)*

Auch bei Patienten mit Mukoviszidose bestehen besondere Indikationen, in diesem Fall zur Suppressionstherapie bei Besiedelung mit *Pseudomonas aeruginosa* (Schwarz et al. 2017):

Die chronische Besiedelung bzw. Infektion der unteren Atemwege mit *Pseudomonas aeruginosa* bei Mukoviszidose führt zu einer progressiven Verschlechterung der Lungenfunktion. Pulmonale Exazerbationen führen zu dauerhaften Verlusten bei der Lungenfunktion.

Das Ziel einer Suppressionstherapie unter diesen Umständen ist die Zurückdrängung der chronischen Infektion, um strukturelle Schäden am Bronchialsystem und Lungenparenchym zu verhindern bzw. hinauszuzögern.

Die Suppressionstherapie erfolgt:

- oral (z. B. mit Chinolonen),
- i.v. (meist als Kombination zweier Substanzen, meist über 14 Tage),
- inhalativ (meist dauerhaft, oder als monatlich wechselndes On/off-Schema oder mit monatlich wechselnden Wirkstoffen),
- und/oder in Kombination inhalativer mit oralen und/oder intravenösen Antibiotika.

Die Exazerbationstherapie wird anlassbezogen bei pulmonaler Verschlechterung z. B. im Rahmen von Atemwegsinfektionen durchgeführt. Der Therapiebeginn erfolgt kurzfristig nach Indikationsstellung unabhängig davon, wann die letzte Antibiotikagabe stattgefunden hatte.

Eine Exazerbationstherapie wird in der Regel mit intravenösen oder oralen Antibiotika durchgeführt, meist parallel zur ganzjährigen oder intermittierenden inhalativen Antibiotikatherapie.

Für die inhalative Therapie stehen Aztreonamlysin, Colistimethat-Natrium, Tobramycin, Amikacin und Levofloxacin zur Verfügung. Wichtig ist hierbei, auf die richtige Präparation und die Verabreichung mit einem geeigneten Inhalator zu achten. Detaillierte Informationen hierzu finden sich in der S3-Leitlinie (Schwarz et al. 2017) : Lungenerkrankung bei Mukoviszidose, Modul 2: Diagnostik und Therapie bei der chronischen Infektion mit *Pseudomonas aeruginosa*.

Seltene Indikationen zu niedrigdosierten Dauertherapien finden sich vor allem in der Dermatologie, wo man sich die immunmodulatorischen, entzündungshemmenden Effekte etwa von Tetracyclinen oder Makroliden, z. B. bei der Behandlung der Rosacea, zunutze macht. Hier kommen z. B. spezielle, teilretardierte Doxycyclin-Präparationen in Dosierungen von 40 mg (30 mg werden sofort, 10 mg allmählich freigesetzt) zum Einsatz.

11.3 Septischer Schock und Sepsis

Bei septischem Schock muss die Antibiotikatherapie innerhalb der ersten Stunde nach Stellung der Verdachtsdiagnose erfolgen, um ein möglichst optimales Outcome zu erzielen. Nach dieser „golden hour of shock“ nimmt die Letalität mit jeder Verzögerung zu. Daher ist es Aufgabe des ABS-Teams, mögliche Hindernisse für die unverzügliche Verabreichung der verordneten Antibiotika zu erkennen und zu beseitigen. Diese sind in erster Linie logistischer Natur, aber auch Übermittlungsfehler bei starren Zeitschemata und Kommunikationsprobleme zwischen ärztlicher Anordnung und pflegerischer Umsetzung spielen eine wichtige Rolle.

Tab. 11.3 gibt eine Übersicht über die PEG-Empfehlungen und eine Kommentierung zur Auswahl für eine einrichtungsspezifische Antiinfektivaleitlinie aus ABS-Sicht.

► Die Frage der Notwendigkeit einer Kombinationstherapie ist aufgrund der lokalen Resistenzstatistik (insbesondere der Blutkulturen) zu beantworten – nicht selten sind Monotherapien mit Breitspektrumantibiotikum durchaus möglich. Bei lebensbedrohlichem Krankheitsbild kombinieren und dann (empirisch) deeskalieren.

In der Indikation Sepsis und vor allem bei septischem Schock müssen alle Antiinfektiva intravenös und in hoher Dosierung appliziert werden. Weder eine Sequenztherapie noch eine Dosisreduktion sind in dieser Indikation durch Studien belegt. Bei prolongierter Infusionsdauer von Betalaktamen auf die rasche Gabe der Ladungsdosis achten und die erste prolongierte Gabe unmittelbar anschließen.

Tab. 11.3 Ausgewählte Empfehlungen der Paul-Ehrlich-Gesellschaft (PEG 2018) und Kommentierung zur Auswahl für eine einrichtungsspezifische Antiinfektivaleitlinie aus ABS-Sicht bei septischem Schock und Sepsis bei nicht immunsupprimierten und nicht neutropenen Patienten

Vermuteter Fokus	Nosokomial	Ambulant erworben	ABS-Kommentar
Infektionsherd unbekannt Häufige Erreger: *Staphylococcus aureus*, *Streptococcus spp.*, *Escherichia coli* Enterokokken, *Klebsiella spp.*, *Pseudomonas spp.*	Piperacillin/Tazobactam ± Ciprofloxacin oder Levofloxacin oder Fosfomycin Cefepim ± Ciprofloxacin oder Levofloxacin oder Fosfomycin Imipenem oder Meropenem ± Ciprofloxacin oder Levofloxacin oder Fosfomycin	Cefuroxim oder Cefotaxim ± Ciprofloxacin oder Levofloxacin Ampicillin/Sulbactam + Ciprofloxacin oder Levofloxacin Piperacillin/Tazobactam ± Ciprofloxacin/Levofloxacin	Fosfomycin bei nosokomialen Infektionen und Risiko für MRSA oder ESBL-Bildner guter Kombinationspartner bei nosokomialen Infektionen. Frage der Notwendigkeit einer Kombinationstherapie aufgrund lokaler Resistenzstatistik (insbesondere der Blutkulturen) beantworten, nicht selten ist eine Monotherapie mit Breitspektrumantibiotikum durchaus möglich. Im Zweifelsfall bei Lebensbedrohlichem Krankheitsbild kombinieren und dann (empirisch) deeskalieren. In manchen Einrichtungen kann aufgrund der Resistenzlage auch ein Aminoglykosid als Kombinationspartner in Frage kommen (Nierenfunktion berücksichtigen!).

(Fortsetzung)

Tab. 11.3 (Fortsetzung)

Vermuteter Fokus	Nosokomial	Ambulant erworben	ABS-Kommentar
Atemwege Häufige Erreger: *Streptococcus pneumoniae*, *Haemophilus influenzae*, *Staphylococcus aureus*, Enterobacteriales, Anaerobier, *Pseudomonas spp.*	Ceftazidim oder Cefepim + Ciprofloxacin oder Levofloxacin oder Fosfomycin Piperacillin/Tazobactam + Ciprofloxacin oder Levofloxacin oder Fosfomycin Imipenem oder Meropenem + Ciprofloxacin oder Levofloxacin oder Fosfomycin	Cefuroxim oder Cefotaxim oder Ceftriaxon + Erythromycin oder Clarithromycin Piperacillin/Tazobactam + Erythromycin oder Clarithromycin Levofloxacin oder Moxifloxacin (nicht bei septischem Schock) Imipenem oder Meropenem + Erythromycin oder Clarithromycin (in besonders schweren Fällen) (Differenzierung entsprechend Pseudomonas-Risiko	Fosfomycin bei nosokomialen Infektionen und Risiko für MRSA oder ESBL-Bildner guter Kombinationspartner bei nosokomialen Infektionen. Kombinationstherapien mit Erythromycin eher ungewöhnlich. Ceftriaxon zurückhaltend einsetzen. Bei dieser Indikation stehen ausreichend Alternativen zur Verfügung! Carbapeneme zurückhaltend einsetzen, nur bei schlechter lokaler Resistenzlage.
Harnwege Häufige Erreger: *Escherichia coli*, *Proteus mirabilis*, *Pseudomonas spp.*, Enterobacteriales	Cefotaxim oder Ceftriaxon oder Ceftazidim oder Cefepim Piperacillin/Tazobactam Imipenem oder Meropenem	Ampicillin/Sulbactam ± Aminoglykosid Cefotaxim oder Ceftriaxon Ertapenem	Ceftriaxon zurückhaltend einsetzen. Ertapenem bei niedrigem Pseudomonasrisiko (lokale Erregerhitliste bei Urinproben) interessante Alternative innerhalb der Carbapeneme. Carpapenemindikation bei hoher ESBL-Rate, sonst zurückhaltend einsetzen
Darm, gynäkologische Organe Enterobacteriales, Anaerobier, Enterokokken, *Pseudomonas spp.*	Piperacillin/Tazobactam Ceftazidim oder Cefepim + Metronidazol Ciprofloxacin oder Levofloxacin + Metronidazol Imipenem oder Meropenem	Piperacillin/Tazobactam Cefotaxim oder Ceftriaxon + Metronidazol Ertapenem	Ceftriaxon und Chinolone zurückhaltend einsetzen. Bei hoher ESBL-Rate Indikation für Carbapenem. Bei septischem Schock und entsprechender Risikokonstellation ggf. zusätzlich Tigecyclin.

Tab. 11.3 (Fortsetzung)

Vermuteter Fokus	Nosokomial	Ambulant erworben	ABS-Kommentar
Gallenwege Enterobacteriales, Enterokokken, *Pseudomonas spp.*, Anaerobier	Ciprofloxacin oder Levofloxacin + Aminopenicillin Cefotaxim oder Ceftriaxon + Aminopenicillin Imipenem oder Meropenem Piperacillin/Tazobactam	Piperacillin/Tazobactam Ciprofloxacin oder Levofloxacin + Aminopenicillin Cefotaxim oder Ceftriaxon + Aminopenicillin Ertapenem	Ceftriaxon erreicht durch biliäre Ausscheidung hier hohe Wirkstoffkonzentrationen, ist aber mit Sludge-Bildung in der Gallenblase vergesellschaftet. Chinolone zurückhaltend einsetzen. Bei septischem Schock und entsprechender Risikokonstellation ggf. zusätzlich Tigecyclin.
Haut/Weichgewebe *Streptococcus pyogenes*, *Staphylococcus aureus*, Anaerobier, Enterobacteriales, *Pseudomonas spp.*	Ceftazidim oder Cefepim + Clindamycin Piperacillin/Tazobactam ± Clindamycin Ciprofloxacin oder Levofloxacin + Cefuroxim oder Clindamycin Imipenem oder Meropenem + Clindamycin	Cefazolin oder Cefuroxim + Clindamycin	Chinolone zurückhaltend einsetzen. Kombinationstherapie mit Clindamycin bei klinischer Besserung deeskalieren.
Katheter-assoziiert Koagulase-negative Staphylokokken, *Staphylococcus aureus*, gramnegative Stäbchenbakterien, *Corynebacterium jeikeium*, Propionibakterien, (**Cave**: *Candida spp.*)	Glykopeptid oder Daptomycin ± Piperacillin/Tazobactam oder ± Cefotaxim oder Ceftriaxon oder Cefepim oder ± Imipenem oder Meropenem		Daptomycin bei Nierenfunktionsstörungen bevorzugen. Ceftriaxon zurückhaltend einsetzen.

11.4 Pneumonie

Die Pneumonien werden nach dem Ort des Auftretens in ambulant („community-acquired pneumonia“, CAP) und nosokomial („hospital-acquired pneumonia“, HAP) erworben unterteilt. Aus ABS-Sicht wichtige Sonderformen stellen die akute Exazerbation der COPD (AECOPD) und die Aspirationspneumonie dar.

Nach PEG (2018) wird die Pneumonie definiert als eine mikrobielle Infektion des Lungenparenchyms. Klinisch liegt eine Pneumonie vor, wenn neue oder zunehmende Infiltrate im Röntgenthorax nachgewiesen werden und einige der folgenden klinischen Zeichen bestehen:

- Körpertemperatur >38 °C (oder selten <36 °C) und/oder
- Leukozytose (>10/µl) und/oder Linksverschiebung (>5 %) und/oder
- produktiver Husten,
- purulenter Auswurf,
- Dyspnoe, Tachypnoe,
- Schüttelfrost,
- feinblasige Rasselgeräusche,
- atemabhängige Thoraxschmerzen,
- neu aufgetretene oder zunehmende Verwirrtheit.

CRB-65-Score

Der CRB-65-Score beinhaltet folgende Kriterien:

- Bewusstseinstrübung („**c**onsciousness“),
- Atemfrequenz ≥30/min („**r**espiratory rate“),
- diastolischer Blutdruck ≤60 mm Hg/systolischer Blutdruck <90 mm Hg („**b**lood pressure“),
- Alter ≥65 Jahre.

Bei der ambulant erworbenen Pneumonie werden drei **Schweregrade** unterschieden:

- leichte ambulant erworbene Pneumonie: ambulantes Management (leichte CAP),
- mittelschwere ambulant erworbene Pneumonie: Management im Krankenhaus in der Regel auf einer Normalstation (hospitalisierte CAP),
- schwere ambulant erworbene Pneumonie: Management im Krankenhaus in der Regel auf einer Überwachungsstation (Intensivstation, Intermediate Care u. a.) (schwere CAP).

Patienten, die nach klinischer Einschätzung des Arztes stabil erscheinen und auf die die unten genannten Kriterien zutreffen, sollen ambulant behandelt werden, sofern keine Komplikationen vorliegen oder soziale Faktoren eine stationäre Aufnahme erforderlich machen:

- CRB-65 = 0,

- ausreichende Oxygenierung ($SaO2 > 90\ \%$)
- und fehlende Hinweise auf instabile Komorbiditäten

Kriterien, die eine stationäre Aufnahme eventuell trotz eines niedrigen CRB-65-Scores erforderlich machen können, sind:

- chronische Hypoxämie/Heimsauerstoffpflichtigkeit,
- Instabile Komorbiditäten,
- Komplikationen (z. B. Pleuraerguss),
- soziale Faktoren (z. B. fehlende häusliche Versorgung).

Im Falle einer Entscheidung für eine ambulante Behandlung soll eine Reevaluation der Patienten nach 48 (–72) h erfolgen, da eine klinische Verschlechterung häufig in diesem Zeitrahmen eintritt.

Bei der Entscheidung zur Hospitalisation von alten und schwerkranken Patienten ist immer zusätzlich zu berücksichtigen, dass jede Hospitalisation ein erhebliches Risiko für eine funktionelle Verschlechterung mit sich bringt, die auch irreversibel sein kann.

► **Cave** Das höchste Risiko akuter Organdysfunktionen findet sich in den ersten 72 h nach Krankenhausaufnahme.

Wichtigste frühe Komplikationen sind die akute respiratorische Insuffizienz und die Komorbiditäts- oder Sepsis-bedingte akute extrapulmonale Organdysfunktion.

Aus der möglichen Entwicklung einer Sepsis-assoziierten Organdysfunktion ergibt sich die Notwendigkeit zur Reevaluation der Organfunktion bis zur objektiven klinischen Besserung. Zunächst impliziert das Vorhandensein eines der sogenannten Major-Kriterien eine akute Notfallsituation und die Indikation zur Aufnahme auf eine Intensivstation:

- Notwendigkeit der Intubation und maschinellen Beatmung,
- Notwendigkeit der Gabe von Vasopressoren (septischer Schock).

Zur Risikoabschätzung, ob bei Patienten ohne Major-Kriterien eine Intensivbehandlung erforderlich wird, können die Minor-Kriterien herangezogen werden:

- schwere akute respiratorische Insuffizienz ($p_aO_2 \leq 53$ mmHg bzw. ≤ 7 kPa bei Raumluft),
- Atemfrequenz ≥ 30/min,
- multilobäre Infiltrate in der Röntgen-Thoraxaufnahme,
- neu aufgetretene Bewusstseinsstörung,
- systemische Hypotension mit Notwendigkeit der aggressiven Volumentherapie,
- akutes Nierenversagen (Harnstoff-N ≥ 20 mg/dl),
- Leukopenie (Leukozyten <4000 Zellen/mm^3),
- Thrombozytopenie (Thrombozyten <100.000 Zellen/mm^3),
- Hypothermie (Körpertemperatur <36 °C),

Ein hohes Risiko der intensivmedizinischen Therapienotwendigkeit besteht, wenn >1 der 9 Minor-Kriterien vorhanden ist.

Als Risikofaktoren für das Vorliegen einer Infektion mit multiresistenten Erregern werden diskutiert:

- vorhergehende antimikrobielle Therapie (in Abhängigkeit von Spektrum, Dauer und Dosierung),
- schwere strukturelle chronische Lungenerkrankungen wie schwere COPD, Bronchiektasen oder Mukoviszidose mit Antibiotikavortherapie oder vorausgegangene Hospitalisierung jeweils in den letzten 3 Monaten,
- bekannte Kolonisation durch MRE (z. B. MRSA, MRGN),
- Aufnahme aus Langzeitpflegebereichen,
- chronische Dialyse,
- Tracheostomaträger,
- offene Hautwunden.

Tab. 11.4 gibt eine Übersicht über die Optionen zur oralen Therapie bei ambulant erworbener Pneumonie, Tab. 11.5. fasst die Therapieoptionen im stationären Bereich zusammen.

Aus ABS-Sicht erwägenswerte Optionen bei oraler Sequenztherapie von primär hospitalisierten Patienten nach klinischer Stabilisierung sind:

- Amoxicillin (3 × 750–1000 mg p.o.),
- Amoxicillin/Clavulansäure (2–3 × 1 g p.o.)

Tab. 11.4 Orale Antibiotikatherapie bei leichter, ambulant erworbener Pneumonie mit Kommentierung aus ABS-Sicht. (Mod. nach Niedersächsisches Landesgesundheitsamt 2018)

Patientengruppe	Substanz und Dosis	ABS-Kommentar
Ohne Risikofaktoren	Amoxicillin 3 × 1000 g Clarithromycin 2 × 500 mg Doxycyclin 1 × 200 mg (bei Patienten unter 70 kg KG ab dem 2. Tag 1 × 100 mg)	Doxycyclin und Makrolide decken auch eine breite Reihe intrazellulärer, „atypischer" Erreger ab. Dies ist aber in den seltensten Fällen primär erforderlich.
Mit Risikofaktoren (chronische Herzinsuffizienz, ZNS-Erkrankungen mit Schluckstörung, schwere COPD/Bronchiektasen, Bettlägerigkeit, PEG-Sonde)	Amoxicillin/Clavulansäure 3 × 875/125 mg Levofloxacin 1 × 500 mg Moxifloxacin 1 × 400 mg	Wegen der schlecht vorhersagbaren enteralen Resorption von Ampicillin/Sulbactam hier nur Amoxicillin/Clavulansäure einsetzen. Chinolone nur bei echter Allergie oder Unverträglichkeit von Amoxicillin/Clavulansäure.

Tab. 11.5 Ausgewählte Empfehlungen der PEG 2018 und Kommentierung zur Auswahl für eine einrichtungsspezifische Antiinfektivaleitlinie aus ABS-Sicht bei hospitalisierten Pneumoniepatienten

Art der Pneumonie	Empfohlene Substanzen	Alternativsubstanzen	ABS-Kommentar
Mittelschwere Pneumonie (in der Regel Beginn i.v. mit oraler Sequenztherapie)	Amoxicillin/Clavulansäure Ampicillin/Sulbactam Cefuroxim Ceftriaxon Cefotaxim jeweils ± Makrolid für 3 Tage (bei Nachweis atypischer Erreger entsprechend länger)	Moxifloxacin Levofloxacin	Bei der intravenösen Therapie Ampicillin/Sulbactam bevorzugen, ggf. bei oraler Sequenztherapie dann auf Amoxicillin/Clavulansäure umstellen. Ceftriaxon zurückhaltend einsetzen (in dieser Indikation in der Regel verzichtbar). Makrolidindikation bei fehlendem klinischem Verdacht auf atypische Pneumonie aufgrund der immunmodulatorischen Wirkung nach individueller Einschätzung.
Schwere Pneumonie (Beginn immer i.v., orale Sequenztherapie prinzipiell möglich)	Piperacillin/Tazobactam Ceftriaxon Cefotaxim jeweils + Makrolid für 3 Tage (bei Nachweis atypischer Erreger entsprechend länger)	Moxifloxacin Levofloxacin (Monotherapie mit Chinolon nicht bei septischem Schock)	Ceftriaxon zurückhaltend einsetzen (in dieser Indikation in der Regel verzichtbar) Makrolidindikation bei fehlendem klinischem Verdacht auf atypische Pneumonie aufgrund der immunmodulatorischen Wirkung
Nosokomiale Pneumonie ohne Risikofaktoren für multiresistente Erreger	Aminopenicillin/Betalaktamaseinhibitor – Ampicillin/Sulbactam – Amoxicillin/Clavulansäure oder Cephalosporin Gruppe 3a – Ceftriaxon – Cefotaxim oder Fluorchinolon – Moxifloxacin – Levofloxacin		Bei der intravenösen Therapie Ampicillin/Sulbactam bevorzugen Ceftriaxon zurückhaltend einsetzen (in dieser Indikation in der Regel verzichtbar. Fluorchinolon möglichst nicht als 1. Wahl, sondern nur als Alternative bei Unverträglichkeit angeben.

(Fortsetzung)

Tab. 11.5 (Fortsetzung)

Art der Pneumonie	Empfohlene Substanzen	Alternativsubstanzen	ABS-Kommentar
Nosokomiale Pneumonie und Risikofaktoren für multiresistente Erreger	Pseudomonas-wirksames Betalaktam: – Piperacillin/Tazobactam oder – Cefepim oder – Ceftazidim (nur in Kombination mit einer gegen grampositive Erreger wirksamen Substanz) oder – Imipenem/Cilastatin oder – Meropenem ± bei lebensbedrohlicher Infektion (Sepsis-assoziierte Organdysfunktion oder invasive Beatmung): Fluorchinolon – Ciprofloxacin oder – Levofloxacin oder – Aminoglykosid – Gentamicin – Tobramycin – Amikacin bei MRSA-Verdacht: plus Glykopeptid (Vancomycin) oder Oxazolidinon (Linezolid)		Carbapeneme nur bei hoher Rate von ESBL-Bildnern. Chinolone als Kombinationspartner nur bei eingeschränkter Nierenfunktion. In Sonderfällen ggf. auch inhalative Therapie mit Aminoglykosiden möglich. Trotz theoretischer Vorteile keine klare klinische Überlegenheit von Linezolid.
Bei mittelschwerer und schwergradiger AE-COPD (hospitalisierte Patienten auf Normal- bzw. Intensivstation) mit Stockley Typ II (mit purulentem Auswurf) ohne bekannten Nachweis von *P. aeruginosa,* ohne Bronchiektasen, ohne Beatmung	Aminopenicillin/Betalaktamaseinhibitor – Ampicillin/Sulbactam – Amoxicillin/Clavulansäure oder Cephalosporin Gruppe 3a – Ceftriaxon – Cefotaxim	Moxifloxacin oder Levofloxacin	Bei der intravenösen Therapie Ampicillin/Sulbactam bevorzugen. Ceftriaxon zurückhaltend einsetzen (in dieser Indikation in der Regel verzichtbar.
Bei AECOPD mit Stockley Typ II und mit individuellem *P.-aeruginosa*-Nachweis bzw. mit Bronchiektasen sowie bei beatmeten Patienten	Piperacillin/Tazobactam oder Cefepim oder Ceftazidim (nur in Kombination mit einer Pneumokokken-wirksamen Substanz, z. B. Aminopenicillin) oder Imipenem/Cilastin oder Meropenem oder Levofloxacin oder Ciprofloxacin (nur in Kombination mit einer Pneumokokken-wirksamen Substanz, z. B. Aminopenicillin oder Cephalosporin der Gruppen 2 oder 3a)		Carbapeneme nur bei hoher Rate von ESBL-Bildnern. Fluorchinolone möglichst nicht als 1. Wahl, sondern nur als Alternative bei Unverträglichkeit angeben.

Tab. 11.5 (Fortsetzung)

Art der Pneumonie	Empfohlene Substanzen	Alternativsubstanzen	ABS-Kommentar
Aspirationspneumonie	Aminopenicillin/Betalaktamaseinhibitor – Ampicillin/Sulbactam – Amoxicillin/Clavulansäure	Cefotaxim, + Clindamycin	Bei der intravenösen Therapie Ampicillin/Sulbactam bevorzugen. Eine präemptive Therapie unmittelbar nach Aspiration ist kritisch zu sehen, und es ist häufig eine „Wait and treat if needed"-Strategie möglich.

Cefpodoximproxetil (2 × 200 mg p.o.) wäre als Oralcephaloporin mit besserer Konstanz der enteralen Resorption als Cefuroximaxetil ausnahmsweise denkbar, falls ein Amoxicillin-basiertes Regime nicht gut vertragen wird (idealerweise bei bekannt niedriger MHK des nachgewiesenen Erregers).

Alternativen, z. B. bei echter Penicillin-Allergie:

- Azithromycin (1 × 500 mg p.o.).
- Doxycyclin (1 × 200 mg p.o.).

Die Antibiotikatherapie kann 48–72 h nach klinischer Besserung mit Entfieberung, d. h. in der Regel frühestens nach 5 Tagen, beendet werden. Eine Therapiedauer von mehr als 7 Tagen ist selten notwendig. Bei nachgewiesener Infektion durch *Pseudomonas aeruginosa* wird eine längere Therapiedauer von 8–15 Tagen empfohlen. Bei *Staphylococcus-aureus*-Bakteriämie im Gefolge einer Pneumonie beträgt die Therapiedauer bei unkompliziertem Verlauf 14 Tage nach der negativen Blutkulturkontrolle.

Zur Frage der Antibiotikatherapie und Therapiedauer bei Lungenabszess und infiziertem Pleuraerguss existieren keine großen kontrollierten klinischen Studien. Die kalkulierte antimikrobielle Therapie sollte grampositive Kokken, gramnegative Erreger (ggf. inkl. *Pseudomonas aeruginosa*) und Anaerobier einschließen. Grundsätzlich sollte sie mindestens bis zur vollständigen Drainage des infizierten Ergusses fortgeführt werden. Längere Therapiedauern von mehreren Wochen sind häufig notwendig. Die leitliniengerechte, kalkulierte antimikrobielle Initialtherapie soll primär parenteral mit Aminopenicillin plus Betalaktamasehemmer, oder Clindamycin plus Cephalosporin (Cefuroxim, Ceftriaxon, Cefotaxim) oder Moxifloxacin erfolgen, wobei hier auch der Einsatz von Ceftriaxon und Moxifloxacin unter ABS-Gesichtspunkten zurückhaltend erfolgen sollte.

11.5 Haut- und Weichteilinfektionen

Die Differenzialdiagnose zwischen klassischem Erysipel und Übergang zur begrenzten Phlegmone ist mitunter klinisch schwierig, die Definitionen in der Literatur in der Abgrenzung der schweren oder komplizierten Weichteilinfektionen mitunter unscharf. Eine begrenzte Phlegmone ist eine Infektion der Dermis und Subkutis, die weder ein (Streptokokkenbedingtes) Erysipel noch eine eitrig-nekrotische, bis an die Faszie reichende Infektion (schwere Phlegmone) darstellt. Sie bedarf in der Regel keiner chirurgischen Versorgung, wohl aber einer antimikrobiellen Behandlung. Die klinischen Symptome umfassen eine überwärmte, ödematöse, schmerzhafte, dunkle oder livide Rötung bzw. teigige Schwellung um eine Eintrittspforte (Ulkus, Wunde) herum. Die Rötung ist von dunklerem oder gar lividem Rotton sowie matter und unschärfer begrenzt als beim klassischen Erysipel.

Indikationen für die parenterale, ggf. sequenzielle Antibiotikagabe sind:

- systemische Zeichen einer Infektion oder
- eingeschränkte Durchblutung,
- oberflächlich ausgedehnte Infektionen,
- ein Übergang in tiefer reichende, schwere Phlegmonen,
- eine Lokalisation an den Sehnenbeugen bzw. im Gesicht.

Die Leitlinien der IDSA empfehlen Gewebeproben für den kulturellen Nachweis bei abszedierenden Infektionen und schweren Infektionen unter antineoplastischer Chemotherapie, Neutropenie, Defizienz der zellvermittelten Immunität und bei Immersions- oder Bissverletzungen zu entnehmen; dann auch jedes Mal in Kombination mit Blutkulturen. Nach Meinung der PEG sind bei korrekter Durchführung der Probengewinnung v. a. bei Antibiotika-naiven Patienten Ausbeute oder Spezifität hoch genug, um die Empfehlung weiter zu fassen. Dringende Indikationen für den kulturellen Erregernachweis sind solche begrenzten Phlegmonen, welche nicht innerhalb von 2–3 Tagen auf ein *Staphylococcus-aureus*-wirksames Antibiotikum ansprechen. Hierzu gehören Abszesse, Hautinfektionen nach operativen Eingriffen oder anderen iatrogenen Prozeduren, Infektionen bei Immunsuppression mit der Möglichkeit seltenerer Verursacher (z. B. Cryptococcus spp. und andere Pilze) sowie Bisswunden oder Hauteffloreszenzen im Zusammenhang mit systemischen Infektionen (z. B. bei Endokarditis, Sepsis, Rickettsiosen, Rattenbissfieber und Systemmykosen).

Bei entsprechender Exposition sollte man auch atypische Mykobakterien (z. B. *Mycobacterium marinum* bei Wasser-assoziierter, schlecht heilender Hautinfektion) in Betracht ziehen.

Grundsätzlich sind Gewebeproben im nativen Zustand für die Erregerdiagnostik besser geeignet als Abstriche, da sie den Einsatz von sowohl kulturellen Verfahren als auch Nukleinsäurenachweistechniken (z. B. PCR-Verfahren) und auch eine histologische Untersuchung ermöglichen.

▶ **Tipp** Bei der Einsendung von Gewebeproben ist die Kommunikation mit dem Labor wichtig. Nicht selten kommt es zu Verwechslungen zwischen mikrobiologischem und histologischem Material. Nach Formalinfixierung ist die Probe jedoch für die Mikrobiologie nicht mehr brauchbar.

Für einen geeigneten Abstrich aus der Eintrittspforte sollten Stieltupfer mit Dacron-Gewebe für Transportmedien benutzt, oberflächliche Sekrete mit sterilem Tupfer entfernt und fibrinöse oder nekrotische Beläge abgehoben werden. Die Probenentnahme erfolgt vom Wundgrund und unter den Wundrändern, möglichst von verschiedenen Lokalisationen. Flächige oder spiralförmig geführte Abstriche erscheinen weniger geeignet, da sie viele klinisch irrelevante, die Oberflächen kontaminierende oder kolonisierende Mikroorganismen erfassen.

▶ Lokalisation von Abstrich- und Gewebeproben jeweils einzeln und präzise auf dem Einsendeschein vermerken!

Charakteristisch für die schweren, Toxin-bedingten nekrotisierenden Weichgewebeinfektionen (nekrotisierende Fasziiits und Fournier-Gangrän) ist der akute foudroyante Verlauf mit schwerer Allgemein- und letztendlich Schocksymptomatik bzw. ein frühzeitig einsetzendes Organversagen. Leit- und Frühwarnsymptom ist der extreme, Ischämiebedingte, lokale Schmerz, der in keinem offensichtlichen Verhältnis zu dem primär sichtbaren klinischen Befund steht.

▶ Ein sofortiger Beginn der Therapie und eine von Beginn an ausreichend hohe Dosierung der Antibiotika in den möglichen Maximaldosen sind entscheidend für die Prognose.

Die Sofortmaßnahmen umfassen umfassen das radikale chirurgische Débridement mit einer spätestens intraoperativ begonnenen, ergänzenden Antibiotikatherapie und einer intensivmedizinischen Betreuung. Wichtig im Hinblick auf die kalkulierte Initialtherapie sind die Erfassung der in Frage kommenden grampositiven und gramnegativen Bakterien (einschließlich Anaerobier) sowie die Inhibierung der Toxinbildung (durch Linezolid oder Clindamycin) und der Betalaktamase-Aktivität mit Substanzen, die eine gute Gewebegängigkeit haben. Für die zusätzliche Anwendung von Penicillin G gibt es bisher keine Belege aus kontrollierten klinischen Studien, sondern nur tierexperimentelle Daten. Bei Verdacht auf *Clostridium-perfringens*-Infektionen erscheint sie aufgrund des geringen Nebenwirkungsprofils bei lebensbedrohlichem Krankheitsbild jedoch sinnvoll.

Die Anwendung hyperbaren Sauerstoffs (hyperbare Oxygenation, HBO) wird in der Literatur kontrovers diskutiert und ist eine individualmedizinische Entscheidung.

Eine Besonderheit stellen Bissverletzungen dar, wobei Menschenbisse häufig problematischer als Tierbisse sind und nicht selten unterschätzt werden. Sie können mechanisch zu schweren Gewebedestruktionen führen, die durch Kontamination mit der oralen Flora des beißenden Individuums nachfolgend schwere Infektionen bedingen können.

Insbesondere nach Bissen von Katzen erreichen die übertragenen Erreger aufgrund des punktionsartigen Bisscharakters relativ leicht tiefere Gewebeschichten. Unter den am häufigsten isolierten Anaerobiern nach Hunde- und Katzenbissen finden sich *Bacteroides spp.*,

Fusobacterium spp., *Porphyromonas spp.*, *Prevotella spp.*, *Propionibacterium spp.* und *Peptostreptococcus spp.*, bei Rattenbissen kommt *Streptobacillus moniliformis*, der Erreger des Rattenbissfiebers vor. Bei Katzenbissen werden häufig *Pasteurella spp.* gefunden.

► Bei allen Bissverletzungen muss der Impfstatus für Tetanus überprüft werden und das Risiko einer Tollwutinfektion (insbesondere bei Reisen in Endemiegebiete) in Erfahrung gebracht werden.

Die Indikationen für eine (prophylaktische) Antibiotikagabe nach Bissverletzungen sind:

- mäßige bis schwere und tiefe Bisswunden
- Bisswunden der Hand und im Gesicht
- Bisswunden, die möglicherweise bis Periost oder Gelenkkapsel reichen
- Immunsuppression/Immundefizienz
- Leberinsuffizienz
- Z. n. Milzexstirpation
- Ödeme im betroffenen Gebiet.

Schweregrade von Bissverletzungen

Allgemein:

- Grad I: oberflächliche Hautläsion, Risswunde, Kratzwunde, Bisskanal, Quetschwunde
- Grad II: Hautwunde, bis zur Faszie/Muskulatur/Knorpel reichend
- Grad III: Wunde mit Gewebsnekrose oder Substanzdefekt

Hundebiss

- Stadium I: oberflächliche Verletzung ohne Beteiligung der Muskulatur
- Stadium II: tiefe Verletzung mit Beteiligung der Muskulatur
- Stadium III: tiefe Verletzung mit Beteiligung der Muskulatur und Substanzdefekt
- Stadium IVA: Stadium III und Gefäß- und Nervenverletzung
- Stadium IVB: Stadium III und Knochenbeteiligung

(*nach* PEG 2018)

Ausgewählte Empfehlungen der PEG 2018 und Kommentierung zur Auswahl für eine einrichtungsspezifische Antiinfektivaleitlinie aus ABS-Sicht bei Haut- und Weichteilinfektionen fasst Tab. 11.6 zusammen.

Tab. 11.6 Ausgewählte Empfehlungen der PEG 2018 und Kommentierung zur Auswahl für eine einrichtungsspezifische Antiinfektivaleitlinie aus ABS-Sicht bei Haut- und Weichteilinfektionen

Indikation	Empfehlung	ABS-Kommentar
Erysipel (häufige Erreger: Hämolysierende Streptokokken, meist der Gruppe A (*S. pyogenes*), seltener durch B-, C-, G-Streptokokken	Penicillin G Bei Allergie – Clindamycin – Clarithromycin – Moxifloxacin	Bei fehlendem Ansprechen oder schwierige Abgrenzung zur Phlegmone, insbesondere im Gesicht primär Flucloxacillin oder Cefuroxim. Chinolon zurückhaltend einsetzen.
Phlegmone (häufiger Erreger: *Staphylococcus aureus*)	Cefazolin Flucloxacillin Cotrimoxazol Bei Verdacht auf PVL-bildende MRSA/MSSA: Clindamycin Bei Verdacht auf Anaerobier: Cefuroxim Bei Verdacht auf Mischinfektion: Aminopenicillin/Betalaktamaseinhibitor Ampicillin/Sulbactam Amoxicillin/Clavulansäure	Bei fehlendem Ansprechen Kombination mit Rifampicin oder Fosfomycin. Bei der intravenösen Therapie Ampicillin/Sulbactam bevorzugen, ggf. bei oraler Sequenztherapie dann auf Amoxicillin/Clavulansäure umstellen.
Komplizierte schwere Weichteilinfektion (häufige Erreger: *Staphylococcus aureus*, gramnegative Erreger, u. a. auch *Pseudomonas aeruginosa*, Anaerobier, Mischinfektionen) Verdacht auf *Vibrio spp.* (*Vibrio vulnificus, Vibrio alginolyticus, Vibrio parahaemolyticus*) bei Traumata mit Salzwasserexposition oder *Aeromonas hydrophila* bei Traumata mit Süßwasserexposition:	Piperacillin/Tazobactam Meropenem oder Imipenem/Cilastin Bei neutropenem Fieber: +Therapie gegen Hefe- und Schimmelpilze (Candida, Aspergillus, Fusarien) + Vancomycin oder Linezolid oder Daptomycin oder Ceftarolin Doxycyclin + Ceftriaxon	Linezolid nicht in der Primärtherapie, wegen Blutbildveränderungen für evtl. orale Sequenztherapie aufsparen.

(Fortsetzung)

Tab. 11.6 (Fortsetzung)

Indikation	Empfehlung	ABS-Kommentar
Fußinfektionen bei schwerem Diabetes mellitus (häufige Erreger: Staphylokokken, Streptokokken; ggf auch gramnegative Erreger) PEDIS 2 (= oberflächliche Infektion, <2 cm Durchmesser) PEDIS 3 (=tiefe Infektion)	Cefuroxim (Hochdosis bei schweren Verläufen oder Cefazolin (Hochdosis bei schweren Verläufen) Aminopenicillin/Betalaktamaseinhibitor – Ampicillin/Sulbactam – Amoxicillin/Clavulansäure Ampicillin/Sulbactam oder Piperacillin/Tazobactam 2. Wahl: Ciprofloxacin oder Levofloxacin oder Meropenem oder Imipenem/Cilastin oder Ertapenem	Bei der intravenösen Therapie Ampicillin/Sulbactam bevorzugen, ggf. bei oraler Sequenztherapie dann auf Amoxicillin/Clavulansäure umstellen. Chinolone zurückhaltend einsetzen. Ertapenem, wenn kein Verdacht auf *Pseudomonas aeruginosa* besteht.
Schwere (toxinbedingte) lebensbedrohliche nekrotisierende Weichgewebeinfektionen Nekrotisierende Fasziitis, Fournier Gangrän **Typ I:** aerob/anaerobe Mischinfektion mit Streptokokken, Staphylokokken, Anaerobiern (*Bacteroides fragilis, Prevotella melaninogenica*), Enterobacteriales und Pseudomonaden **Typ II:** Toxinproduzierende hämolysierende Streptokokken Gruppe A oder *S. aureus* (u. a. PVL-positive CA-MRSA) **Typ III** (nach Genuss von Meeresfrüchten oder durch wasserkontaminierte Wunden): *Vibrio spp.* und *Aeromonas spp.*	Piperacillin/Tazobactam oder Meropenem oder Imipenem/Cilastin + Clindamycin oder Linezolid	Bei Verdacht auf MRE ggf. Kombination mit Fosfomycin.

Tab. 11.6 (Fortsetzung)

Indikation	Empfehlung	ABS-Kommentar
Bissverletzungen durch Hund oder Katze (häufige Erreger *Bacteroides spp.*, *Fusobacterium spp.*, *Porphyromonas spp.*, *Prevotella spp.*, *Propionibacterium spp.*, *Peptostreptococcus spp.* und *Pasteurella multocida*. Mitunter auch MRSA und Methicillin-resistente non-*S.-aureus*-Staphylokokken-Isolate (*S. pseudintermedius*)	Aminopenicillin/Betalaktamaseinhibitor – Ampicillin/Sulbactam – Amoxicillin/Clavulansäure Bei Verdacht auf MRSA/methicillinresistente *S. pseudintermedius* sind MRSA-wirksame Antibiotika indiziert. 2. Wahl: Cefuroxim oder Moxifloxacin + Clindamycin oder Metronidazol	Bei der intravenösen Therapie Ampicillin/Sulbactam bevorzugen, ggf. bei oraler Sequenztherapie dann auf Amoxicillin/Clavulansäure umstellen. Insbesondere bei Katzenbissen evtl. Doxycyclin.
Bissverletzungen durch Menschen (häufige Erreger: Grampositive (meist *Streptococcus spp.* und *S. aureus*) und gramnegative Erreger (z. B. *Haemophilus spp.*, *Eikenella corrodens*) und Anaerobier, darunter Fusobakterien, Prevotella- und Porphyromonas-Spezies	Aminopenicillin/Betalaktamaseinhibitor Ampicillin/Sulbactam Amoxicillin/Clavulansäure Bei immunsupprimierten Patienten: Piperacillin/Tazobactam Alternative: Ertapenem	Bei der intravenösen Therapie Ampicillin/Sulbactam bevorzugen, ggf. bei oraler Sequenztherapie dann auf Amoxicillin/Clavulansäure umstellen.

11.6 Knochen- und Gelenkinfektionen, periprothetische Infektionen

Wenn irgendwie möglich, sollte bei Knochen- und Gelenkinfektionen und periprothetischen Infektionen versucht werden, Probenmaterial zur mikrobiologischen Aufarbeitung zu gewinnen. Dies gilt insbesondere im Fall der chronischen Osteomyelitis, bei der kein akuter Handlungsbedarf besteht und wegen der erforderlichen langen Therapiedauer die Diagnostik oberste Priorität hat.

- Die Entnahme von Probenmaterial aus dem Knochen erfolgt am besten vor Beginn einer antimikrobiellen Therapie oder nach einer mindestens 2-wöchigen Antibiotikapause.

Klassischerweise wird mit einer initial hochdosierten parenteralen Therapie begonnen. Eine orale Sequenztherapie scheint möglich, wenn mit der oralen Medikation adäquate Wirkstoffspiegel sichergestellt werden können. So wurde die Nicht-Unterlegenheit einer nach 7 Tagen intravenöser Therapie begonnenen oralen Therapie im „Oral versus Intravenous Antibiotics for Bone and Joint Infection" (OVIVA)-Trial im Vereinigten Königreich gezeigt (Li et al. 2019). Bei chronischen Osteomyelitiden ist auch eine primär orale, hochdosierte Therapie mit Clindamycin oder Trimethoprim/Sulfamethoxazol als erfolgreich beschrieben worden.

Die kalkulierte Therapie wird, je nach zu erwartendem Erreger und lokaler Resistenzlage, mit einem Cephalosporin der Gruppe 2 oder 3 in Kombination mit Clindamycin oder einem Aminopenicillin/Betalaktamase-Inhibitor (BLI) begonnen. Bei Staphylokokken-Infektionen ist eine Monotherapie mit Flucloxacillin oder einem Cephalosporin der Gruppe 1 vorzuziehen. Prinzipiell ist für Flucloxacillin wie bei allen Betalaktamen eine kontinuierliche oder häufigere Dosierung vorzuziehen. Rifampicin zeigt eine gute Penetration in den Knochen und in Biofilme und kann daher bei fremdkörperassoziierten Knocheninfektionen als Kombinationspartner eingesetzt werden.

► **Tipp** Bei komplizierten Fällen (z. B. schwere Spondylodiszitis) kann die Kombination von Fosfomycin mit einem Cephalosporin erwogen werden. Bei der Differenzialdiagnose auch an eine (reaktivierte) Tuberkulose denken.

Bei Endoprotheseninfektion sind der Ausbau bzw. Wechsel nach radikalem chirurgischem Débridement und eine, idealerweise auf den Erreger abgestimmte Antibiotikagabe in maximaler Dosierung die Therapie der Wahl. Explantierte Fremdkörper können zur Verbesserung der Sensitivität des Erregernachweises sonifiziert werden, sodass auch bei primär als aseptisch interpretierten Prothesenlockerungen mitunter ein Erreger nachgewiesen werden kann.

Bei frühen Protheseninfektionen (innerhalb der ersten 4 Wochen nach Implantation) können bereits der Austausch entfernbarer Oberflächen und chirurgisches Débridement gefolgt von einer 12-wöchigen Therapie mit Biofilm-aktiven Substanzen (Rifampicin oder Hochdosis-Daptomycin, wahrscheinlich auch Fosfomycin) zu einer Heilung führen. Dabei zeigen Streptokokken-Infektionen bessere Ergebnisse als Infektionen mit *Staphylococcus aureus*. Auch beim einzeitigen Implantataustausch sollte eine Biofilm-aktive Therapie über 12 Wochen gegeben werden.

Nach der initialen 4- bis 6-wöchigen intravenösen Therapie mit einem Aminopenicillin/Betalaktamaseinhibitor, einem Cephalosporin der Gruppe 1 oder 2 oder einem Glykopeptid, jeweils in Kombination mit Rifampicin, sollte die weitere orale Therapie mit Rifampicin in Kombination mit einem geeigneten Fluorchinolon (bevorzugt Levofloxacin oder Moxifloxacin) erfolgen, um eine Resistenzentwicklung gegen Rifampicin zu verhindern, wobei nur sehr wenige kleine Studien diesbezüglich vorliegen. Die Fluorchinolone der Gruppe 3 (Levofloxacin) und Gruppe 4 (Moxifloxacin) sind vermutlich dem Ciprofloxacin (Gruppe 2) überlegen.

► Die Dosierung von Rifampicin als biofilmaktiver Kombinationspartner ist teilweise umstritten. Während vielfach eine Dosierung von 2 × 300–450 mg pro Tag empfohlen wird, gibt es auch pharmakokinetische Argumente für eine Dosierung von 1 × 600 mg.

Aktuelle Therapieschemata z. B. zur Diagnostik und Behandlung von Implantat-assoziierten Infektionen nach Frakturversorgung, Diagnostik und Behandlung von periprothetischen Infektionen und Diagnostik und Behandlung von Wirbelsäuleninfektionen sowie Hinweise zur Verwendung von Antibiotika in Knochenzement finden sich beispielsweise bei der Pro-Implant Foundation unter www.pro-implant.org., eine Übersicht über Diagnostik und Therapie der Spondylodiszitis bei Herren et al. (2017).

11.7 Harnwegsinfektionen (HWI)

Zur unkomplizierten Zystitis gibt die S3-Leitlinie und Anwenderversion der S3-Leitlinie Harnwegsinfektionen Brennen beim Wasserlassen (DEGAM 2018) folgende Empfehlungen:

- Bei der akuten unkomplizierten Zystitis sollte eine antibiotische Therapie empfohlen werden. Bei Patientinnen mit leichten/mittelgradigen Beschwerden kann aber auch die alleinige symptomatische Therapie als Alternative zur antibiotischen Behandlung erwogen werden. Eine partizipative Entscheidungsfindung mit den Patienten ist notwendig.
- Bei unkomplizierter Zystitis soll vorzugsweise eines der folgenden Antibiotika (in alphabetischer Reihenfolge) eingesetzt werden: Fosfomycin-Trometamol, Nitrofurantoin, Nitroxolin, Pivmecillinam, Trimethoprim* (bei Resistenzraten <20 %).
- Fluorchinolone und Cephalosporine sollen nicht als Antibiotika der 1. Wahl bei der unkomplizierten Zystitis eingesetzt werden.
- Bei häufig rezidivierender Zystitis der Frau kann Mannose empfohlen werden. Alternativ können verschiedene Phytotherapeutika (z. B. Präparate aus Bärentraubenblättern [maximal 1 Monat], Kapuzinerkressekraut, Meerrettichwurzel) erwogen werden.

► Wird Fosfomycin-Trometamol 3 g oral zur Behandlung der unkomplizierten Zystitis verordnet, sollte das Medikament kurz vor dem Schlafengehen eingenommen werden. Angesichts des hohen Nutzens von Fosfomycin als Reserveantibiotikum bei MRE wird der Einsatz in der Indikation unkomplizierte Zystitis aus ABS-Sicht zunehmend kritisch gesehen, zumal inzwischen eine Anzahl gut geeigneter Alternativsubstanzen auf dem Markt sind.

Häufigster Erreger der akuten, unkomplizierten Pyelonephritis ist *Escherichia coli*, gefolgt von *Proteus mirabilis* und *Klebsiella pneumoniae*. Seltener werden andere Enterobacteriales im Harn nachgewiesen, wobei größere epidemiologische Studien zur Erregerempfindlichkeit fehlen und daher meist Studien bei unkomplizierter Zystitis herangezogen werden, da mit einem etwa gleichen Erregerspektrum, jedoch weniger häufig *Staphylococcus saprophyticus*, und einer etwa gleichen Resistenzsituation gerechnet wird.

Als empirische parenterale Therapie wird ein Cephalosporin der Gruppe 3a, ein Aminopenicillin/Betalaktamase-Inhibitor (BLI), ein Aminoglykosid (aufgrund des Nebenwirkungsrisikos nicht als 1. Wahl und immer in Kombination mit anderen Antibiotika) empfohlen, wenn schwere Allgemeinsymptome mit Übelkeit und Erbrechen vorliegen.

Eine komplizierte Harnwegsinfektion (HWI) ist definiert als eine Infektion der Harnwege, die assoziiert ist mit einer morphologischen, funktionellen oder metabolischen Anomalie, die zur Störung der Nierenfunktion, zur Beeinträchtigung des Harntransportes und zur Störung lokaler sowie systemischer Abwehrmechanismen führt.

Diagnostische Fragen zur Einschätzung eines komplizierten Harnwegsinfektes:

- Wo wurde die HWI erworben, z. B. ambulant, Pflegeheim, Krankenhaus, nach diagnostischen/therapeutischen Eingriffen?
- Erfolgte eine Antibiotikvorbehandlung (wie lange, welche Antibiotika)?
- Erfolgte eine vorherige längere stationäre Behandlung?
- Erfolgte eine vorherige Harnableitung (welche, wie lange, wie behandelt)?
- Bei vorhandener Harnableitung Qualität der Harndrainage überprüfen und ggf. Katheter wechseln (Entfernung des infektiösen Biofilms)
- Liegt ein Rezidiv bzw. ein Therapieversagen vor?

Für die parenterale Initialtherapie erstmals ambulant erworbener komplizierter HWI eignen sich laut S2k-Leitlinie „Kalkulierte parenterale Initialtherapie bakterieller Erkrankungen bei Erwachsenen" Cephalosporine der Gruppe 3a, Fluorchinolone und Aminopenicilline/BLI.

Bei Risikofaktoren für multiresistente Erreger (z. B. Extended-Spectrum-Betalaktamase [ESBL] bildende Enterobacteriales) können Antibiotika wie Cephalosporine/BLI (Ceftolozan/Tazobactam; Ceftazidim/Avibactam) oder ein Carbapenem der Gruppe 2 (Ertapenem) eingesetzt werden. Aus ABS-Sicht des Autors sollte allerdings der Einsatz der Cephalosporin-/BLI-Präparate auf die Behandlung nachgewiesener Problemerreger beschränkt werden, während der Einsatz von Ertapenem, trotz fehlender harnwegsspezifischer Zulassung, immer dann sinnvoll erscheint, wenn im lokalen Erregerspektrum Pseudomonasinfektionen keine relevante Rolle spielen. Bei hohem Aufkommen von ESBL-produzierenden Erregern könnte auch Temocillin als parenterale Initialtherapie erwogen werden.

Die empirische Therapie der akuten bakteriellen Prostatitis (ABP) richtet sich nach den gleichen Aspekten wie die der komplizierten Harnweginfektionen. Bei der spontan auftretenden ABP finden sich überwiegend *Escherichia coli* und andere Enterobacteriales, während nach einem urologischen Eingriff gehäuft auch andere gramnegative Erreger, z. B. *Pseudomonas spp.*, bei abszedierenden Verlaufsformen häufiger auch *Klebsiella pneumoniae* gefunden werden.

Zur empirischen Therapie der ABP werden Substanzen empfohlen, die neben hohen Antibiotikakonzentrationen im Harn auch eine ausreichende Konzentration im Prostatagewebe, Prostatasekret und Ejakulat gewährleisten. Die initiale parenterale Antibiotikatherapie ist nur bei schweren Verlaufsformen der akuten bakteriellen Prostatitis mit und ohne Abszedierung notwendig. Mittel der Wahl sind Fluorchinolone der Gruppen 2 und 3. Alternativ können je nach lokaler Resistenzlage und evtl. Chinolon-Vorbehandlung auch Cephalosporine der Gruppen 3 und 4 oder Acylaminopenicilline/BLI eingesetzt werden.

11.8 Gastrointestinale Infektionen (Durchfall und Erbrechen)

In Deutschland rechnet man mit einer Inzidenz gastrointestinaler Infektionen von 0,95 Episoden/Personenjahr. Die Erkrankungsdauer liegt bei durchschnittlich 3,7 Tagen, wobei 78 % der Erkrankungen mit Diarrhö, 12 % mit Erbrechen und 10 % mit beiden Symptomen einhergehen. Die meisten Erkrankungen sind viraler Genese (Noroviren, Rotaviren, Sapoviren u. a.).

Bakterielle gastrointestinale Infektionen werden in der Regel durch Enterobakterien und andere gramnegative Erreger, durch toxinbildende grampositive oder gramnegative Erreger oder durch toxinbildende Anaerobier verursacht. Die nachfolgende Übersicht gibt einen Überblick über die häufigsten bzw. klinisch bedeutsamen bakteriellen Erreger in Deutschland und die Klinik der durch sie hervorgerufenen Erkrankungen (Mutters et al. 2020).

Die häufigsten bzw. klinisch bedeutsamen bakteriellen Erreger in Deutschland

- *Campylobacter jejuni, Campylobacter coli*
  - Symptombeginn: >24 h
  - Reaktive Arthritis, Guillain-Barré Syndrom (1:1000), Erythema nodosum, akuter Beginn als Cholezystitis, Peritonitis, Exanthem, septisches Pseudoaneurysma
- *S. enteritides* und *S. typhimurium* (am häufigsten)
  - Symptombeginn: 16 bis >24 h
  - Saisonale Häufung im III. Quartal, Ausbrüche durch Gemeinschaftsverpflegung (hauptsächlich Fleisch- und Wurstwaren)
  - Enteritis-Salmonellen: ca. 5 % extraintestinale Manifestationen: multiple Absiedlungen u. a. Endokarditis
- *Salmonella typhi* bzw. *S. paratyphi*
  - Symptombeginn: 16 bis >24 h
  - Typhus und Paratyphus abdominalis: infektiöse zyklische Systemerkrankung, initial Obstipation, Fieberkontinua, Exanthem, Bradykardie, abdominelle Spätkomplikationen, überwiegend reiseassoziierte Importerkrankung

  - Häufigkeiten seit Jahren rückläufig
- *Escherichia coli* (EHEC)
  - Symptombeginn: 16 bis >24 h
  - Shigatoxin-Produktion, hämorrhagische Diarrhö, hämolytisch urämisches Syndrom (HUS) mit saisonaler Häufung im III. Quartal
  - Betroffene >50 % Kinder <5 Jahren
- *Escherichia coli* (ETEC, EIEC, EPEC, EAEC)
  - Symptombeginn: 16 bis >24 h
  - Ca. 50 % der Reisediarrhöen (v. a. ETEC)
- Yersinien
  - Symptombeginn: 16 bis >24 h
  - Häufig subakuter Beginn als akute Pharyngitis oder „Pseudoappendizitis" möglich, reaktive Arthritis (HLA B27), Erythema nodosum, multiple extraintestinale Manifestationen, daher an Blutkulturentnahme denken!
- Shigellen
  - Symptombeginn: 16 bis >24 h
  - Hämorrhagische Diarrhöe, hämolytisch urämisches Syndrom (HUS)
- *Staphylococcus aureus*
  - Symptombeginn: <6 h
  - Toxinbildner, Lebensmittel-assoziiert
- *Bacillus cereus*
  - Symptombeginn: <6 h
  - Toxinbildner, Lebensmittel-assoziiert
- *Clostridium perfringens*
  - Symptombeginn: <6 h mehr als 24 Stunden
  - Toxinbildner, Lebensmittel-assoziiert
- *Clostridioides difficile*
  - Steigende Zahl ambulanter Fälle ohne typisches Risikoprofil, PPI-Einnahme
  - Nahrungsmittel-assoziiert klassisch: nosokomial, Z. n. Hospitalisierungen <3 Monate, Antibiotika-assoziiert, hohes Lebensalter >65 Jahre, Multimorbidität, *C.-difficile*-Infektion in der Anamnese
  - Hochrisiko: Cephalosporine, Clindamycin, Fluorchinolone
- *Vibrio parahaemolyticus, Vibrio cholerae*
  - Importierte Einzelfälle

Eine Indikation zur Antibiotikatherapie besteht auch bei bakteriellen gastrointestinalen Infektionen selten. Gerade bei der Reisediarrhö ist die Antibiotikatherapie mit einer zusätzlichen Erhöhung des Risikos, ESBL-Bildner zu erwerben, assoziiert.

Eine Antibiotikatherapie sollte bei Hinweisen auf eine invasive Infektion oder bei besonderen Risiken erfolgen.

Klinische Zeichen der invasiven Infektion sind:

- Blut- und Schleimbeimengungen zum Stuhl,
- Fieber über 38,5 °C,
- deutliche Reduktion des Allgemeinzustands,
- hohe Entzündungsparameter im Labor.

Besondere Risiken für schwere Verläufe liegen vor bei folgenden Patienten:

- immunsupprimierten oder durch Multimorbidität beeinträchtigten Patienten,
- Dialysepflicht,
- hohes Alter,
- Tumorerkrankung,
- fehlende klinische Besserung,
- Besonderheiten wie Gefäß- oder Gelenkprothesen (insbesondere relevant bei Salmonellen-Infektionen).

Antibiotika der Wahl für die kalkulierte empirische orale Therapie sind Azithromycin und Ciprofloxacin.

▶ Antibiotika der Wahl für die kalkulierte empirische Therapie sind Azithromycin, Ciprofloxacin oder auch (nur i.v.) Cefotaxim/Ceftriaxon bei schweren Fällen.

▶ **Cave** Bei Verdacht oder Nachweis einer Infektion durch enterohämorrhagische *Escherichia coli* (EHEC) galt die Anwendung von Antibiotika als kontraindiziert, da ältere Studien postulierten, durch die Antibiotika steige das Risiko für ein hämolytisch-urämisches Syndrom (HUS) bzw. die Toxinfreisetzung werde erhöht (Jarisch-Herxheimer-Reaktion) und die Persistenz der Erreger verlängert. Dies hat sich im deutschen EHEC/STEC-Ausbruch 2011 nicht bestätigt. Als günstig erwiesen sich Azithromycin, Rifaximin, Meropenem und Tigecyclin – sie erhöhten weder die Phagenaktivität noch die Toxinausschüttung und verbesserten die intestinale Erregerelimination. Wegen der Gefahr der ESBL-Bildung wird zur Therapie schwerer Fälle bevorzugt Meropenem eingesetzt.

Für die Therapie der *Clostridioides-difficile*-Infektion sollte eine interne Behandlungsleitlinie erstellt werden, da diese auch im ambulanten Bereich (zunehmend) anzutreffen ist (Meldepflicht bei ambulantem Auftreten beachten). Die S2k-Leitlinie „Kalkulierte parenterale Initialtherapie bakterieller Erkrankungen bei Erwachsenen" gibt bei leichten Fällen noch Metronidazol und Vancomycin enteral als mögliche Alternativen an, die amerikanischen Empfehlungen bevorzugen Vancomycin enteral. Die Dosisangaben für Vancomycin enteral schwanken zwischen 125 und 500 mg alle 6 h in der Literatur, wobei aus applikationstechnischen Gründen in der Praxis meist die 250-mg-Dosis bevorzugt wird, da die

1-g-Infusionslösung gut geviertelt werden kann und dann eine Tagesdosis ergibt bzw. entsprechend dosierte Fertigpräparate zur enteralen Gabe erhältlich sind. Die Wahl von Vancomycin enteral in der Dosis 4 × 500 mg kann bei intestinaler Motilitätsstörung gewählt werden, um ein schnelleres Anfluten bakterizider Wirkspiegel zu erzielen. Ein besseres Ansprechen ist nicht erwiesen.

Bei schweren Fällen werden Vancomycin oder Fidaxomicin empfohlen, bei schweren Fällen mit Komplikationen empfiehlt die PEG (2018) Vancomycin enteral plus Metronidazol intravenös.

Auch Teicoplanin ist für die enterale Therapie der CDI zugelassen und kann als Alternative zu Vancomycin angesehen werden.

Für die Rezidivtherapie werden ebenfalls Vancomycin oder Fidaxomicin empfohlen, in Abhängigkeit von der Primärtherapie kann hier ein Wechsel sinnvoll sein. Bei wiederholten Rezidiven bleiben Dosis und Therapiedauer von Fidaxomicin unverändert, während für Vancomycin ein verlängertes Therapieregime über 5–7 Wochen mit Ausschleichen empfohlen wird. Während die PEG (2018) die fäkale Mikrobiotatherapie (FMT) noch zurückhaltend bewertet, wird diese in den europäischen Leitlinien für die Rezidivtherapie empfohlen (Debast et al. 2014). Unter Beachtung eines guten Donorscreenings bzw. bei Verwendung von tiefgefrorenen Präparaten aus Stuhlbanken handelt es sich nach den persönlichen Erfahrungen des Autors um eine sehr effektive Therapieform, die evtl. auch bei schwersten Verläufen mit septischem Schock eine Ultima Ratio darstellen kann (Schulz-Stübner et al. 2016).

▶ Für die Durchführung der fäkalen Mikrobiotatherapie (FMT) ist in jedem Fall ein genau festgelegtes Prozedere und eine entsprechende Aufklärung der Patienten oder Angehörigen erforderlich.

11.9 Intraabdominelle Infektionen/Peritonitis

Bei den intraabdominellen Infektionen haben sich in jüngster Zeit die Therapiedauern, gerade bei unkomplizierten Verläufen, deutlich verkürzt (Tab. 11.7). Fast 90 % aller intraabdominellen Infektionen bedürfen primär einer chirurgischen Herdsanierung (PEG 2018). Bei kreislaufinstabilen Patienten im septischen Schock hat jedoch auch die zeitgerechte, richtige empirische antiinfektive Therapie einen wichtigen Einfluss auf das Outcome.

Die Studienlage ist heterogen, und es sind zahlreiche Regimes in Äquivalenzstudien mit unterschiedlichsten Einschlusskriterien beschrieben, sodass die Auswahl einer einrichtungsspezifischen Empfehlung neben dem Schwergrad der Erkrankung vor allem folgende Faktoren berücksichtigen muss:

- das zu erwartende Erregerspektrum,
- die lokale Erreger- und Resistenzstatistik,
- einfache Applikation,

- das Nebenwirkungsprofil
- und die Kosten

► Entscheidend für den therapeutischen Erfolg bei intraabdominellen Infektionen ist die chirurgische oder interventionell-radiologische Fokussanierung.

Tab. 11.7 Empirische Therapie intraabdomineller Infektionen (PEG 2018) und Kommentierung zur Auswahl für eine einrichtungsspezifische Antiinfektivaleitlinie

Art der Peritonitis	Erregerspektrum	Antibiotikatherapie	Kommentar
Primäre juvenile Peritonitis	A-Streptokokken Pneumokokken *H. influenzae*	Ampicillin/Sulbactam oder Amoxicillin/Clavulansäure oder Cefuroxim	Bei der intravenösen Therapie Ampicillin/Sulbactam bevorzugen.
Primäre Peritonitis bei Leberzirrhose	*Escherichia coli* Enterokokken *Klebsiella spp.* ESBL-Bildner	Ceftriaxon oder Cefotaxim oder Piperacillin/Tazobactam	Bei hoher lokaler ESBL-Inzidenz evtl. Carbapenem.
Peritonitis bei CAPD („continuous ambulatory peritoneal dialysis")	Staphylokokken *Escherichia coli* Enterokokken Andere Streptokokken Andere Enterobacteriales *Pseudomonas spp.* *Acinetobacter spp.* MRSA, VRE ESBL-Bildner *Candida spp.*	Cefuroxim oder Cefotaxim oder Ceftriaxon +/− Ciprofloxacin	
Ambulant erworben, keine Perforation, minimale Peritonitis, kreislaufstabil, kein MRE-Risiko (Beispiel: phlegmonöse Appendizitis)	Enterobacteriales Anaerobier Enterokokken	Cefuroxim + Metronidazol oder Cefotaxim + Metronidazol oder Ceftriaxon + Metronidazol oder Ciprofloxacin + Metronidazol oder Levofloxacin + Metronidazol oder Ampicillin/Sulbactam oder Amoxicillin/Clavulansäure oder Moxifloxacin	Aus ABS-Sicht sind hier empirische Regimes, z. B. aus Cefuroxim + Metronidazol oder Ampicillin/Sulbactam zu bevorzugen. In der Regel reicht nach erfolgreicher chirurgischer Sanierung 1 Tag Antibiotikatherapie aus.

(Fortsetzung)

Tab. 11.7 (Fortsetzung)

Art der Peritonitis	Erregerspektrum	Antibiotikatherapie	Kommentar
Ambulant erworben, frische Perforation, lokalisierte Peritonitis, kreislaufstabil, kein MRE-Risiko (Beispiel: perforierte Cholezystitis)	Enterobacteriales Anaerobier Enterokokken	Cefuroxim + Metronidazol oder Cefotaxim + Metronidazol oder Ceftriaxon + Metronidazol oder Ciprofloxacin + Metronidazol oder Levofloxacin + Metronidazol oder Ampicillin/Sulbactam oder Amoxicillin/Clavulansäure oder Moxifloxacin	Aus ABS-Sicht sind hier empirische Regimes, z. B. aus Cefuroxim + Metronidazol oder Ampicillin/Sulbactam, zu bevorzugen. In der Regel reichen nach erfolgreicher chirurgischer Sanierung 3 Tage Antibiotikatherapie aus.
Ambulant erworben, ältere Perforation, diffuse Peritonitis, kreislaufstabil, individuelles MRE-Risiko (Beispiel: frei perforierte Sigamdivertikulitis)	Enterobacteriales Anaerobier Enterokokken	Piperacillin/Tazobactam oder Ertapenem oder Tigecyclin oder Moxifloxacin oder Ceftolozan/Tazobactam + Metronidazol	Bei hoher lokaler ESBL-Rate kann hier der Einsatz von Ertapenem sinnvoll sein, ansonsten ist aus ASB-Sicht Piperacillin/Tazobactam zu bevorzugen. In der Regel reichen nach erfolgreicher chirurgischer Sanierung 5 Tage Antibiotikatherapie aus.
Nosokomial (postoperativ/tertiär), diffuse Peritonitis, kreislaufinstabil, hohes MRE-Risiko (Beispiel: Nahtleckage nach Rektumresektion)	Enterobacteriales (inkl. ESBL-Bildner) Enterokokken (inkl. VRE) Anaerobier *Pseudomonas spp.* Staphylokokken (inkl. MRSA)	Tigecyclin in hoher Dosis oder Meropenem (+ Linezolid) oder Imipenem (+ Linezolid) oder Ceftolozan/Tazobactam + Metronidazol (+ Linezolid) oder Ceftazidim/Avibactam + Metronidazol (+ Linezolid) Fosfomycin als möglicher Kombinationspartner	Alternativ zu Carbapenem/Linezolid oder Tigecyclin kann unter ABS-Gesichtspunkten auch eine Kombination von Piperacillin/Tazobactam und Fosfomycin sinnvoll sein, insbesondere, um Linezolid zur Abdeckung der Enterokokkenlücke einzusparen. Werden Linezolid-Kombinationen eingesetzt, kann das Linezolid bei gutem klinischem Ansprechen meist nach 3 Tagen abgesetzt werden, wenn keine Enterokokken in relevantem Material nachgewiesen werden.

Tab. 11.7 (Fortsetzung)

Art der Peritonitis	Erregerspektrum	Antibiotikatherapie	Kommentar
Nekrotisierende Pankreatitis mit infizierten Nekrosen	Enterobacteriales (inkl. ESBL-Bildner) Enterokokken (inkl. VRE) Staphylokokken Anaerobier	Imipenem oder Meropenem oder Ertapenem oder Tigecyclin in hoher Dosis oder Piperacillin/Tazobactam oder Moxifloxacin	Für die einrichtungsspezifische Auswahl ist hier die ESBL-Rate entscheidend.
Intraabdominelle Mykose	*Candida spp.*	Anidulafungin oder Caspofungin oder Micafungin oder Fluconazol	Für die Auswahl entscheidend ist der Anteil der Non-albicans-*Candida spp.*, die intrinsisch gegen Fluconazol resistent sind. Die Auswahl des Echinokandins erfolgt meist nach Nebenwirkungsspektrum und auch unter wirtschaftlichen Aspekten.

Als evidenzbasierte Risikofaktoren für eine mögliche Rolle von multiresistenten Erregern (MRE) bei intraabdominellen Infektionen gibt die PEG (2018) Folgende an:

- postoperative Peritonitis,
- tertiäre Peritonitis,
- Antibiotikavortherapie anderer Erkrankungen (z. B. infizierter diabetischer Fuß),
- Verlegung aus Land/Region mit hoher Prävalenz resistenter Erreger,
- Patienten mit häufigen Auslandsreisen in Länder mit hoher MRE-Prävalenz,
- bekannte MRE – Kolonisation des Magen-Darm-Trakts,
- (medikamentöse) Immunsuppression,
- verlängerter Krankenhausaufenthalt/Intensivstationsaufenthalt.

Komplizierte intraabdominelle Infektionen liegen definitionsgemäß vor, wenn die Infektion das betroffene Organ überschreitet und entweder einen Abszess oder eine Peritonitis (lokal oder diffus) auslöst. Für die Bewertung ist der chirurgische Befund des Operationssitus essenziell.

Die postoperative Peritonitis ist eine nosokomial erworbene sekundäre Peritonitisform und wird definiert als infektiöse abdominelle Komplikation, die auf einen operativen Eingriff folgt (z. B. Anastomoseninsuffizienz nach anteriorer Rektumresektion). Bei der postoperativen Peritonitis liegt im Gegensatz zur tertiären Peritonitis ein chirurgisch oder interventionell (z. B. Endo-VAC-Einlage in eine Insuffizienzhöhle) behandlungsbedürftiges Krankheitsbild vor. Die meisten Patienten sind zum Zeitpunkt der Erkrankung bereits antimikrobiell vorbehandelt. Daher zeichnet sich die postoperative Peritonitis durch ein selektioniertes Erregerspektrum mit Enterokokken (inklusive VRE), gramnegativen Problemerregern („Extended-Spectrum"-Betalaktamase [ESBL]-Bildner) und Pilzen aus. *Pseudomonas spp.* und Carbapenemase-Bildner werden eher selten nachgewiesen (PEG 2018).

In der Regel handelt es sich bei diesen Patienten um kritisch Kranke, und es liegt mitunter auch eine Reihe vorangegangener mikrobiologischer Befunde vor, deren Interpretation hinsichtlich einer möglichen Bedeutung bezüglich des aktuellen septischen Geschehens mitunter klinisch schwierig ist.

Der fehlende Nachweis von multiresistenten Erregern in aktuellen Screening- oder auch klinischen Vorbefunden hat jedoch einen hohen negativen Vorhersagewert. Gerade bei multiplen antibiotischen Vorbehandlungen scheint ein ständiger Wechsel des antibiotischen Regimes bei Verschlechterung durch erneute Anastomoseninsuffizienz oder erneute Perforation nicht zwingend erforderlich, sondern eher kontraproduktiv. In vielen Fällen werden rezidivierende Episoden durch das bereits bekannte Erregerspektrum hervorgerungen und können entsprechend behandelt werden. Auch hierbei sollten aus ABS-Sicht eher kurze Therapiezyklen der akuten septischen Episode gegenüber einer prolongierten „Abdeckung" bevorzugt werden.

Die PEG 2018 fasst die Situation zu intraabdomialen invasiven Mykosen wie folgt zusammen:

> Die meisten intraabdominellen invasiven Mykosen (IIM) werden durch *Candida spp.* ausgelöst. Insgesamt werden bis zu 18 % aller schweren Sepsis-Fälle in Deutschland auf *Candida spp.* zurückgeführt. Der einmalige Nachweis im intraoperativ gewonnenen Material bei einer ambulant erworbenen sekundären Peritonitis (z. B. perforiertes Magenulcus) bedarf beim postoperativ stabilen und immunkompetenten Patienten keiner antimykotischen Therapie. Risikokollektive aus chirurgischer Sicht sind Patienten mit einer schweren postoperativen (z. B. Nahtinsuffizienz nach Ösophagojejunostomie) oder tertiären Peritonitis. Die prophylaktische Gabe von Fluconazol hat zwar zu einer Reduktion von Candida-Infektionen geführt, die Letalität aber nicht verändert und wird daher nicht empfohlen.
>
> Die Anzahl von Candida-Stämmen mit eingeschränkter Empfindlichkeit gegenüber Fluconazol liegt in Deutschland bei ca. 40 %. Daher wird vor dem Hintergrund der Ergebnisse neuerer Multicenterstudien die Anwendung eines Echinocandins (Anidulafungin, Caspofungin, Micafungin) präferiert, wenn der Patient instabil ist oder wenn kürzlich eine Azol-Therapie oder -Prophylaxe durchgeführt worden ist. Alternativ kann bei Empfindlichkeit gegenüber Azolen und Kreislaufstabilität der Einsatz von Fluconazol und, bei Verfügbarkeit eines therapeutischen Drug Monitorings, auch der von Voriconazol erwogen werden. Eine Initialtherapie mit (liposomalem) Amphotericin B ist unter individueller Abwägung der potentiellen Nebenwirkungen (glomeruläre und tubuläre Nephrotoxizität) ebenfalls eine Option. Zu Isavuconazol oder Posaconazol liegen keine Studiendaten zur Behandlung invasiver Candida-Infektionen vor. Die Therapiedauer beträgt mindestens 14 Tage. Insgesamt liegen speziell bei intraabdominellen Mykosen wenige kontrollierte Daten vor. Die publizierten Kol-

lektive sind bezüglich wesentlicher Basisparameter sehr heterogen. Die Prognose einer invasiven Mykose ist bei verzögerter Therapie schlecht.

Eine interdisziplinäre Arbeitsgruppe der European Society of Intensive Care Medicine (ESICM) und der Society of Clinical Microbiology and Infectious Diseases (ESCMID) hat neue Empfehlungen zum praktischen Management invasiver Candidainfektionen (IC) bei Intensivpatienten veröffentlicht und fordert im Sinne einer „Gute-klinische-Praxis"-Empfehlung die Einrichtung von Antifungal-Stewardship-Programmen mit dem Ziel der Optimierung der empirischen Therapie bei Intensivpatienten (Martin-Loeches et al. 2019).

Zunächst werden einige wichtige Begriffsdefinitionen, auf die sich die Empfehlungen beziehen, vorgenommen:

- **Prophylaxe:** Gabe von antifungalen Medikamenten bei kritisch Kranken mit einen hohen Risiko für das Erleiden einer IC aufgrund patientenspezifischer Risikofaktoren (z. B. Immunsuppression) oder im Rahmen der zur Aufnahme auf die Intensivstationen führenden Situation (z. B. septischer Schock, Abdominalchirurgie, Behandlung mit Breitspektrumantibiotika).
- **Präemptive** (auch „presumptive" genannt) **Therapie:** Gabe von antifungalen Medikamenten bei Patienten mit einem Risiko einer IC aufgrund mikrobiologischer Befunde ohne direkten Nachweis der Invasivität.
- **Empirische Therapie:** Behandlung mit antifungalen Medikamenten aufgrund klinischer Zeichen einer Infektion und begleitender Risikofaktoren.

Neben einer Beschreibung der diagnostischen Möglichkeiten, einschließlich der zur Verfügung stehenden Biomarker, und der Bedeutung von Risikoscores werden folgende konkrete Behandlungsempfehlungen gegeben:

- Eine routinemäßige, universelle antifungale Prophylaxe wird nicht empfohlen (schwache Empfehlung, moderate Evidenz).
- Eine präemptive antifungale Therapie wird nicht empfohlen (schwache Empfehlung, niedrige Evidenz), allerdings wünscht die Expertengruppe mehr Studien zu den Fragen, welche spezielle Patientengruppen von einer präemptiven Therapie profitieren könnten und welche ökologischen Einflüsse ein großzügiger Einsatz hätte (gute klinische Praxis).
- Empirische antifungale Therapie sollte nur bei Patienten erwogen werden, die an einem septischen Schock und multiplem Organversagen leiden und mehr als einen extragastrointestinalen Candidanachweis (z. B. Nasen-Rachen-Raum, Urin, Atemwege, Hautfalten, Drainagen, Operationswunden) haben (starke Empfehlung, niedrige Evidenz).
- Candidanachweise der Atemwege sollten als eine Nachweislokalisation unter anderen angesehen werden und nicht alleiniger Therapieauslöser sein (gute klinische Praxis).
- Echinokandine sind Mittel der 1. Wahl bei Patienten mit septischem Schock und multiplem Organversagen und invasiver Candidiasis (schwache Empfehlung, niedrige Evidenz).

- Fluconazol ist Mittel der Wahl bei weniger schwer kranken Patienten und niedriger regionaler Fluconazol-Resistenz (starke Empfehlung, niedrige Evidenz), wobei ein gewichtsadaptiertes Regime mit einer Ladungsdosis von 12 mg/kg KG und einer Erhaltungsdosis von 6 mg/kg KG empfohlen wird (starke Empfehlung, niedrige Evidenz).
- Bei nicht neutropenem Patienten wird eine Deeskalation von Echinokandin auf Fluconazol bei stabilisierten Patienten und Fluconazol-empfindlichen Isolaten empfohlen (starke Empfehlungen, moderate Evidenz).
- Eine Deeskalation von Echinokandin auf Fluconazol soll nicht erfolgen, wenn Fremdmaterialien vorhanden sind, die nicht entfernt wurden bzw. entfernt werden können (starke Empfehlung, moderate Evidenz).
- Eine bei klinischem Verdacht begonnene antifungale Therapie soll beendet werden, wenn vor Therapiebeginn abgenommene Blutkulturen und Proben des vermuteten Infektionsfokus negativ bleiben (gute klinische Praxis).

Aufgrund der hohen diagnostischen Unsicherheit wird jedoch ein Großteil antifungaler Therapien auf Intensivstationen als empirische Therapie bei entsprechender Risikokonstellation, insbesondere auch bei kreislaufinstabilen Patienten mit nosokomialer (postoperativ/tertiärer), diffuser Peritonitis eingeleitet und häufig dann auch für 14 Tage fortgeführt.

Zahlreiche Biomarker mit unterschiedlichem klinischem Stellenwert haben sich in den letzten Jahren als Ergänzung zu mikrobiologischen Kulturen und dem phytopathologischen Nachweis einer invasiven Candidainfektion im Rahmen der klinischen Diagnostik etabliert. Rouzé et al. (2017) untersuchten, ob ein biomarkergesteuerter Algorithmus eine frühzeitige Beendigung einer empirisch begonnen antifungalen Therapie erlaubt. Über einen Zeitraum von 29 Monaten konnten in der 50 Betten umfassenden Intensivabteilung eines französischen Krankenhauses insgesamt 109 Patienten analysiert werden (1 Patient zog die Zustimmung zurück). Einschlusskriterien waren eine empirisch begonnene antifungale Therapie aufgrund des klinischen Verdachts auf eine Candidainfektion bei persistierendem Fieber und/oder hämodynamischer Instabilität und einem zu erwartenden Intensivaufenthalt von mehr als 6 Tagen. Ausgeschlossen wurden Patienten mit schwerer Neutropenie (<500 Neutrophile/µl), immunsuppressiver Chemotherapie in den letzten 3 Monaten vor Aufnahme, Langzeitimmunsuppression bei Organtransplantation, Nachweis einer invasiven Candidainfektion bzw. antifungale Therapie in den letzten 3 Monaten vor Aufnahme, Schwangere oder Stillende, Bestehen einer Betreuung oder Teilnahme an einer anderen Studie.

Bei allen Patienten und Patientinnen wurden am Aufnahmetag 3 Paare Blutkulturen abgenommen und 5 Screeningabstriche auf Candida durchgeführt. In der Interventionsgruppe wurden die Biomarker Beta-D-Glukan mit einem Cut-off von 80 pg/ml, Mannan mit einem Cut-off von 125 pg/ml und Anti-Mannan mit einem Cut-off von 10 UA/ml an den Tagen 0 und 4 des Intensivaufenthaltes bestimmt.

Primärer Studienendpunkt war der Anteil von Patientin mit Abbruch einer empirisch begonnenen antifungalen Therapie innerhalb von 7 Tagen nach Aufnahme, sekundäre Endpunkte waren die Gesamttherapiedauer, Intensivstationsmortalität und 28-Tage-Mortalität, beatmungsfreie Tage und der Anteil von Patienten mit konsekutivem Nachweis einer invasiven Candidainfektion bzw. einer erneuten antifungalen Therapie, wobei die Poweranalyse auf den primären Endpunkt ausgerichtet war.

In der biomarkergesteuerten Gruppe wurden 29 von 54 begonnenen Therapien frühzeitig beendet, während in der Routinegruppe nur bei einem von 55 Patienten die Therapie frühzeitig abgesetzt wurde (54 % vs. 2 %, p = 0,0001, OR 62,6; 95 %-Konfidenzintervall 8,1–486). Die Gesamttherapiedauer war in der Interventionsgruppe signifikant kürzer, während sich bei allen anderen sekundären Outcomeparametern, insbesondere bei Mortalität und Nachweisen invasiver Candidainfektionen, keine signifikanten Unterschiede ergaben.

Die Autoren heben die Limitationen ihrer nicht verblindeten, prospektiven Single-Center-Studie hinsichtlich der Ein- und Ausschlusskriterien und damit die eingeschränkte Möglichkeit der Verallgemeinerung auf andere Patientengruppen hervor, betonen aber den „Real-Life-Charakter" ihrer Studie und kommen zu dem Schluss, dass durch einen biomarkergesteuerten Algorithmus eine sichere frühe Beendigung einer empirisch begonnenen antifungalen Therapie möglich ist. Dies sollte durch große multizentrische Studien bestätigt werden.

In der Tat spiegelt die zitierte Arbeit die Realität in vielen Intensivstationen wider, insbesondere angesichts einer großen diagnostischen Unsicherheit in den für das Outcome nachgewiesenermaßen wichtigen ersten Stunden eines septischen Schocks. Daher wird man sich bei Vorliegen entsprechender Risikofaktoren eher für eine empirische antifungale Therapie entscheiden, und die Neigung zur Deeskalation ist bei gutem klinischem Ansprechen und nach wie vor fehlenden eindeutigen Befunden nur schwach ausgeprägt, da in internationalen Empfehlungen eine 14-tägige empirische Therapie auch bei Patienten ohne eindeutigen Nachweis einer invasiven Candidainfektion, aber gutem klinischem Ansprechen empfohlen wird (Pappas et al. 2016).

Eine Zuordnung des Therapieansprechens zur antibakteriellen oder antifungalen Komponente einer empirisch begonnenen, in der Regel kombinierten Therapie ist dabei klinisch oftmals kaum möglich. Daher empfehlen die amerikanischen (Pappas et al. 2016) und europäischen Fachgesellschaften (Cornely et al. 2012) zur diagnostischen Unterstützung Biomarker, allerdings hat die Surviving Sepsis Campaign ihre explizite Empfehlung zur Verwendung von Beta-D-Glukan im Rahmen der Diagnostik des septischen Schocks im Jahr 2016 gegenüber 2012 abgeschwächt (Rhodes et al. 2017), wobei als Hintergrund die fehlende Verfügbarkeit in der Fläche anzunehmen ist.

▶ Mit einem Cut-off-Wert von 80 pg/ml und Messungen an Tag 1 und Tag 4 kann Beta-D-Glukan zur Verkürzung einer empirisch begonnen antifungalen Therapie verwendet werden

11.10 Endokarditis

Die Endokarditis ist eine Infektion endokardialer Strukturen, vor allem der Herzklappen. Sie geht auch heute noch mit einer hohen Morbidität und Letalität einher und ist daher von besonderem infektiologischem Interesse. Die Inzidenz der Endokarditis ist in den westlichen Ländern in den letzten Jahren stetig gestiegen, in den USA von 8,5 auf 12,9/100.000 pro Jahr zwischen 1998 und 2009, in Deutschland von 5 auf 10/100.000 pro Jahr zwischen 2000 und 2017. Männliche Patienten überwiegen (70 %), die Krankenhausmortalität liegt bei16 %. Die höchste Krankheitslast und der höchste Anstieg sind in Deutschland in der Gruppe der ≥65-Jährigen mit 31/100.000 (von 13/100.000 im Jahr 2000) zu verzeichnen (Hitzenbichler 2019).

► Ein zentraler Baustein der Diagnostik ist neben der Echokardiographie der Erregernachweis. Eine ausreichende Zahl von Blutkulturen zur Wahl einer erregerspezifischen und resistenzgerechten Therapie ist vor dem Hintergrund der langen Therapiedauer entscheidend. Es sollten mindestens 3 Paar Blutkulturen („Six Pack") in zeitlichem Abstand abgenommen werden.

Diagnostik der infektiösen Endokarditis (IE)

Die Wahrscheinlichkeit für das Vorliegen einer infektiösen Endokarditis (IE) wird durch die Duke-Kriterien* in „definitiv", „möglich" und „ausgeschlossen" eingeteilt. Die IE gilt als definitiv, wenn 2 Hauptkriterien oder 1 Hauptkriterium und 3 Nebenkriterien oder alle Nebenkriterien erfüllt sind. Die IE gilt als möglich, wenn 1 Hauptkriterium und 1 Nebenkriterium oder 3 Nebenkriterien erfüllt sind.

Hauptkriterien

1.) Blutkulturen positiv
- a.) Endokarditistypische Mikroorganismen in 2 unabhängigen Blutkulturen (Viridans-Streptokokken, *Streptococcus gallolyticus* (*S. bovis*), HACEK-Gruppe, *Staphylococcus aureus* oder ambulant erworbene Enterokokken ohne Nachweis eines primären Fokus
- oder b.) Mikroorganismen vereinbar mit einer IE in anhaltend positiven Blutkulturen (mindestens 2 positive Kulturen aus Blutentnahmen mit mindestens 12 h Abstand oder jede von 3 oder eine Mehrzahl von ≥4 unabhängigen Blutkulturen (erste und letzte Probe in mindestens 1 h Abstand entnommen)
- oder c.) Eine einzelne positive Blutkultur mit *Coxiella burnetii* oder Phase-I-IgG-Antikörper-Titer >1:800

2.) Bildgebung positiv für eine IE
- a.) Echokardiogramm positiv für IE, d. h. Vegetation, Abszess, Pseudoaneurysma, intrakardiale Fistel, Klappenperforation oder Aneurysma, neue partielle Dehiszenz einer Klappenprothese
- b.) Abnorme Aktivität in der Umgebung der implantierten Klappenprothese nachgewiesen in der 18F-FDG PET/CT (nur, wenn die Prothese vor mehr als 3 Monaten implantiert wurde) oder in der SPECT/CT mit radioaktiv markierten Leukozyten
- c.) In der Herz-CT definitiv nachgewiesene paravalvuläre Läsionen

Nebenkriterien

1.) Prädisposition: prädisponierende Herzerkrankung oder intravenöser Drogenabusus
2.) Fieber: Körpertemperatur >38 °C
3.) Vaskuläre Phänomene (einschließlich solcher, die nur in der Bildgebung detektiert wurden): schwere arterielle Embolien, septische Lungeninfarkte, mykotisches Aneurysma, intrakranielle Blutungen, konjunktivale Einblutungen, Janeway-Läsionen
4.) Immunologische Phänomene: Glomerulonephritis, Osler-Knoten, Roth-Spots, Rheumafaktoren
5.) Mikrobiologischer Nachweis: positive Blutkulturen, die nicht einem Hauptkriterium (s. oben) entsprechen, oder serologischer Nachweis einer aktiven Infektion mit einem mit IE zu vereinbarenden Organismus

[^{18}F-FDG-PET/CT: ^{18}F-Fluordesoxyglukose-Positronenemissionstomographie/Computertomographie, CT: Computertomographie, ESC: European Society of Cardiology, HACEK: *Haemophilus aphrophilus* und *paraphrophilus*, *Aggregatibacter actinomycetemcomitans*, *Cardiobacterium hominis*, *Eikenella corrodens*, *Kingella kingae*, IgG: Immunglobulin G, SPECT/CT: „single photon emission computed tomography"/Computertomographie]
* *[modifizierte Duke-Kriterien nach* ESC 2015*]*

Ziel der Antibiotikatherapie ist die Eradikation der Bakterien und damit eine Sterilisierung der Vegetationen. Schwierigkeiten, dieses Ziel zu erreichen bestehen, wenn

- die Bakteriendichte in den Vegetationen hoch ist und zudem eine begleitende Bakteriämie mit gegebenenfalls auch septischen Embolien und weiteren Foci besteht,
- die Bakterien in einem Biofilm liegen (Kunstklappen), da die Diffusion von Antibiotika in diesen Film eingeschränkt ist und die Bakterien durch einen veränderten Stoffwechsel unempfindlicher gegenüber Antibiotika sind.

Daraus leitet sich das Prinzip ab, dass eine lang dauernde antibiotische Therapie mit hohen Serumspiegeln und bakteriziden Substanzen erforderlich ist. Allerdings wurde das Dogma einer rein intravenösen Therapie zur Erreichung dieses Ziels kürzlich in der POET-Studie in Frage gestellt, und in bestimmten Fällen scheint auch eine Oralisierung einer klinisch erfolgreichen Therapie möglich zu sein. Dies bleibt jedoch zum gegenwärtigen Zeitpunkt eine individualmedizinische Entscheidung unter engmaschiger Überwachung, wobei aus ABS-Sicht Linezolid eher zurückhaltend eingesetzt werden sollte, auch wenn die Regimes der POET-Studie Linezolid-lasting waren (Iversen et al. 2019).

► Eine empirische Therapie ist außer bei schwerer Sepsis keine Notfalltherapie, die adäquate mikrobiologische Diagnostik ist entscheidend!

Kriterien für orale Therapie

- Therapie über mindestens 10 Tage i.v. (oder mindestens 7 Tage nach Herzklappenoperation)
- Klinisch stabil (C-reaktives Protein <25 % des Maximalwerts, Leukozyten <15/nl, fieberfrei >2 Tage)
- Kein Abszess in der Echokardiographie (2 Tage vor Umstellung)
- Keine andere Indikation für weitere intravenöse Therapie
- Body-Mass-Index <40 kg/m^2
- orale Resorption gegeben (keine Beeinträchtigung des Gastrointestinaltrakts)
- Vorliegende Resistenztestung für die beiden verwendeten oralen Substanzen

Orale Therapieschemata (nach der POET-Studie, modifiziert nach Hitzenbichler 2019)

- Staphylokokken (Methicillin-sensitiv):
  - Dicloxacillin 4 × 1 g plus Rifampicin 2 × 600 mg
  - Linezolid 2 × 600 mg plus Rifampicin 2 × 600 mg
- Staphylokokken (Methicillin-resistent):
  - Linezolid 2 × 600 mg plus Rifampicin 2 × 600 mg
- Enterokokken (Ampicillin-sensitiv):
  - Amoxicillin 4 × 1 g plus Rifampicin 2 × 600 mg
  - Linezolid 2 × 600 mg plus Rifampicin 2 × 600 mg
  - Linezolid 2 × 600 mg plus Moxifloxacin1 × 400 mg
- Streptokokken (Penicillin-MHK <1 mg/l):
  - Linezolid 2 × 600 mg plus Moxifloxacin1 × 400 mg
  - Amoxicillin 4 × 1 g plus Rifampicin 2 × 600 mg
  - Linezolid 2 × 600 mg plus Rifampicin 2 × 600 mg
- Streptokokken (Penicillin-MHK >1 mg/l):
  - Linezolid 2 × 600 mg plus Moxifloxacin 1 × 400 mg
  - Linezolid 2 × 600 mg plus Rifampicin 2 × 600 mg
  - Moxifloxacin 1 × 400 mg plus Clindamycin 3 × 600 mg

Die ESC-Leitlinie empfiehlt bei Nativklappenendokarditis (NVE) die Gabe von Flucloxacillin (12 g in 4–6 Einzelgaben), Ampicillin (12 g in 6 Einzelgaben) sowie Gentamicin, bei der Kuntklappenendokarditis (PVE) wird empirisch Vancomycin plus Rifampicin plus Gentamicin empfohlen (Habib et al. 2015).

Besonders bei älteren Patienten sowie eingeschränkter Nierenfunktion kann der potenzielle Schaden der Kombinationstherapie mit einem Aminoglykosid den möglichen

Nutzen deutlich überwiegen, sodass Aminoglykoside hier nicht oder nur kurz eingesetzt werden sollten. Aminoglykoside wirken konzentrationsabhängig, der hohe Spitzenspiegel ist entscheidend, und zur Verminderung der Toxizität sollten Aminoglykoside auch bei der Indikation Endokarditis 1× täglich in entsprechender Dosierung angewendet werden. Ein Monitoring der Aminoglykosidtalspiegel und der Nierenfunktion ist obligat.

Tab. 11.8 gibt eine Übersicht über die erregerspezifische Therapie der Endokarditis (Tab. 11.8).

Tab. 11.8 Erregerspezifische Therapie der Endokarditis (sowohl Nativklappenendokarditis [NVE] als auch Klappenprothesenendokarditis [PVE). Die Therapieempfehlungen orientieren sich an beiden aktuellen Leitlinien der American Heart Association und der European Society of Cardiology. (Aus: Hitzenbichler et al. 2019)

Orale Streptokokken, *S. bovis* (MHK <0,125 mg/l)		
Penicillin G	12–18 Mio. Einheiten in 6 Einzelgaben	4 Wochen bei NVE, durch additive Applikation von Gentamicin 3 mg/kg KG 1 ×/Tag ist eine Therapieverkürzung auf 2 Wochen denkbar, sollte jedoch angesichts der Toxizität streng abgewogen werden (s. oben). 6 Wochen bei PVE.
Ampicillin	100–200 mg/kg KG pro Tag in 6 Einzelgaben	
Ceftriaxon	2 g einmalig	
Vancomycin (Penicillin-Allergie)	30 mg/kg KG pro Tag in 2 Gaben	
Streptokokken mit relativer Penicillin-Resistenz (MHK 0,125–2,0 mg/l)		
Penicillin G	24 Mio. Einheiten in 6 Einzelgaben	Die Gesamttherapiedauer beträgt 4 Wochen bei NVE und 6 Wochen bei PVE. Bezüglich Gentamicin gelten die obigen Empfehlungen, eine Therapie kann nach 2 Wochen beendet werden.
oder Ampicillin	200 mg/kg KG pro Tag in 6 Einzelgaben	
oder Ceftriaxon	1 × 2 g	
plus Gentamicin	3 mg/kg KG 1 ×/Tag	
Vancomycin	30 mg/kg KG pro Tag in 2 Gaben	
plus Gentamicin (Penicillin-Allergie)	3 mg/kg KG 1 ×/Tag	
Enterokokken (Ampicillin-sensibel, in der Regel *E. faecalis*)		
Ampicillin	200 mg/kg KG pro Tag in 6 Einzelgaben	Therapie für 6 Wochen. Alternativ zu Ceftriaxon kann Gentamicin eingesetzt werden, aufgrund der Toxizität erscheint die Kombination mit Ceftriaxon sinnvoller. (Ceftriaxon allein hat keine Wirkung gegen Enterokokken und wird im Antibiogramm auch immer als resistent angegeben sein!).
plus Ceftriaxon	4 g in 2 Einzelgaben	

(Fortsetzung)

Tab. 11.8 (Fortsetzung)

Enterokokken, Ampicillin-resistent (in der Regel *E. faecium*)		
Vancomycin	30 mg/kg KG pro Tag in 2 Gaben	Therapie für 6 Wochen. Bei VRE-Nachweis Daptomycin 10–12 mg/kg KG 1 × i.v.
plus Gentamicin	3 mg/kg KG 1 ×/ Tag	
Staphylokokken, NVE		
Flucloxacillin (*Erstlinienempfehlung*)	12 g in (4–)6 Einzelgaben	Therapiedauer 6 Wochen. Bei Penicillinallergie (nichtanaphylaktisch) kann alternativ zu Flucloxacillin auch Cefazolin gegeben werden. Daptomycin ist bei methicillinresistenten Staphylokokken dem Vancomycin vorzuziehen.
Cefazolin	6 g in 3 Einzelgaben	
Vancomycin (Penicillin-Allergie und Methicillin-Resistenz)	30 mg/kg KG in 2 Einzelgaben	
Daptomycin. (Penicillin-Allergie und Methicillinresistenz)	8–12 mg/kg KG als Einzelgabe	
Staphylokokken, PVE		
Flucloxacillin	12 g in (4–)6 Einzelgaben	Therapiedauer 6 Wochen. Gentamicin nur für 2 Wochen. Als Alternative zu Vancomycin kommt hier auch Daptomycin in Betracht.
plus Rifampicin	900–1200 mg in 2–3 Einzelgaben (auch oral möglich)	
plus Gentamicin	3 mg/kg KG als Einzelgabe	
Vancomycin (Penicillinallergie oder Methicillinresistenz)	30 mg/kg KG in 2 Einzelgaben	
plus Rifampicin	900 mg in 2–3 Einzelgaben (auch oral möglich)	
plus Gentamicin	3 mg/kg KG als Einzelgabe	

Die Therapiedauer wird von der ersten negativen Blutkultur an gerechnet. Für die empirische Therapie sei auf den Text verwiesen

Abkürzungen:

MHK=Minimale Hemmkonzentration, NVENativklappenendokarditis, PVE=Kunstklappenendokarditis [prosthetic valve endocarditis], VRE=Vancomycin-resistente Enterokokken

Bei der *Enterococcus-faecalis*-Endokarditis wird bei Nichtanwendbarkeit von Aminoglykosiden die Kombination von Ampicillin und dem bei Enterokokken eigentlich nicht wirksamen Ceftriaxon empfohlen. Hintergrund ist, dass In-vitro-Ampicillin und Ceftriaxon aufgrund der Bindung an verschiedene Penicillin-bindende Proteine synergistisch wirken, und eine gute Beobachtungsstudie zeigte für diese Kombination den gleichen klinischen

Erfolg wie für die Kombination Ampicillin+Gentamicin bei deutlich geringerer Nephrotoxizität (Fernández-Hidalgo et al. 2013).

▶ **Tipp** Zur Therapie der MRSA-Endokarditis oder der VRE-Endokarditis wird Daptomycin empfohlen. Dabei ist auf eine ausreichend hohe Dosis zu achten, die über der in der Fachinformation angegebenen Dosierung liegt (10–12 mg/kg KG 1-mal) täglich). Daptomycin wirkt wie Aminoglykoside spitzenspiegelabhängig, so dass bei Niereninsuffizienz eher das Intervall verlängert als die Einzeldosis reduziert werden sollte.

Endokarditisprophylaxe

Eine Prophylaxe wird nur für Patienten mit besonders hohem Risiko für eine infektiöse Endokarditis bzw. einen fatalen Verlauf (Hochrisikopatienten) und bei besonders risikoreichen Eingriffen empfohlen. Eingriffe in der Mundhöhle, bei denen es zu einer Manipulation der Gingiva oder der periapikalen Zahnregion oder der Durchtrennung der oralen Mukosa kommt (z. B. zahnärztliche Eingriffe; auch intraligamentäre Anästhesie, nicht jedoch bei der routinemäßigen Leitungs- und Infiltrationsanästhesie in nicht-infiziertes Gewebe) gehören zu den Risikoeingriffen, bei denen bei folgenden Patienten eine Prophylaxe (z. B. mit Amoxillin oral oder Ampicillin i.v., Alternativen: Cefazolin oder Clindamycin) indiziert ist:

- Patienten mit Herzklappenprothesen (mechanisch oder biologisch),
- Patienten mit vorangegangener Endokarditis,
- Patienten mit folgenden angeborenen Herzfehlern:
  - zyanotische Herzfehler (unkorrigiert oder mit residuellem Defekt, auch palliative Shunts oder Conduits),
  - bis 6 Monate nach invasiver Korrektur des Herzfehlers, sofern prothetisches Material verwendet wurde (z. B. Klappenrekonstruktion),
  - korrigierte Herzfehler mit Residualdefekt im Bereich von prothetischem Material (sichtbar z. B. durch Turbulenzen).

Eingriffe, bei denen eine Endokarditisprophylaxe *nicht* erforderlich ist:

- bei zahnärztlichen Eingriffen ohne die oben genannten Risikofaktoren; insbesondere nicht bei Nahtentfernungen, Röntgenaufnahmen der Zähne, Platzierung oder Einstellung von prothetischen oder kieferorthopädischen Verankerungselementen/Klammern, bei Eingriffen am Respirationstrakt (einschließlich Bronchoskopie, Laryngoskopie, Intubation),
- bei Eingriffen an Gastrointestinaltrakt (einschließlich Gastro- und Koloskopie), Urogenitaltrakt (einschließlich Zystoskopie), Haut- und Hautanhangsgebilden oder
- bei vaginaler Geburt oder Hysterektomie.

11.11 *Staphylococcus-aureus*-Bakteriämie (SAB)

Die *Staphylococcus aureus*-Bakteriämie ist einer der häufigsten Blutstrominfektionen weltweit mit einer hohen Mortalität von 20–30 % (Jung und Rieg 2018). Sie eignet sich gut als Qualitätsindikator der infektiologischen Versorgung im Rahmen eines ABS-Programms.

Prinzipiell gilt:

- Jeder Nachweis von *Staphylococcus aureus* in der Blutkultur gilt zunächst als relevant (in prospektiven Studien wurden in 2 % der Fälle die Nachweise als Kontamination gewertet).
- Die Dauer der Bakteriämie und des Fiebers sind relevante Prognoseindikatoren.
- Prompte Fokussuche und -sanierung sind für das Überleben essenziell, hierzu gehört insbesondere der Ausschluss bzw. Nachweis einer infektiösen Endokarditis.
- Die Therapie erfolgt intravenös mit einem Staphylokokken-Penicillin für 14 Tage nach der ersten negativen Blutkultur bei unkompliziertem, 4–6 Wochen bei kompliziertem Verlauf. Bei unkompliziertem Verlauf erscheint eine Behandlung mit Cefazolin der Behandlung mit einem Staphylokken-Penicillin gleichwertig (Jung und Rieg 2018). Bei Patienten mit Implantaten muss die (verlängerte) Therapiedauer individuell festgelegt werden.
- Bei MRSA-Bakteriämie werden Daptomycin oder Vancomycin empfohlen.

Differenzierung komplizierte versus unkomplizierte *Staphylococcus-aureus*-Bakteriämie (SAB)

Unkomplizierte SAB

- Keine Endokarditis
- Keine Implantate (z. B. Gelenkprothesen, Herzschrittmacher o.Ä.)
- Kein Hinweis auf metastatische Herde (z. B. Knochen, intraabdominal, ZNS)
- Negative Kontrollblutkulturen nach 48–72 h unter Antibiotikatherapie
- Entfieberung innerhalb von 72 h unter Antibiotikatherapie

Komplizierte SAB

- Immer noch positive Kontrollblutkultur nach 72 h unter Antibiotikatherapie
- Endokarditisnachweis
- Nachweis von metastatischen Herden (z. B. Knochen, intraabdominal, ZNS)

Eine Besonderheit stellen Infektionen kardialer elektronischer Implantate dar. Eine weniger als 30 Tage postoperativ auftretende, oberflächliche Wundinfektion, die nicht das Aggregat erreicht und keine systemischen Infektionszeichen zeigt, kann durch eine alleinige antibiotische Therapie über 7–10 Tage behandelt werden. Die Erfolgsrate dieser antimikrobiellen Therapie ist mit 80 % hoch.

Kommt es zu einer Tascheninfektion, ist eine komplette Systemexplantation und eine 10- bis 14-tägige Antibiotikatherapie erforderlich, sofern die Blutkulturen negativ bleiben.

Bei positiven Blutkulturen und Nachweis von Vegetationen an den Herzklappen erfolgt die Therapie wie bei Endokarditis, werden Vegetationen lediglich an den Schrittmacherelektroden nachgewiesen, verlängert die sich die Therapiedauer nach Systemexplantation auf 2–4 Wochen, ohne Vegetationen reichen 2 Wochen (Döring et al. 2018).

Eine kontralaterale Reimplantation erfolgt bei klinischer Notwendigkeit idealerweise nach negativen Blutkulturen unter Therapie. Aktuelle Studien sprechen für einen protektiven Effekt durch die Verwendung von Antibiotika-imprägnierten Hüllen (Tarakji et al. 2019; Koerber et al. 2018) oder den Einsatz entsprechender Gels zumindest bei Re-Implantationen.

Das Vorgehen bei Verdacht auf eine katheterassoziierte Blutstrominfektion („central line-associated bloodstream infection" = CLABSI) richtet sich nach der Art des Katheters und der Schwere des Krankheitsbilds. Diagnostisch hilfreich ist parallel die Entnahme von peripheren Blutkulturen und von Blutkulturen aus dem liegenden ZVK und dem arteriellen Katheter. Obwohl in den meisten Fällen der Erregernachweis aus dem ZVK-Lumen erfolgt, über das die parenterale Ernährung oder ein Blutprodukt läuft, sind in fast einem Fünftel der Fälle die anderen Lumina beteiligt. Für arterielle Katheter wird eine fast ebenso hohe Inzidenz von katheterassoziierten Blutstrominfektionen angenommen wie für ZVK. Daher sollten Blutkulturen prinzipiell möglichst aus allen Lumina entnommen werden (es sei denn, eine Unterbrechung der Infusion ist z. B. bei hochdosierter Katecholamintherapie nicht ohne Gefahren möglich).

Werden die Katheter bei leichteren Krankheitsbildern und/oder unklarer Differenzialdiagnose nicht unmittelbar entfernt, kann die Entscheidung aufgrund der Kulturergebnisse getroffen werden.

► Die sogenannte „differential time to positivity" hat eine hohe Aussagekraft für den Katheter als Ursache einer Septikämie, wenn die entsprechende Kultur mehr als 2 h vor der peripheren Blutkultur mit demselben Erreger positiv wird.

Für eine ggf. erforderliche Antibiotic-Lock-Therapie werden folgende Konzentrationen der Lösung empfohlen:

- Vancomycin: 5 mg/ml,
- Ceftazidim: 0,5 mg/ml,
- Cefazolin: 5 mg/ml,
- Ciprofloxacin: 0,2 mg/ml,
- Gentamicin: 1 mg/ml,
- Ampicillin: 10 mg/ml.

Auch Ethanol oder Taurolidin werden für therapeutische Antibiotic-Lock-Anwendungen eingesetzt, wobei bei Ethanol eine gute Biofilmwirksamkeit postuliert wird, aber die Materialverträglichkeit limitierend sein kann.

▶ **Tipp** Zur Bestimmung der Füllmenge zur Antibiotic-Lock-Therapie empfiehlt es sich, die richtige Menge an einem Vergleichskatheter unter Verwendung der gleichen Zuspritzsysteme/Dreiwegehähne wie beim Patienten in vitro zu bestimmen.

11.12 Neutropenes Fieber

Sepsis und septischer Schock gehören zu den führenden Todesursachen bei Patienten mit (häufig Chemotherapie-induzierter) Neutropenie, allerdings fehlen Ergebnisse systematischer Untersuchungen über die Inzidenz der neutropenischen Sepsis bei Krebspatienten. Publizierte Raten von Sepsis und septischem Schock bei neutropenischen Patienten reichen von 7–45% (DGHO 2019).

Die Behandlung des neutropenen Fiebers stellt daher eine Notfallindikation dar und erfordert unverzügliche diagnostische und therapeutische Maßnahmen, wobei die frühzeitige Aufnahme auf eine Intensivstation sinnvoll ist, allerdings vor Aufnahme auf die Intensivstation die Behandlungsziele identifiziert und die Prognose geklärt werden müssen.

Die DGHO (2019) stellt in ihren Empfehlungen zur **Diagnostik** fest:

- Es gibt keine Evidenz, dass sich Sepsis und septischer Schock bei neutropenischen und nicht-neutropenischen Patienten unterscheiden.
- Neutropenische Patienten mit Infektionszeichen sollen täglich auf Symptome einer Sepsis untersucht werden.
- Biomarker können die Diagnose von bakteriellen/mykotischen Infektionen unterstützen, aber eine Infektion weder bestätigen noch ausschließen.
- Modifizierte Multiplex-PCR-Tests können eingesetzt werden, um die Diagnose einer zur Sepsis führenden Infektion zu unterstützen.
- Es gibt keine Evidenz, dass sich der Umgang mit möglichen Infektionsquellen bei neutropenischen und nicht-neutropenischen Patienten unterscheidet.
- Die Abklärung möglicher Infektionsquellen soll so früh wie möglich erfolgen, z. B. durch einen chirurgischen Eingriff oder eine CT-gesteuerte Punktion.
- Wenn möglich, sollen alle intravaskulären Systeme bei Verdacht auf eine Infektion entfernt werden.

Für die **Therapie** gibt die DGHO (2019) folgende Empfehlungen:

- Empirische antimikrobielle Therapie mit Pseudomonas-wirksamen Breitspektrumantibiotika soll bei neutropenischen Patienten mit Sepsis sofort begonnen werden.

- Empfohlen werden Piperacillin/Tazobactam oder Meropenem oder Imipenem/Cilastatin.
- Bei neutropenischen Patienten im septischen Schock soll die Kombination mit einem Aminoglykosid in Betracht gezogen werden.
- Bei Stabilisierung des Patienten oder bei Nachweis β-Laktam-sensitiver Erreger wird ein Absetzen der Aminoglykoside empfohlen.
- Bei erhöhtem Risiko für eine invasive Pilzinfektion und/oder für eine unkontrollierte kardiopulmonale Instabilität soll eine antimykotische Therapie in Betracht gezogen werden.
- Es gibt nur Daten mit marginaler Evidenz zur Unterstützung der Gabe intravenöser Immunglobuline bei Sepsis oder septischem Schock neutropenischer Patienten.
- Die Zytokinadsorption kann bei neutropenischen Patienten mit Sepsis oder septischem Schock nicht empfohlen werden.

Unter ABS-Gesichtspunkten ist die Empfehlung für ein Aminoglykosid als möglicher Partner einer Kombinationstherapie in dieser Indikation trotz des Nebenwirkungsprofils nachvollziehbar, da oftmals multiple antibiotische Vortherapien mit anderen möglichen Kombinationspartnern vorliegen und sich die Resistenzsituation gegenüber Aminoglykosiden in den letzten Jahren in den meisten Regionen wieder verbessert hat. Bei hohem MRE-Risiko erscheint auch Fosfomycin, obwohl in der Leitlinie nicht erwähnt, als geeigneter Kombinationspartner bei septischem Schock.

▶ Für die allgemein-intensivmedizinische Behandlung gilt, dass es keine Evidenz gibt, dass septische neutropenische Patienten anders als septische nicht-neutropenische Patienten behandelt werden sollen.

Spezielle Empfehlungen für die Behandlung des neutropenen Fiebers bei Kindern geben die Empfehlungen der Deutschen Gesellschaft für pädiatrische Infektiologie (DGPI) und Gesellschaft Pädiatrische Onkologie und Hämatologie (GPOH) (2016).

11.13 Meningitis

Häufigste Erreger der akuten, ambulant erworbenen bakteriellen Meningitis sind Meningokokken und Pneumokokken. Seltener sind *Haemophilus influenzae*, Listerien und *Mycobacterium tuberculosis*. Eine Durchwanderungsmeningitis bei kraniofazialen Infektionen wird vorwiegend von Pneumokokken und anderen Streptokokken verursacht.

Streuungsmeningitiden bei septischen Infektionskrankheiten werden vor allem bei einer Leptospirose oder *Borrelia-burgdorferi*-Infektion beobachtet, subakute bzw. chronische meningitische Syndrome insbesondere durch Mykobakterien, Candida-Arten, *Cryptococcus neoformans*, *Coccidioides immitis* und *Treponema pallidum*.

▶ Bei schwerer Immunsuppression ist mit einem atypischen Verlauf der Meningitis zu rechnen.

Bei schwer bewusstseinsgestörten Patienten, Patienten mit fokal-neurologischem Defizit, Patienten mit epileptischen Anfällen innerhalb der letzten Tage oder immunsupprimierten Patienten, bei denen der dringende Verdacht auf eine bakterielle Meningitis besteht, soll sofort nach der Abnahme von Blutkulturen die empirische Initialtherapie mit parenteralen Antibiotika und Dexamethason eingeleitet werden.

Nach bisheriger Lehrmeinung wird vor der Liqourpunktion eine CT- oder MRT-Diagnostik durchgeführt. Eine schwedische Studie stellt dieses Dogma in Frage und postuliert, dass auch bei Patienten mit Bewusstseinsstörung ohne vorherige zerebrale Bildgebung Liquor zur Sicherung der Ätiologie entnommen werden kann (Glimaker et al. 2015).

Das charakteristische Liquorbild einer bakteriellen Meningitis weist eine granulozytäre Pleozytose über 1000 Zellen/µl, ein Liquor-Eiweiß >100 mg/dl, ein Liquor-Laktat >3,5 mmol/l sowie einen Liquor-Serum-Glukose-Quotient <0,3 auf und erlaubt meist die Abgrenzung gegenüber viralen Meningitiden oder nicht-infektiösen Enzephalopathien.

▶ Bei subakuten Meningitiden und Enzephalitiden, insbesondere bei der Neuroborreliose, ist der Nachweis der erregerspezifischen Antikörpersynthese im ZNS mittels Bestimmung des Liquor/Serum-Antikörperindex von großer Bedeutung.

Die empirische Therapie der Meningitis (PEG 2018) fasst Tab. 11.9 zusammen.

Die Behandlungsdauer bei unbekanntem Erreger und einer Meningitis durch *Haemophilus influenzae* oder *Streptococcus pneumoniae* soll nicht weniger als 10 Tage und bei der Meningokokkenmeningitis nicht weniger als 7 Tage betragen. Bei Patienten mit einer durch Listerien, *Staphylococcus aureus*, *Pseudomonas aeruginosa* oder Enterobakterien verursachten Meningitis dauert die Antibiotikatherapie 3 Wochen (PEG 2018).

Fieber oder eine Zunahme der Pleozytose im sterilen Liquor allein sind kein Grund für eine Therapieverlängerung. Eine Abschlusspunktion am oder nach Ende der Behandlung ist bei komplikationslosem Verlauf nicht erforderlich (PEG 2018).

▶ Infizierte Liquordrainagen müssen in der Regel entfernt und durch eine externe Liquorableitung ersetzt werden. Bei der Neuimplantation kann die Verwendung antibiotikabeschichteter Systeme sinnvoll sein.

11.13.1 Postexpositionsprophylaxe

Bei engem, ungeschützten Kontakt (face-to-face, d. h. <1,5 m) mit einem Patienten mit Meningokokkenmeningitis ist eine Postexpositionsprophylaxe indiziert. Diese wird jedoch gerade im medizinischen Bereich häufig viel zu großzügig eingesetzt – auch wenn gar kein direkter Kontakt mit dem Patienten bestand, sondern sich dieser nur auf der Station aufgehalten hat.

Tab. 11.9 Empirische Therapie der Meningitis (PEG 2018) und Kommentierung zur Auswahl für eine einrichtungsspezifische Antiinfektivaleitlinie

Bakterielle Meningitis	Erregerspektrum	Antibiotikatherapie	Kommentar
Ambulant erworben	*Neisseria meningitidis,* Streptococcus pneumoniae, Listerien, Haemophilus influenzae	Cefotaxim 3 × 2 g oder Ceftriaxon 2 × 2 g + Ampicillin 3 × 5 g (ESCMID und IDSA empfehlen 6 × 2 g)	Dexamethason 10 mg i.v. 4× pro Tag über 4 Tage plus empirische Antibiotikagabe ist das empfohlene Regime für die Initialtherapie bei erwachsenen Patienten mit Verdacht auf bakterielle Meningitis. Werden Pneumokokken nachgewiesen, Dexamethason weitergeben, bei anderen Erregern absetzen.
Nosokomial erworben (postoperativ bzw. Shuntinfektion)	Enterobakterien *Pseudomonas spp. Staphylococcus spp.*	Vancomycin 2 × 1 g + Meropenem 3 × 2 g oder Vancomycin 2 × 1 g + Ceftazidim 3 × 2 g (+ 3 × 0,5 g Metronidazol bei operativem Zugang durch Schleimhäute)	Je nach einrichtungsspezifischer Resistenzlage kann Fosfomycin ein guter Ersatz für Vancomycin in dieser Indikation sein.
Tuberkulöse Meningitis	*Mycobacterium-tuberculosis-*Komplex	Isoniazid + Rifampicin + Pyrazinamid + Streptomycin oder Amikacin oder Ethambutol	Bei der tuberkulösen Meningitis verbessert die adjuvante Gabe von Dexamethason oder Prednisolon die Behandlungsergebnisse.

Auf Grundlage aktueller Resistenzdaten erhalten enge Kontaktpersonen von Patienten mit in Deutschland erworbener Meningokokkenmeningitis eine antimikrobielle Prophylaxe bis zu 10 Tagen nach dem letzten Patientenkontakt mit Ciprofloxacin, Rifampicin oder Ceftriaxon.

- Erwachsene (außer Schwangere) erhalten Ciprofloxacin (Einmalgabe 500–750 mg p.o.) oder alternativ Rifampicin (600 mg alle 12 h für 2 Tage).
- Schwangere erhalten Ceftriaxon (Einmalgabe 250 mg, i.m.). Kinder erhalten Rifampicin (10 mg/kg KG alle 12 h für 2 Tage, p.o.).

Unter Rifampicin (auch als Prophylaxe) ist eine rasche Resistenzentwicklung von Meningokokken beschrieben. Bei *Neisseria-meningitidis*-Stämmen aus Süd- und Westeuropa sowie aus Südostasien ist von einer zunehmenden Ciprofloxacin-Resistenz auszugehen.

► Ist der Meningokokkenstamm des Indexpatienten bekannt, empfiehlt sich zusätzlich eine spezifische Impfung der prophylaktisch behandelten Kontaktpersonen.

Enge Kontaktpersonen von Patienten mit *Haemophilus-influenzae*-Meningitis erhalten ebenfalls eine antimikrobielle Prophylaxe bis zu 10 Tagen nach dem letzten Patientenkontakt:

- Erwachsene (außer Schwangere) erhalten Rifampicin (600 mg alle 24 Stunden für 4 Tage, p.o.)
- Kinder unter 12 Jahren erhalten Rifampicin (20 mg/kg KG alle 24 Stunden für 4 Tage, p.o.).

11.13.2 Prophylaxe bei Splenektomie

Häufigster Erreger einer Meningitis nach Splenektomie ist Streptococcus pneumoniae, gefolgt von anderen bekapselten Bakterienarten. Es wird daher möglichst vor einer Milzentfernung (in Notfällen auch nach der OP) eine aktive Impfung durch eine Pneumokokken-, Hib- und Meningokokken-Vakzine empfohlen (s. auch Abschn. 11.2.2).

11.13.3 Intrathekale Antiinfektivagabe

Besteht ein Zugang zum Liquorsystem, z. B. durch eine extraventrikuläre Drainage (EVD) oder eine Lumbaldrainage (LD), kann in bestimmten Fällen eine intrathekale Antiinfektivagabe zusätzlich zur systemischen Therapie sinnvoll sein. Tab. 11.10 gibt eine Übersicht über die dabei gebräuchlichen Dosierungen.

► Bei intrathekaler Gabe von Antiinfektiva auf eine hierfür geeignete Präparationsform achten!

11.14 HNO/MKG

Tab. 11.11 gibt ausgewählte Empfehlungen der S2k-Leitlinie „Kalkulierte parenterale Initialtherapie bakterieller Erkrankungen bei Erwachsenen – Update 2018“ (AWMF-

Tab. 11.10 Intrathekale Dosierungen gängiger Antibiotika und Antimykotika (gemäß PEG 2018)

Antibiotikum	Intrathekale Dosierung
Gentamicin	5 mg alle 24 h
Tobramycin	5 mg alle 24 h
Amikacin	10 mg alle 24 h
Vancomycin	20 mg alle 24 h
Colistimethat-Natrium	1. Tag 50.000 (–250.000) IU, Erhaltungsdosis 10.000 (-–125.000 IU) Therapiedauer bis zum negativen Erregernachweis aus dem Liquor
Amphotericin B	0,1–0,5 mg alle 24 h

Tab. 11.11 Ausgewählte Empfehlungen der PEG (2018) und Kommentierung zur Auswahl für eine einrichtungsspezifische Antiinfektivaleitlinie für die HNO aus ABS-Sicht

Indikation	Empfohlene Substanzen	ABS-Kommentar
Otitis externa maligna (häufiger Erreger: *Pseudomonas aeruginosa)*	Ceftazidim + Ciprofloxacin 2. Wahl: Cefepim oder Meropenem	Aufgrund der Häufigkeit von *Pseudomonas aeruginosa* als Erreger hier Indikation für Pseudomonas-wirksame Kombinationstherapie mit Chinolon. Therapiedauer: 6 Wochen
Mastoiditis (häufige Erreger: *Streptococcus pneumoniae, Streptococcus pyogenes, Pseudomonas aeruginosa, Staphylococcus aureus, Haemophilus influenzae, Fusobacterium necrophorum)*	**<2 Jahre:** Aminopenicillin/Betalaktamaseinhibitor – Ampicillin/Sulbactam – Amoxicillin/Clavulansäure 2. Wahl: Cefuroxim **>2 Jahre ohne Otorrhö** – Aminopenicillin/Betalaktamase-Inhibitor – Ampicillin/Sulbactam – Amoxicillin/Clavulansäure 2. Wahl: Cefotaxim oder Ceftriaxon + Clindamycin **>2 Jahre mit Otorrhö:** Piperacillin/Tazobactam oder Ceftazidim + Clindamycin oder Meropenem	Bei der intravenösen Therapie Ampicillin/Sulbactam bevorzugen.
Epiglottitis (häufige Erreger: *Streptococcus pneumoniae, Streptococcus anginosus,* Gruppe-C-Streptokokken, Streptokokken der Viridans-Gruppe, Anaerobier, *H. influenzae*)	Amoxicillin/Clavulansäure Ampicillin/Sulbactam Cefotaxim + Clindamycin oder Ceftriaxon + Clindamycin oder Cefotaxim + Metronidazol oder Ceftriaxon + Metronidazol Alternative bei echter Allergie: Moxifloxacin	Bei der intravenösen Therapie Ampicillin/Sulbactam bevorzugen.

(Fortsetzung)

Tab. 11.11 (Fortsetzung)

Indikation	Empfohlene Substanzen	ABS-Kommentar
Nasenfurunkel (häufiger Erreger: *Staphylococcus aureus)*	Cefazolin 2. Wahl: Cefuroxim Amoxicillin/Clavulansäure Ampicillin/Sulbactam Bei echter Allergie: Cotrimoxazol Doxycyclin Clindamycin	Bei der intravenösen Therapie Ampicillin/Sulbactam bevorzugen.
Peritonsillarabszess (häufige Erreger: *Streptococcus pyogenes,* Fusobakterien, *Streptococcus milleri, Staphylococcus aureus, Haemophilus influenzae, Streptococcus pneumoniae, Nocardia asteroids, Arcanobacterium haemolyticum)*	Amoxicillin/Clavulansäure Ampicillin/Sulbactam Cefuroxim + Metronidazol Bei echter Allergie: Clindamycin Moxifloxacin	Bei der intravenösen Therapie Ampicillin/Sulbactam bevorzugen.
Schwere akute bakterielle Sinusitis (häufige Erreger: *Streptococcus pneumoniae Haemophilus influenzae Moraxella catarrhalis Streptococcus pyogenes Staphylococcus aureus)*	Amoxicillin/Clavulansäure Ampicillin/Sulbactam Cefotaxim + Clindamycin Ceftriaxon + Clindamycin Moxifloxacin	Bei der intravenösen Therapie Ampicillin/Sulbactam bevorzugen, orale Sequenztherapie auf Amoxicillin/Clavulansäure.

Registernummer 082–006) und Kommentierung zur Auswahl für eine einrichtungsspezifische Antiinfektivaleitlinie für die HNO aus ABS-Sicht.

Wichtigste Formen einer Osteomyelitis im Kiefer mit bakterieller Ursache sind die akute und sekundär chronische Osteomyelitis (odontogene Infektion, pulpale und parodontale Infektion, infizierte Extraktionswunden) mit Austritt von Eiter, Fistel- und Sequesterbildung, mit einem hohen Anteil an polymikrobiellen Infektionen. Oft werden aber auch Actinomyzeten gefunden, und insbesondere bei längerer Antibiotikavortherapie sind auch Infektionen mit multiresistenten grampositiven Erregern beschrieben.

Davon zu unterscheiden ist die seltenere primär chronische Osteomyelitis als nicht pustulierende und chronische Inflammation unklarer Ätiologie sowie Sonderformen der Osteomyelitis, wie die infizierte Osteoradionekrose oder durch Medikamente wie Bisphosphonate, Kortikosteroide und antineoplastische Substanzen induzierte Osteomyelitiden.

Wegen des möglicherweise langen und kritischen Verlaufs sollte grundsätzlich eine Erregerdiagnostik angestrebt werden. Die Antibiotikagabe wird meist für 4–6 Wochen nach der Operation weitergeführt. Insbesondere bei der chronischen Form werden seit vielen Jahren Gentamicin enthaltende PMMA-Ketten erfolgreich eingesetzt.

11.15 Besonderheiten bei pädiatrischen Patienten

Die Dosierung von Antibiotika in der Pädiatrie erfolgt in der Regel in mg/kg KG. Es muss allerdings berücksichtigt werden, dass Kinder nicht nur keine kleinen Erwachsenen sind, sondern in der Pädiatrie im Altersspektrum von 0–18 Jahre erhebliche Größen- und Gewichtsunterschiede vorkommen, die auch die körpergewichtsbezogene Dosierung fehleranfällig machen (Abb. 11.1).

Die häufigsten Verordnungsfehler entstehen

- durch Fehlberechnungen, falsche Dezimalstellen oder Verwechslungen bei den Dosisangaben in mg/kg KG/d,
- bei flüssigen Zubereitungen durch die Umrechnung von Milliliter auf Milligramm und umgekehrt
- und durch das Verordnen von Arzneimitteln, die für Kinder nicht zugelassenen sind, da konkrete Dosisinformationen für Kinder fehlen, es mehrere oder unklare Referenzstandards gibt oder einfach nach dem Motto „trial and error“ dosiert wird.

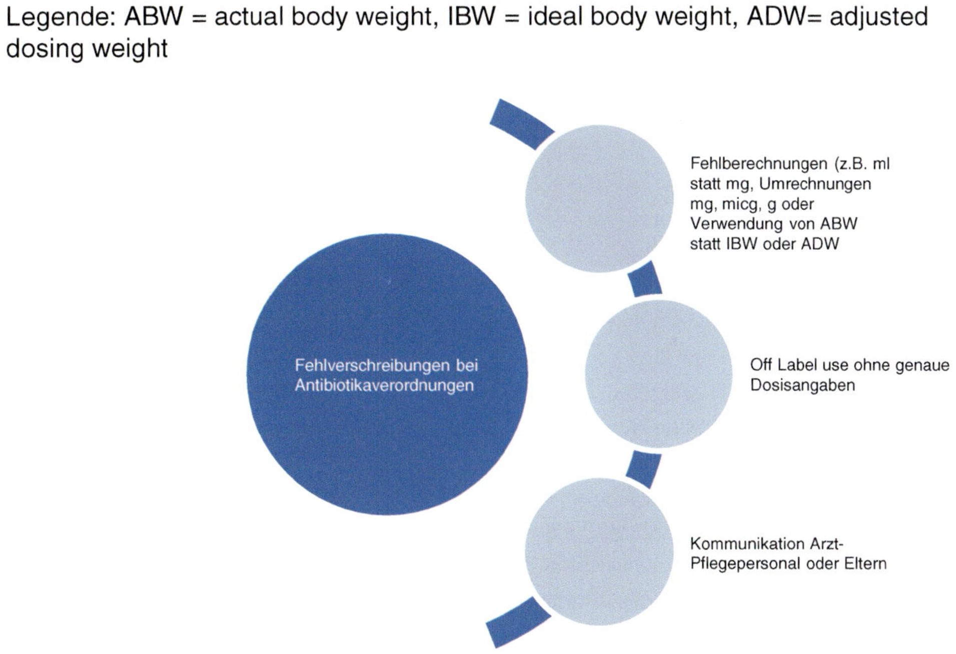

Abb. 11.1 Hauptursachen für Fehler bei Antibiotikaverordnungen in der Pädiatrie (ABW = „actual body weight“, IBW = „ideal body weight“, ADW = „adjusted dosing weight“)

Die Choosing wisely campaign (www.choosingwisely.org) zitiert das American Academy of Pediatrics Committee on Infectious Diseases und die Pediatric Infectious Diseases Society mit einigen spezifischen Empfehlungen unter ASB-Gesichtspunkten (Stand November 2018):

- Keine Breitspektrumantibiotikagabe ohne vorherige mikrobiologische Diagnostik. [„Don't initiate empiric antibiotic therapy in the patient with suspected invasive bacterial infection without first confirming that blood, urine or other appropriate cultures have been obtained, excluding exceptional cases."]
- Keine Therapie unkomplizierter, ambulant erworbener Pneumonien bei sonst gesunden Kindern breiter als mit Ampicillin. [„Don't treat uncomplicated community-acquired pneumonia in otherwise healthy, immunized, hospitalized patients with antibiotic therapy broader than ampicillin."]
- Keine Breitspektrumantibiotika zur präoperativen Antibiotikaprophylaxe oder verlängerte Prophylaxen. [„Don't use a broad spectrum antimicrobial agent for perioperative prophylaxis or continue prophylaxis after the incision is closed for uncomplicated clean and clean-contaminated procedures."]
- Keine empirische Therapie mit Vancomycin oder Carbapenem auf neonatologischen Intensivstationen, sofern keine spezifischen Risikofaktoren für resistente Erreger vorliegen. [„Don't use vancomycin or carbapenems empirically for neonatal intensive care patients unless an infant is known to have a specific risk for pathogens resistant to narrower-spectrum agents."]
- Keine intravenöse Antibiotikagabe, wenn ein orales Therapieregime möglich ist. [„Don't place peripherally inserted central catheters and/or use prolonged IV antibiotics in otherwise healthy children with infections that can be transitioned to an appropriate oral agent."]

Bei Kindern sind virale Atemwegsinfektionen besonders häufig und die Gefahr der Fehlbehandlung mit Antibiotika gegeben.

Schreiner et al. (2019) konnten in einer großen Kohorte von 3799 Patienten einer Kinderklinik mit Symptomen einer Atemwegsinfektion in 24,7 % RSV und in 6,3 % der Fälle humanes Metapneumovirus (hMPV) nachweisen. Während nur 62,9 % der Kinder mit hMPV einer Inhalationstherapie bedurften, war dies bei 73,8 % der RSV-Kinder der Fall. Allerdings erhielten 62,3 % der hMPV-Kinder Antibiotika, aber nur 44,4 % der RSV-Kinder. Die Autoren sehen hier ein Potenzial für Antibiotika Stewardship-Anstrengungen, um durch verbesserte Point-of-care-Diagnostik unnötige Antibiotikaverordnungen zu vermeiden.

11.15.1 Gastroenteritis

Eine andere häufige Erkrankung im Kindesalter sind akute Gastroenteritiden (AGE). Die S2k-Leitlinie akute infektiöse Gastroenteritis im Säuglings-, Kindes- und Jugendalter (Gesellschaft für pädiatrische Gastroenterologie und Ernährung et al. 2019) definiert die Leitsymptome einer AGE im Kindes- und Jugendalter als plötzliche Minderung der Stuhlkonsistenz und Steigerung der Stuhlfrequenz (>3×/Tag oder mindestens 2 Stühle mehr als die für das Kind übliche Anzahl von Stühlen) mit oder ohne Erbrechen bzw. Fieber. Das Erbrechen dauert typischerweise 1–3 Tage, während die Durchfälle üblicherweise 5–7 Tage, in manchen Fällen auch bis zu 2 Wochen andauern können. Bei der persistierenden Diarrhö beträgt die Durchfalldauer definitionsgemäß mehr als 2 Wochen.

Die Leitlinie (Gesellschaft für pädiatrische Gastroenterologie und Ernährung et al. 2019) beschreibt die Epidemiologie wie folgt:

> Die AGE im Kindesalter verläuft häufig mild, ist aber mit einer relevanten Hospitalisationsrate und nicht zu vernachlässigenden Todesraten assoziiert. Mangelnde Flüssigkeitsaufnahme, Elektrolytentgleisung oder zunehmende Dehydration im Rahmen der AGE sind die häufigsten Gründe für stationäre Krankenhausaufenthalte bei Kindern in Deutschland. Die Hospitalisierungsrate bei Rotavirus-Gastroenteritiden liegt bei unter 15-Jährigen mit 57 % im Vergleich beinahe so hoch wie bei über 69-Jährigen (60 %). Von den ca. 100.000 stationären Aufnahmen von Kindern aufgrund einer akuten infektiösen Gastroenteritis in Deutschland werden ca. 25.000 durch Rotaviren verursacht.

Fragen für eine telefonische Abklärung einer akuten Gastroenteritis im Kindesalter und „Red-flag“-Antworten, die eine Arztkonsultation erforderlich machen, fasst Tab. 11.12 zusammen.

▶ Die orale Rehydratationslösungen gemäß WHO-Empfehlung bestehen aus 13,5 g Glukose, 2,9 g Natriumcitrat, 2,6 g Natriumchlorid, 1,5 g Kaliumchlorid auf 1 Liter Wasser.

Es werden folgende **Empfehlungen** gegeben:

- Bei Verdacht auf AGE soll nach weiteren Fällen in der Umgebung, Auslandsreisen, Tierkontakt und Aufnahme potenziell kontaminierter (infektiöser) Nahrungsmittel und Getränke gefragt werden.
- Aus differenzialdiagnostischen Gründen sollte im Rahmen der Anamneseerhebung auch nach dem Konsum von Diarrhö auslösenden Nahrungsmitteln bzw. Getränken gefragt werden.
- Die meisten Fälle von AGE treten im Kleinkindesalter auf und werden durch Viren verursacht.
- Die bakterielle AGE ist deutlich seltener und kommt eher bei Kindern ab 2 Jahren vor. Bei blutiger Diarrhö mit Fieber sollte primär an eine bakterielle Genese gedacht werden.
- Bei Patienten mit schweren Verläufen einer AGE soll an eine *Clostridioides-difficile-* (vormals *Clostridium-difficile-*) Infektion (CDI) gedacht werden. Insbesondere Patienten mit Grunderkrankungen wie z. B. chronisch entzündlichen Darmerkrankungen, onkologischen Erkrankungen, nach Stammzelltransplantation oder solider Organtransplantation haben ein erhöhtes Risiko für eine CDI.

Tab. 11.12 Fragen für eine telefonische Abklärung einer akuten Gastroenteritis im Kindesalter und „Red-flag"-Antworten, die eine Arztkonsultation erforderlich machen

Frage	„Red-flag"-Antworten, die eine Arztkonsultation erfordern
Wie alt ist das Kind?	Alter <3 Monate, oder Gewicht <8 kg
Welche Risikofaktoren und Vorerkrankungen liegen vor? (z. B. ehemaliges Frühgeborenes?)	Fieber >38° für kleine Säuglinge (<3 Monate), >39° für größere Kinder (3 – 36 Monate) schwere Grunderkrankung wie z. B. Diabetes mellitus, Nierenerkrankung
Wie lange ist das Kind schon krank? Seit wie viel Stunden bestehen Durchfall und seit wieviel Stunden Erbrechen?	
Hat es Fieber und was war die höchste gemessene Temperatur?	
Wie viele durchfällige Stühle und wie viele Male Erbrechen hat das Kind in den letzten 24 h?	Fortwährendes Erbrechen große und häufige Durchfälle blutige Durchfälle Durchfälle >7 Tage Dauer
Trinkt das Kind noch?	Zeichen für eine Dehydration Unfähigkeit der Eltern, orale Rehydrierungslösung (ORL) zu verabreichen, oder Kind toleriert ORL nicht
Scheidet das Kind noch Urin aus?	
Wie wach ist das Kind, gibt es Verhaltensauffälligkeiten?	
Welche Behandlungsmaßnahmen wurden durchgeführt (Antiemetika, orale Rehydrierungslösung)	

- Bei bestimmten bakteriellen AGE (z. B. durch Yersinien, EHEC, Campylobacter, Salmonellen) kann es zu weiteren erregerspezifischen Komplikationen wie Sepsis, Krampfanfällen, Nierenversagen sowie mikroangiopathischen (z. B. HUS, TTP), rheumatischen und neurologischen Folgeerkrankungen (z. B. Guillain-Barré-Syndrom, reaktive Arthritis) kommen.
- Aufgrund eines erhöhten Komplikationsrisikos soll eine Arztvorstellung erfolgen bei:
  - allen Säuglingen (<12 Monaten),
  - persistierendem Erbrechen,
  - Trinkverweigerung länger als 4 h,
  - großvolumigen Durchfällen,
  - Vorliegen einer schweren Grunderkrankung,
  - Lethargie,
  - hohem Fieber,
  - blutigem Durchfall,
  - starken Bauchschmerzen.

- Hohes Fieber, blutige Stühle und starke Bauchschmerzen sprechen eher für eine bakterielle Infektion. Erbrechen und respiratorische Symptome sprechen eher für eine virale Genese der AGE.
- Eine Erregerdiagnostik sollte in folgenden Situationen erfolgen:
  - Vorliegen relevanter Komorbiditäten,
  - Patienten mit Immundefizienz,
  - blutige Diarrrhö,
  - schweres Krankheitsbild,
  - durch die Diarrrhö bedingte Hospitalisierung,
  - Verdacht auf eine Häufung,
  - wenn ein epidemiologischer Zusammenhang vermutet werden kann,
  - vor Einleitung einer antibiotischen Therapie,
  - bei nosokomialer Diarrrhö.
- Eine Differenzierung zwischen bakterieller und viraler AGE ist für die initiale Therapie nicht entscheidend. Die Bestimmung systemischer (CRP, Procalcitonin) oder fäkaler Inflammationsmarker (Calprotectin, Laktoferrin) mit dem Ziel, eine bakterielle Ursache für eine AGE wahrscheinlicher zu machen, soll nicht routinemäßig erfolgen.
- Eine EHEC-Infektion soll bei Patienten mit typischer/entsprechender Symptomatik (Trias aus mikroangiopathischer hämolytischer Anämie, Thrombozytopenie und akuter Nierenfunktionseinschränkung) ausgeschlossen werden.
- Als Standardtherapie der Dehydration bei akuter Gastroenteritis soll eine orale Rehydration mit einer Glukose-Elektrolytlösung (Natrium 60 mmol/l, Glukose 74–111 mmol/l) oder Polymer-basierten Elektrolytlösung rasch begonnen werden. Diese sind effektiv und sicher.
- Koffeinhaltige Getränke, Limonaden oder Fruchtsäfte sollten bei Dehydration nicht zur oralen Rehydration verwendet werden.
- Der Einsatz bestimmter Probiotika in Ergänzung zur Rehydration kann erwogen werden.
- Bei AGE soll in der Regel keine antibiotische Therapie erfolgen.
- Bei Patienten mit funktionell relevanter Immundefizienz oder Verdacht auf Sepsis sollte geeignetes Material für eine mikrobiologische Diagnostik asserviert werden. Danach kann eine empirische antibiotische Therapie begonnen werden.
- Eine antibiotische Therapie der AGE soll nur bei spezifischen pathogenen Erregern oder in spezifischen klinischen Situationen erfolgen:
  - Shigellen-Infektionen,
  - Infektionen mit *Vibrio cholerae*,
  - Salmonellen-Infektionen bei Risikopatienten (Neugeborene und Säuglinge <3 Monate, Patienten mit Immundefizienz, chronisch entzündliche Darmerkrankungen), Bakteriämie,
  - Infektionen durch toxinbildende *C. difficile*.

- Eine antimikrobielle Therapie der AGE sollte außerdem bei folgenden Erregern und Situationen erfolgen:
  - schwere Infektion durch Lamblien,
  - schwere Infektion mit enterotoxischen *E. coli* (ETEC),
  - Infektion durch Amöben.

Spezifische **Gastroenteritiserreger** und ihre **Therapie** im Kindesalter

- *Campylobacter jejuni:* Azithromycin 10 mg/kg KG/d für 3 Tage (bei schwerer Infektion und Beginn der Therapie innerhalb der ersten 3 Tage oder Bakteriämie).
- *Clostridioides difficile*: Metronidazol 30 mg/kg KG/in 3 ED. Bei Metronidazol-Resistenz Vancomycin 40 mg/kg KG/d oral (bei nachgewiesener schwerer Enteritis und bei Immunsuppression).
- ETEC: Azithromycin 10 mg/kg KG/d für 3 Tage oder Cotrimoxazol 6–12 mg TMP/kg KG/d in 2 ED oder Rifaximin >12 Jahre 600 mg/d für 3 Tage (schwere Infektion, Reisediarrrhö, in ausgewählten Fällen Cave Resistenzen).
- *Entamoeba histolytica*: Metronidazol 15–30 mg/kg KG/d in 3 ED oder Paromomycin (Hämatin) 25–35 mg/kg KG/d für 7 Tage (gesicherte Infektion, zügige Behandlung).
- *Salmonella enteritides:* Ceftriaxon 50–100 mg/kg KG/d oder Azithromycin 10 mg/kg KG/d (nur bei Neonaten und Säuglingen oder septischen Verläufen, bei Immundefekt).
- *Salmonella typhi:* Cephalosporine der 3. Generation (gesicherte Infektion).
- *Shigella dysenterica:* Azithromycin (12 mg/kg KG Tag 1, dann 6 mg/kg KG für 4 Tage) oral oder i.v. Ceftriaxon 50 mg/kg KG für 2–5 Tage (gesicherte Infektion, verringert Komplikationen, Cave Resistenzen).
- *STEC/EHEC:* Keine Therapie.
- *Vibrio cholerae:* Azithromycin 10 mg/kg KG/d für 3 Tage oder Cotrimoxazol 6–12 mg TMP/kg KG/d in 2 *ED* (bei Dehydration, verringert Flüssigkeitsverlust und weitere Ausbreitung).
- *Yersinia enterocolitica:* Cotrimoxazol 6–12 mg TMP/kg KG/d in 2 ED oder Drittgenerations-Cephalosporine (bei Bakteriämie oder ggf. bei extraintestinalen Symptomen).

11.15.2 Mittelohrentzündung

Eine weitere unter ABS-Gesichtspunkten wichtige, weil häufige Erkrankung ist die akute Otitis media (AOM), die sich durch einen putriden Paukenerguss, ggf. mit Entzündung des Trommelfells, manifestiert. In den ersten 3 Lebensjahren erkranken zwei Drittel aller Kinder an einer AOM.

Nur bei ausgewählten Patienten mit AOM ist eine sofortige antibiotische Therapie erforderlich:

- Alter <6. Lebensmonat,
- Alter <2. Lebensjahr mit bilateraler AOM, auch bei nur geringen Ohrenschmerzen und Temperatur <39,0 °C,
- AOM mit mäßigen bis starken Ohrenschmerzen oder Temperatur ≥39,0 °C,
- persistierende, eitrige Otorrhö,
- Risikofaktoren (z. B. otogene Komplikation, Immundefizienz, schwere Grundkrankheiten, Down-Syndrom, Lippen-Kiefer-Gaumenspalte, Cochlea-Implantat-Träger, Influenza),
- Verlaufskontrolle innerhalb der ersten 3 Tage nicht sicher möglich.

Ansonsten ist eine symptomatische Behandlung gerechtfertigt. Erst bei mangelnder Besserung der Symptome nach 2–3 Tagen sollte eine antibiotische Therapie vorzugsweise mit Amoxicillin eingeleitet werden. Im Falle einer stattgehabten Therapie mit Amoxicillin innerhalb der letzten 30 Tage, bei einer in der Anamnese nicht auf Amoxicillin ansprechenden wiederkehrenden AOM, bei vermuteter Infektion mit einem β-Laktamase-positiven Keim oder ggf. auch bei zusätzlichem Vorliegen einer eitrigen Konjunktivitis wird die primäre Anwendung von Amoxicillin + Clavulansäure empfohlen (Thomas et al. 2014).

► Patienten mit einem Cochlea-Implantat sollten bei einer AOM innerhalb der ersten 2 Monate nach Implantation eine parenterale Gabe von Ceftriaxon erhalten. Bei länger als 3 Monate zurückliegender Cochlea-Implantation wird die empirische Therapie mit Amoxicillin oder Amoxicillin + Clavulansäure empfohlen.

Rezidivierende akute Otitis media (AOM)

Eine rezidivierende AOM liegt bei mindestens 3 Episoden einer AOM innerhalb der vergangenen 6 Monate oder mindestens 4 Episoden während der letzten 12 Monate vor. Neben dem Ausschluss von Allergien sowie Immundefekten sollte bei rezidivierenden AOM der Impfstatus hinsichtlich der Pneumokokkenimpfung überprüft werden, da hierdurch die Anzahl an Infektionen um 10–25 % reduziert werden kann. Eine langfristige Low-dose-Antibiotikatherapie reduziert hingegen die Rate an Rezidiven nur um 0,5–1,5 Ereignisse innerhalb von 12 Monaten, sodass von einer solchen medikamentösen Langzeittherapie abgeraten wird.

11.15.3 Einrichtungsspezifische Antiinfektivaleitlinie

Die Auswahl der Krankheitsbilder für die Zusammenfassung in einer einrichtungsspezifischen Antiinfektivaleitlinie richtet sich wie in der Erwachsenenmedizin nach dem Spektrum der pädiatrischen Abteilung und der einrichtungsspezifischen Resistenzstatistik. Tab. 11.13 gibt ein Beispiel für schwere Krankheitsbilder, und Tab. 11.14 fasst pädiatrische Dosierungsempfehlungen gängiger Antibiotika zusammen.

Tab. 11.13 Beispiel einer einrichtungsspezifischen Antiinfektivaleitlinie für schwere Krankheitsbilder

Infektion	Empirische Antibiotikatherapie bei Kindern (Dosierung pro Tag)
Fieber ohne klaren Fokus (FUO, „fever of unknown origin“), wenn behandlungsbedürftig	
<3 Monate	Ampicillin i.v. 3 × 50 mg/kg **plus** Cefotaxim $^{i.v.}$ 3 × 50 mg/kg
>3 Monate	Ceftriaxon i.v. 1 × 80 mg/kg (max. 4 g)
Fieber in Neutropenie	
	Piperacillin-Tazobactam i.v. 3 × 100 mg/kg (max. 4 g als Ed) bei V. a. MRSA oder ZVK-Infektion **plus** Vancomycin i.v. 3 × 15 mg/kg (max. 650 mg als Einzeldosis)
Septischer Schock	
	Meropenem i.v. 3 × 20 mg/kg (max. 1 g als Einzeldosis)
ZNS	
Meningo-Enzephalitis	Aciclovir i.v. <1 Jahr: 3 × 20 mg/kg, >1 Jahr: 3 × 10 mg/kg (max. 850 mg als Ed); **plus** >1 Mo.: Ceftriaxon i.v. 1 × 80 mg/kg (max. 4 g)
Meningitis <3 Monate	<1 Mo.: Ampicillin i.v. 3 × 100 mg/kg, >1 Mo.: 4 × 100 mg/kg **plus** Cefotaxim i.v. 4 × 50 mg/kg
Meningitis >3 Monate	Ceftriaxon i.v. 1 × 80 mg/kg (max. 4 g)
Pneumonie	
Neugeborenes	Ampicillin i.v. 3 × 50 mg/kg **plus** Cefotaxim i.v. 3 × 50 mg/kg
ambulant erworben 4 Wochen – 6 Monate	Cefuroxim i.v. 3 × 40 mg/kg
ambulant erworben >6 Monate	Ampicillin i.v. 3 × 50 mg/kg (max. 2 g als Einzeldosis) oder Amoxicillin po 3 × 30 mg/kg (max. 1,5 g als Einzeldosis)
atypisch	Clarithromycin po 2 × 7,5 mg/kg (max. 500 mg als Einzeldosis)
nosokomial	Piperacillin-Tazobactam i.v. 3 × 100 mg/kg (max. 4 g als Einzeldosis)
Gastrointestinaltrakt	
Peritonitis	Piperacillin-Tazobactam[2] i.v. 3 × 100 mg/kg (max. 4 g als Einzeldosis)
Multiresistente Erreger	
anamnestisch ESBL	Meropenem i.v. 3 × 15 mg/kg (max. 1 g als Einzeldosis)
anamnestisch MRSA	Vancomycin i.v. 3 × 15 mg/kg (max. 650 mg als Einzeldosis) als Zusatzbestandteil der fokusbezogenen Therapie

Kein Einsatz von Ceftriaxon bei erhöhtem Bilirubin-Spiegel

Tab. 11.14 Beispiel für Dosierungsempfehlungen gängiger Antibiotika und Antimykotika in der Pädiatrie (Dosierung von Aminoglykosiden und Glykopeptiden TDM-gesteuert)

Wirkstoff	Applikation	Einzeldosis (mg/kg)	Tagesdosis (mg/kg)	Intervall (h)	Maximaldosis
Amoxicillin	p.o.	30	90	8	3 (–6) g/d
Amoxicillin/ Clavulansäure	p.o.	20/5	60/15	8	2,6/0,4 g/d
Ampicillin	i.v.	50	150	8	6 g/d
Ampicillin (Meningitis-Dosis)	i.v.	100	300	8	15 g/d
Ampicillin/ Sulbactam	i.v.	50	150	8	12 g/d Ampicillin-Anteil
Azithromycin	p.o.	10	10	24	0,5 g/d
Cefazolin	i.v.	30	90	8	8 (–12) g/d
Cefotaxim	i.v.	33	100	8	8 g/d
Cefotaxim (Meningitis-Dosis)	i.v.	67	200	8	12 g/d
Cefpodoxim	p.o.	5	10	12	400 mg/d
Ceftazidim	i.v.	50	150	8	6 g/d
Ceftriaxon	i.v.	50	50	24	2 g/d
Ceftriaxon (Meningitis-Dosis)	i.v.	80	80	24	4 g/d
Cefuroxim	p.o.	15	30	12	1 g/d
Cefuroxim	i.v.	40	120	8	4,5 g/d
Cefuroxim (Osteomyelitis)	i.v.	50	150	8	6 g/d
Clarithromycin	p.o.	7,5	15	12	1 g/d
Clindamycin	p.o./i.v.	13	40	8	1,8 (–2,7) g/d
Cotrimoxazol	p.o.	3	6	12	320 mg/d TMP-Anteil
Flucloxacillin	p.o.	33	100	8	8 g/d
Flucloxacillin	i.v.	66	200	8	12 g/d
Meropenem	i.v.	20	60	8	3 g/d
Meropenem (Meningitis-Dosis)	i.v.	40	120	8	6 g/d
Metronidazol	p.o./i.v.	10	30	8	2 g/d
Penicillin G	i.v.	75.000 IE/ kg	300.000 IE/kg	6	24 Mio. IE/d
Penicillin V	p.o.	30.000 IE/ kg	90.000 IE/kg	8	6 Mio. IE/d
Piperacillin/ Tazobactam	i.v.	100	300	8	12 (–18) g/d Piperacillin-Anteil
Rifampicin	p.o.	10	20	12	600–900 mg/d
Caspofungin	i.v.	50–70 mg/ m^2	50–70 mg/m^2	24	50–70 mg/d
Fluconazol	p.o./i.v.	4–6 (–12)	4–6 (–12)	24	1,6 g/d
Posaconazol	p.o.	4–12 mg	12	8–24 h	600–800 mg/d
Voriconazol	i.v.	4 (–7)	8 (–14)	12	400–800 mg/d

Literatur

Allegranzi B, Bischoff P, de Jonge S et al (2016a) New WHO recommendations on preoperative measures for surgical site infection prevention: an evidence-based global perspective. Lancet Infect Dis 16:e276–e287. https://doi.org/10.1016/S1473-3099(16)30398-X

Allegranzi B, Zayed B, Bischoff P et al (2016b) New WHO recommendations on intraoperative and postoperative measures for surgical site infection prevention: an evidence-based global perspective. Lancet Infect Dis 16:e288–e303. https://doi.org/10.1016/S1473-3099(16)30402-9

Branch-Elliman W, O'Brien W, Strymish J, Itani K, Wyatt C, Gupta K (2019) Association of duration and type of surgical prophylaxis with antimicrobial-associated adverse events. JAMA Surg 154(7):590–598

Cornely O et al (2012) ESCMID Guideline for the diagnostic and management of Candida diseases 2012; non-neutropenic adult patients. Clin Mirobiol Infect 18:19–37

De Smet AMGA, Kluytmans JW, Cooper BS, Mascini EM, Benus RFJ et al (2009) Decontamination of the digestive tract and oropharynx in ICU patients. N Engl J Med 360:20–31

Debast SB, Bauer MP, Kuijper EJ (2014) European Society of Clinical Microbiology and Infectious Diseases: update of the treatment guidance document for Clostridioides difficile infection. Clin Microbiol Infect 20(Suppl 2):1–26

DEGAM (2018) S3-Leitlinie und Anwenderversion der S3-Leitlinie Harnwegsinfektionen, Brennen beim Wasserlassen. AWMF-Register-Nr. 053–001 DEGAM-Leitlinie Nr. 1

Deutsche Gesellschaft für pädiatrische Infektiologie (DGPI) und Gesellschaft Pädiatrische Onkologie und Hämatologie (GPOH) (2016) Diagnostik und Therapie bei Kindern mit onkologischer Grunderkrankung, Fieber und Granulozytopenie (mit febriler Neutropenie) außerhalb der allogenen Stammzelltransplantation. AWMF S2K-Leitlinie (AWMF-Registernummer 048/14, finale Version 23.01.2016)

DGHO (2019) Empfehlungen der Fachgesellschaft zur Diagnostik und Therapie hämatologischer und onkologischer Erkrankungen. Sepsis bei neutropenischen Patienten. www.onkopedia.com. Zugegriffen am 04.11.2019

Döring M, Richter S, Hindricks G (2018) The diagnosis and treatment of pace maker-associated infection. Dtsch Arztebl Int 115:445–452

Engelhardt M, Eber S, Gemming U et al (2013) Empfehlungen der Fachgesellschaft zur Diagnostik und Therapie hämatologischer und onkologischer Erkrankungen. Prävention von Infektionen und Thrombosen nach Splenektomie oder funktioneller Asplenie. www.onkopedia.com

European Society of Cardiology (2015) ESC guidelines for the management of infective endocarditis. Eur Heart J 36:3075–3128

Fernández-Hidalgo N, Almirante B, Gavaldà J et al (2013) Ampicillin plus ceftriaxone is as effective as ampicillin plus gentamicin for treating enterococcus faecalis infective endocarditis. Clin Infect Dis 56:1261–1268

Garfinkle R, Abou-Khalil J, Morin N et al (2017) Is there a role for oral antibiotic preparation alone before colorectal surgery? ACS-NSQIP analysis by coarsened exact matching. Dis Colon Rectum 60:729–737

Gesellschaft für pädiatrische Gastroenterologie und Ernährung (GPGE) et al (2019) S2k-Leitlinie akute infektiöse Gastroenteritis im Säuglings-, Kindes- und Jugendalter. AWMF Registernummer 068-00. https://www.awmf.org/uploads/tx_szleitlinien/068-003l_S2k_AGE-Akute-infektioese-Gastroenteritis-Saeuglinge-Kinder-Jugendliche-2019-05.pdf. Zugeriffen am 23.07.2020

Glimaker M, Johansson B, Grindborg O, Bottai M, Lindquist L, Sjolin J (2015) Adult bacterial meningitis: earlier treatment and improved outcome following guideline revision promoting prompt lumbar puncture. Clin Infect Dis 60(8):1162–1169

Habib G, Lancellotti P, Antunes MJ et al (2015) 2015 ESC guidelines for the management of infective endocarditis. Eur Heart J 36:3075–3312

Herren C, Jung N, Pishnamaz M, Breuninger M, Siewe J, Sobottke R (2017) Spondylodiscitis: diagnosis and treatment options – a systematic review. Dtsch Arztebl Int 114:875–882

Hitzenbichler F, Olic J, Hanses F, Salzberger B, Fischer M, Baessler A (2019) Aktuelle Therapie der Endokarditis. Neuerungen und Kontroversen. Internist 60:1111–1117

Iversen K, Ihlemann N, Gill SU et al (2019) Partial oral versus intravenous antibiotic treatment of Endocarditis. N Engl J Med 380:415–414

Jung N, Rieg S (2018) Essentials in the management of S. aureus bloodstream infection. Infection 46:441–442

Koerber SM, Turagam MK, Winterfield J, Gautam S, Gold MR (2018) Use of antibiotic envelopes to prevent cardiac implantable electronic device infections: a meta-analysis. J Cardiovasc Electrophysiol 29(4):609–615

Kommission für Krankenhaushygiene und Infektionsprävention (KRINKO) beim Robert Koch-Institut (2018) Prävention postoperativer Wundinfektionen. Bundesgesundheitsbl 61:448–473

Koskenvuo L, Lehtonen T, Koskensalo S, Rasilainen S, Klintrup K, Ehrlich A, Pinta T, Scheinin T, Sallinen V (2019) Mechanical and oral antibiotic bowel preparation versus no bowel preparation for elective colectomy (MOBILE): a multicentre, randomized, parallel, single-blinded trial. Lancet 394(10201):840–848

Li HK, Rombach I, Zambellas R et al (2019) Oral versus intravenous antibiotics for bone and joint infection. N Engl J Med 380:425–436

Martin-Loeches I, Antonelli M, Cuenca-Estrella M et al (2019) ESICM/ESCMID task force on practical management of invasive candidiasis in critically ill patients. Intensive Care Med 45:789–805

Mermel LA, Allon M, Bouza E, Craven DE, Flynn P et al. (2009). Clinical Practice guidelines for the diagnosis and management of intravascular catheter-related infection: 2009 Update by the Infectious Disease Society of America. Clinical Infectious Diseases 49:1–45.

Midura EF, Jung AD, Hanseman DJ, Dhar V, Shah SA, Rafferty JF, Davis BR, Paquette IM (2018) Combination oral and mechanical bowel preparations decreases complications in both right and left colectomy. Surgery 163(3):528–534

Mulder T, Kluytmans JAJW (2019) Oral antibiotics prior to colorectal surgery: do they have to be combined with mechanical bowel preparation? Infect Control Hosp Epidemiol 40(8):922–927

Mutters R, Walger P, Lübbert C (2020) Kalkulierte parenterale Initialtherapie bakterieller Infektionen: Bakterielle gastrointestinale Infektionen. GMS Infect Dis 8:Doc06 (20200326)

Niedersächsisches Landesgesundheitsamt (2018) Rationale orale Antibiotikatherapie für Erwachsene im niedergelassenen Bereich, 2. Aufl.

Oostdijk E, de Smet AM, Blok HE, Thieme Groen ES, van Asselt GJ et al (2010) Ecological effects of selective decontamination on resistant gram-negative bacterial colonisation. Am J Respir Crit Care 181:452–457

Pappas PG et al (2016) Clinical practice guideline for the management of candidiasis: 2016 update by the Infectious Disease Society of America. Clin Infect Dis 62:e1–e50. https://doi.org/10.1093/cid/civ933

PEG 2018 S2k Leitlinie Kalkulierte parenterale Initialtherapie bakterieller Erkrankungen bei Erwachsenen – Update 2018. AWMF-Registernummer 082–006

Razazo K, Derde LP, Verachten M, Legrand P, Lesprit P, Brun-Buisson C (2012) Clinical impact and risk factors for colonization with extended-spectrum betalactamase-producing bacteria in the intensive care unit. Intensive Care Med 38:1769–1778

Rhodes A et al (2017) Surviving Sepsis Campaign: international guidelines for management of sepsis and septic shock 2016. Intensive Care Med 43:304–377

Rouzé A et al (2017) Biomarker-based strategy for early discontinuation of empirical antifungal treatment in critically ill patients: a randomized controlled trial. Intensive Care Med 43:1668–1677

Schreiner D, Groendahl B, Puppe H et al (2019) Antibiotic prescription rates in hospitalized children with human metapneumovirus infection in comparison to RSV infection emphasize value of point-of-care diagnostics. Infection 47:201–207

Schulz-Stübner S (2017) Repetitorium Krankenhaushydiene, hygienebeauftragter Arzt und ABS-beauftragter Arzt. Springer, Heidelberg/Berlin

Schulz-Stübner S, Textor Z, Anetseder M (2016) Fecal Microbiota Therapy (FMT) as rescue therapy for life threatening clostridium difficile infection (CDI) in the critically ill: a small case series. Infect Control Hosp Epidemiol 37:1129–1131

Schwarz C, Düesberg U, Bend J et al (2017) S3-Leitlinie: Lungenerkrankung bei Mukoviszidose, Modul 2: Diagnostik und Therapie bei der chronischen Infektion mit Pseudomonas aeruginosa

Silvestri L, De la Cal M, Van Saene HKF (2012) Selective decontamination of the digestive tract: the mechanism of action is control of gut overgrowth. Intensive Care Med 38:1738–1750

Scottish Antimicrobial Prescribing Group, SAPG (2009) https://www.scottishmedicines.org.uk/sapg/scottish_antimicrobial_prescribing_group__sapg. letzter. Zugriff 15.09.2010.

Tarakji KG, Mittal S, Kennergren C et al (2019) Antibacterial envelope to prevent cardiac implantable device infection. N Engl J Med 380(20):1895–1905

Thomas JP, Berner R, Zahnert T, Dazert S (2014) Acute otitis media: a structured approach. Dtsch Arztebl Int 111(9):151–156

Wie würden Sie entscheiden? Fallvignetten aus der ABS-Beratung

12

Inhaltsverzeichnis

12.1 Fall 1

Eine 48-jährige adipöse Patientin (134 kg bei 162 cm Größe) kommt mit rezidivierender Mastitis zur stationären Aufnahme und wird bei der ABS-Visite vorgestellt. Es wurden bereits mehrfach Brustabszesse operativ versorgt, und jeweils konnte ein Methicillin-empfindlicher *Staphylococcus aureus* (MSSA) als Erreger nachgewiesen werden. Die Patientin wurde jeweils einen Tag nach der OP mit 2 × 500 mg Cefuroximaxetil für 14 Tage nach Hause entlassen. Seit der letzten Antibiotikaeinnahme sind 9 Tage vergangen. Das ABS-Team empfiehlt die erneute operative Revision und eine intravenöse Therapie mit 6 × 2 g Flucloxacillin. Mikrobiologisch wird erneut der bekannte MSSA nachgewiesen. PVL wird nicht nachgewiesen. Unter der intravenösen Therapie kommt es zu rascher klinischer Besserung. Diese wird angesichts der komplizierten Vorgeschichte für insgesamt 14 Tage fortgeführt. Rezidive treten nicht mehr auf.

S. Schulz-Stübner, *Antibiotic Stewardship im Krankenhaus*,
https://doi.org/10.1007/978-3-662-60558-5_12

12.2 Fall 2

Ein 69-jähriger Patient mit Verdacht auf eine infizierte Hüftprothese wird bei der ABS-Visite vorgestellt. Zwischen Operation und Auftreten der Symptome (Schmerzen und diskrete CRP-Erhöhung) lagen 5 Monate. Auf Station wurde eine empirische intravenöse Antibiotikatherapie mit Ampicillin/Sulbactam begonnen. Eine operative Revision bei Prothesenlockerung ist für den Folgetag geplant. Das ABS-Team empfiehlt ein Absetzen der Antibiotikatherapie und möglichst ein 14-tägiges antibiotikafreies Intervall zur Durchführung einer adäquaten mikrobiologischen Diagnostik entweder im Rahmen einer Biopsie oder im Rahmen der ohnehin erforderlichen operativen Revision.

12.3 Fall 3

Ein 19-jähiger Mann wird bei der ABS-Visite vorgestellt, nachdem er 3 Tage zuvor wegen einer gedeckt perforierten Appendizitis operiert wurde. Im OP-Bericht wird eine leichte entzündliche Reaktion der Umgebung, aber keine kotige Peritonitis beschrieben. Der Patient war zu keinem Zeitpunkt hämodynamisch instabil und hat sich nach der OP rasch erholt und ist bereits mobil und verträgt normale Kost. Er wird seit der OP mit Cefuroxim und Metronidazol intravenös behandelt. Das ABS-Team empfiehlt das Absetzen der Antibiotika.

12.4 Fall 4

Eine 57-jährige Patientin im septischen Schock auf der Intensivstation wird bei der ABS-Visite vorgestellt. Sie ist trotz massiver Volumengabe hoch katecholaminpflichtig und hat sich in den letzten 24 Stunden deutlich verschlechtert. Bei Aufnahme waren PCT und CRP massiv erhöht, und es zeigte sich freie Luft im Abdomen als dessen Ursache eine perforierte Sigamdivertikulitis mit kotiger Peritonitis festgestellt wurde. Nach operativer Versorgung erfolgte die initiale Antibiotikatherapie mit Cefuroxim und Metronidazol.

Die Patientin leidet an Diabetes melitus und wurde in den vergangenen Monaten mehrfach mit Fluorchinolonen und Cephalosporinen wegen Entzündungen der Nasennebenhöhlen behandelt. Im aktuellen CCT sind diese jedoch unauffällig. Das ABS-Team empfiehlt die Abnahme weiterer Blutkulturen und eine Eskalation der Antibiotikatherapie auf Meropenem und Caspofungin. In den Blutkulturen wird schließlich ein ESBL *E. coli* und *Candida krusei* (intrinsisch fluconazolresistent) nachgewiesen.

Die Therapie mit Meropenem kann nach 7 Tagen bei guter klinischer Besserung beendet werden, Caspofungin wird für 14 Tage nach der ersten negativen Kontrollblutkultur weitergegeben. Untersuchungen des Augenhintergrundes und eine transösophageale Echokardiographie ergeben keine pathologischen Befunde.

12.5 Fall 5

Eine 47-jährige Frau mit *Staphylococcus-aureus*-Bakteriämie wird bei der ABS-Visite vorgestellt. 2 von 3 abgenommenen Blutkulturen waren positiv, und es wurde eine intravenöse Therapie mit Flucloxacillin begonnen, die seit 4 Tagen läuft. Die Fokussuche beschränkte sich bislang auf die körperliche Untersuchung und eine Ultraschalluntersuchung des Abdomens. Eine Hautwunde am Unterarm wurde als mögliche Eintrittspforte angesehen. Das ABS-Team empfiehlt die Abnahme von Kontrollblutkulturen und die Durchführung einer transösophageale Echokardiographie bei neu aufgetretenem Herzgeräusch. Hierbei zeigen sich Vegetationen an der Aortenklappe. Die Antibiotikatherapie wird für 6 Wochen nach negativer Kontrollblutkultur fortgeführt und die TEE-Kontrolle zeigt ein vollständiges Verschwinden der Vegetationen.

12.6 Fall 6

Eine 18-jährige Patientin mit Halsschmerzen und Lymphknotenschwellung wird bei der telefonischen ABS-Hotline vom Hausarzt vorgestellt. Sie wurde mit Amoxicillin anbehandelt und stellt sich nun wegen eines großflächigen Hautexanthems erneut vor. Der Hausarzt hat nun den Verdacht auf eine Mononukleose. Die ABS-Hotline empfiehlt das Absetzen des Antibiotikums und eine serologische Diagnostik, die den Verdacht bestätigt.

12.7 Fall 7

Ein 84-jähriger Patient mit einem metastasierenden Bronchialkarzinom wird mit einer ambulant erworbenen Pneumonie stationär aufgenommen. Er ist sauerstoffpflichtig, tachypnoeisch und kaum ansprechbar. In der vorliegenden Patientenverfügung werden eine Intubation und Beatmung abgelehnt. Gegenüber der Ehefrau habe er kurz vor Beginn der Symptome noch geäußert, „er möge in Ruhe einschlafen“. Die Assistenzärztin in der Notaufnahme veranlasst ein palliativmedizinisches Konsil und bittet das ABS-Team mit der Fragestellung hinzu, ob eine Antibiotikatherapie in diesem Falle noch indiziert ist. In der interdisziplinären Besprechung wird gemeinsam mit der Ehefrau entschieden, auf eine Antibiotikagabe zu verzichten. Zur Linderung der Atemnot wird Morphin verabreicht, die starke Schleimbildung kann durch ein Scopolamin-Pflaster gelindert werden. Der Patient verstirbt am nächsten Morgen im Beisein seiner Familie auf der Palliativstation.

12.8 Fall 8

Ein 66-jähriger Patient auf der Orthopädiestation wird bei der ABS-Visite vorgestellt. Er soll übermorgen eine Knie-TEP bekommen. Da er innerhalb der letzten 12 Monate mehrfach in auswärtigen Krankenhäusern behandelt worden war, wurde ein MRE-Screening durchgeführt. Aus nicht nachvollziehbaren Gründen wurde in diesem Rahmen auch Urin abgenommen. Im Urin findet sich VRE in geringer Keimzahl. Das ABS-Team empfiehlt, den Prozess des MRE-Screenings nochmals anhand der hausinternen Checkliste zu schulen und die asymptomatische Bakteriurie nicht zu behandeln. Gemeinsam mit den Orthopäden wird beraten, ob eine Ergänzung der präoperativen Antibiotikaprophylaxe erforderlich sei. Das ABS-Team rät davon ab und empfiehlt, wenn möglich auf einen Blasenkatheter während der OP zu verzichten. Da die Orthopäden mit einer kurzen OP-Dauer und keinem größeren Blutverlust rechnen, stimmen sie dem Vorschlag zu.

12.9 Fall 9

Eine 44-jährige Patientin auf der Inneren Normalstation wird bei der ABS-Visite vorgestellt. Sie wird wegen einer schweren ambulant erworbenen Pneumonie seit 4 Tagen mit Ampicillin/Sulbactam und Roxithromycin behandelt. Das Legionellen-Antigen im Urin war negativ. Das Röntgenbild zeigt fluktuierende Infiltrate, und im nun durchgeführten Differenzialblutbild zeigt sich eine deutliche Eosinophilie. Das CRP ist weiterhin erhöht, es bestehen subfebrile Temperaturen und keine Zeichen einer klinischen Besserung. Das ABS-Team empfiehlt angesichts der nun gestellten Verdachtsdiagnose einer eosinophilen Pneumonitis ein Absetzen der Antibiotikatherapie und den Beginn einer Steroidtherapie. Hierunter kommt es zu einer raschen klinischen Besserung.

12.10 Fall 10

Ein 48-jähriger Patient auf der Intensivstation wird bei der ABS-Visite vorgestellt. Er wird seit 9 Tagen wegen eines „septischen“ Krankheitsbildes behandelt, wobei zu keinem Zeitpunkt ein eindeutiger Fokus festgestellt werden konnte. Da er einige Wochen zuvor eine Pneumonokokkenpneumonie hatte, wurde initial mit Ampicillin/Sulbactam anbehandelt, bei fehlendem klinischem Ansprechen dann auf Piperacillin/Tazobactam plus Levofloxacin eskaliert und nach weiteren 3 Tagen ohne klinische Besserung auf Meropenem. Wiederholt abgenommene Blutkulturen sowie Sputum- und Urinproben bleiben auch unter Einsatz einer Multiplex-PCR ohne Erregernachweis. Das CRP bleibt leicht schwankend deutlich erhöht, die PCT ist nur leicht erhöht. Es besteht eine persistierende Thrombozytopenie und eine Splenomegalie.

Das ABS-Team empfiehlt die Abnahme eines Ferritinspiegels und das Absetzen der Antibiotikatherapie. Der Ferritinspiegel ist massiv erhöht, sodass als Ausschlussdiagnose die Diagnose einer hämophagozytischen Lymphohistiozytose gestellt und eine Steroidtherapie eingeleitet wird. Hierunter kommt es zu einer raschen klinischen Besserung.

Suche nach neuen Antibiotika und Therapiealternativen

13

Inhaltsverzeichnis

Kloß und Gerbach (2018) fassen im Bundesgesundheitsblatt die Strategien bei der Suche nach neuen Antibiotika zusammen (Abb. 13.1): Die Naturstoffforschung hat in den vergangenen Jahrzehnten enorme Fortschritte gemacht, die die Suche nach neuen Substanzen vereinfachen. Dazu zählen hypothesengestützte Methoden wie Genome Mining, d. h. die Suche nach genetischem Potenzial von Mikroorganismen für die Produktion von Naturstoffen. Bioinformatische Sequenzanalysen können ebenfalls Auskunft darüber geben, ob die betreffenden Gene für eine antibiotische Substanz codieren. Viele dieser Mikroorganismen lassen sich aber bislang nicht im Labor kultivieren oder produzieren dort längst nicht alle antibiotischen Stoffe, die sie genetisch verschlüsseln. Zum Anzapfen dieser Reserven sind oft Tricks notwendig wie die Nachahmung möglichst natürlicher Bedingungen.

Ein weiterer Ansatzpunkt ist die Identifizierung antibiotischer Eigenschaften unter bereits existierenden chemischen Substanzen. Vor allem in akademischen Laboren existieren Millionen von Stoffen diverser Zweckbestimmungen, die nie auf antibiotische Aktivitäten hin untersucht wurden. Werden Forscher überzeugt, ihre Substanzarchive für Screeningkampagnen zur Verfügung zu stellen, würden höchstwahrscheinlich neue Wirkstoffe und Wirkprinzipien offenbart. Allerdings fehlen hier Motivation und finanzielle Förderung, und es stehen häufig Eitelkeiten, Patentfragen und fehlende Ressourcen zum aktiven Screening dieser Archive ihrer Nutzung entgegen.

Für einige bereits therapeutisch genutzte Substanzen können in Einzelfällen bisher übersehene oder nicht beachtete antibiotische Eigenschaften gefunden werden. Der Vorteil dieses Ansatzes ist, dass die betreffenden Substanzklassen bereits hinreichend

S. Schulz-Stübner, *Antibiotic Stewardship im Krankenhaus*,
https://doi.org/10.1007/978-3-662-60558-5_13

Abb. 13.1 Woher kommen neue Antibiotika?

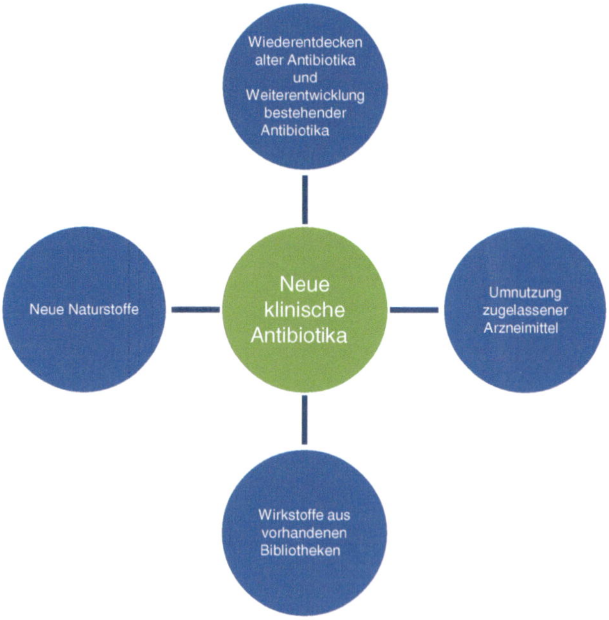

pharmakologisch untersucht sind und entsprechend schnelle Markteinführungen möglich wären.

Alternative Therapieansätze zur klassischen Antibiotikatherapie bestehen in der Anwendung

- von Bakteriophagen,
- monoklonalen Antikörpern,
- Lysinen und Defensinen,
- Probiotika
- oder protektiven Bakterienmischungen im Sinne eine Mikrobiotatherapie.

Allerdings ist die Evidenzlage für diese Therapien entweder dürftig, oder sie befinden sich in unterschiedlichen Entwicklungsstadien.

Der Anwendung von Bakteriophagen wurde schon vor 100 Jahren von Felix d'Hérelle gegen Cholera und Pest in Indien beschrieben, und 1919 hat das Laboratoire du Bactériophage in Paris erste kommerzielle Phagenpräparate produziert (Golkar et al. 2014). Die meiste praktische Erfahrung liegt heutzutage sicherlich beim Eliava-Institut in Georgien (www.eliava-institute.org) vor, wo auch nach wie vor kommerzielle Phagenpräparationen hergestellt werden (Brüssow 2017).

Die europäische Arzneimittelbehörde prüft derzeit die arzneimittelrechtlichen Voraussetzungen für eine breitere Anwendung von Phagen, die in Deutschland derzeit nur als individueller Heilversuch möglich ist. Erfolgreiche Fallberichte bei der Behandlung von

Problemfällen in der Unfallchirurgie (Vogt et al. 2017) oder bei einer therapierefraktären Pankreatitis durch einen multiresistenten *Acinetobacter baumannii* in den USA (Schooley et al. 2017) sollten Anlass für gezielte Studien sein, auch wenn eine erste multizentrische Studie bei Brandverletzten (Phagoburn) nicht zuletzt aufgrund der geringen Patientenzahlen und einem suboptimalen Studiendesign keinen Vorteil einer Phagentherapie gegenüber klassischen Antibiotika hinsichtlich der bakteriellen Besiedlung von Brandwunden zeigen konnte (Jault et al. 2019).

▶ **Tipp**
Eine Phagentherapie kann ein individualmedizinischer Ansatz insbesondere bei gut zugänglichen Haut- und Weichteilinfektionen bei therapieresistenten Infektionen darstellen – wird allerdings in Westeuropa derzeit nur von wenigen Zentren angeboten.

Literatur

Brüssow H (2017) Phage therapy for the treatment of human intestinal bacterial infections: soon to be a reality? Expert Rev Gastroenterol Hepatol. https://doi.org/10.1080/17474124.2017.1342534

Golkar Z, Bagasra O, Pace DG (2014) Bacteriophage therapy: a potential solution for the antibiotic resistance crisis. J Infect Dev Ctries 8(2):129–136. https://doi.org/10.3855/jidc.3573

Jault P, Lederc T, Jennes S et al (2019) Efficacy and tolerability of a cocktail of bacteriophages to treat burn wounds infected by Pseudomonas aeruginosa (PhagoBurn): a randomised, controlled, double-blind phase 1/2 trial. Lancet Infect Dis 19:35–45

Kloß F, Gerbach S (2018) Hürden und Aussichten neuer antimikrobieller Konzepte in Forschung und Entwicklung. Bundesgesundheitsblatt 61:595–605

Schooley RT, Biswas B, Gill JJ et al (2017) Development and use of personalized bacteriophage-based therapeutic cocktails to treat a patient with a disseminated resistant Acinetobacter baumannii infection. Antimicrob Agents Chemother. https://doi.org/10.1128/AAC.00954-17

Vogt D, Sperlin S, Tkhilaishvili T et al (2017) „Beyond antibiotic therapy" – Zukünftige antiinfektiöse Strategien – Update 2017. Unfallchirurg 120:573–584

Anhang

Anforderungen der curriculären Fortbildung „Antibiotika Stewardship" der Bundesärztekammer (Stand 2017)

Die Befähigung zum ABS-beauftragten Arzt erwerben Ärzte durch das Absolvieren des **Moduls I** (40 h) des vorliegenden Curriculums. ABS-beauftragte Ärzte können die Funktion eines abteilungsbezogenen Ansprechpartners für Belange einer rationalen Antiinfektivastrategie wahrnehmen.

Die Befähigung zum ABS-Experten wird durch das Absolvieren aller weiteren Module des Curriculums erlangt. Die Funktion des ABS-Experten setzt eine abgeschlossene Weiterbildung zum Facharzt voraus.

Im **Modul II** (40 h) werden Kenntnisse über infektionsbezogene Laboranalytik einschließlich Prä- und Postanalytik vermittelt.

Von zentraler Bedeutung ist in Modul II die leitliniengerechte Behandlung relevanter Infektionserkrankungen einschließlich der Problematik der Multiresistenz.

Im **Modul III** (40 h) werden definierte ABS-Maßnahmen, -Techniken und -Strategien zur Etablierung, Bedarfsanalyse, kontinuierlichen Aufrechterhaltung und gezielten Intervention, Weiterentwicklung und Erfolgskontrolle eines ABS-Systems vermittelt. Zudem werden die in Modul II erlangten Kenntnisse hier vertieft, ergänzt und zu ABS-Strategien in Kontext gesetzt.

Im **Modul IV** (44 h) erstellen die Teilnehmer eine Projektarbeit, in der sie ABS-Maßnahmen, welche auf die individuellen Bedürfnisse der entsendenden Einrichtung zugeschnitten sind, entwickeln und durchführen.

Die Ergebnisse werden im abschließenden **Modul V** (20–36 h) vorgestellt und bewertet.

Die Module sollen in der vorgegebenen Reihenfolge absolviert werden. Modul IV und V sollen bei demselben Veranstalter belegt werden.

Die Übernahme einer Leitungsfunktion im ABS-Team setzt neben der erfolgreich abgeschlossenen Teilnahme an der vorliegenden strukturierten curricularen Fortbildung eine abgeschlossene Weiterbildung zum Facharzt voraus. Fachärzte für Mikrobiologie, Virologie und Infektionsepidemiologie, Fachärzte für Hygiene und Umweltmedizin sowie Ärzte

S. Schulz-Stübner, *Antibiotic Stewardship im Krankenhaus*,
https://doi.org/10.1007/978-3-662-60558-5

mit der Zusatzweiterbildung Infektiologie haben die erforderlichen Kompetenzen als ABS-Experte oder als ABS-beauftragter Arzt bereits im Rahmen ihrer Weiterbildung erworben.

Übersicht über die Module

Eine Übersicht über die Module der curriculären Fortbildung „Antibiotika Stewardship" der Bundesärztekammer (Stand 2017) gibt Tab. A.1.

Tab. A.1 Module der curriculären Fortbildung „Antibiotika Stewardship" der Bundesärztekammer (Stand 2017)

Modul	Inhalte
Modul I (ABS-beauftragter Arzt) – Antiinfektiva: Grundlagen, Mikrobiologie, Pharmakologie	**Kompetenzziel:** Der Teilnehmer kann die Funktion eines ABS-beauftragten Arztes ausüben. • Kenntnisse zu Antiinfektiva: Spektrum, Pharmakokinetik, Wechselwirkungen und unerwünschte Wirkungen (UEW) erlangen • Grundlagen der medizinischen Mikrobiologie, der Diagnostik und der antimikrobiellen Resistenztestung kennen und anwenden können • Fähigkeit zur Implementierung einschlägiger Antibiotikatherapieleitlinien erlangen • Befähigung zur Etablierung von Kommunikationsstrukturen zur Antiinfektivastrategien erlangen (Durchführung von Schulungen) • Befähigung zur Mitwirkung beim Infektionsmanagement erlangen
Modul II – Infektiologie: Epidemiologie, Diagnostik, Leitlinien, Prävention	**Kompetenzziel:** Der Teilnehmer ist zur leitliniengerechten Behandlung und zur Übernahme einer Multiplikatorenrolle befähigt. • Interpretation von Infektionsdiagnostik und -epidemiologie anwenden können • Inhalte nationaler und internationaler Leitlinien zu Diagnostik und Therapie wichtigster Infektionskrankheiten kennen • Sicherheit in der Behandlung von Infektionen auf Normal- und Intensivstationen erlangen • Behandlungsstrategien für Patienten mit multiresistenten Erregern (MRE) und *Clostridioides difficile* entwickeln können • Wichtige Elemente einer effektiven perioperativen Chemoprophylaxe kennen und anwenden können • Fähigkeit zur Erstellung und Umsetzung von lokalen Leitlinien erlangen

Tab. A.1 (Fortsetzung)

Modul	Inhalte
Modul III – ABS: Ziele, Voraussetzungen, Surveillance, Interventionen, Qualitätsmanagement	**Kompetenzziel:** Der Teilnehmer kann ABS-Projekte und ABS-Systeme etablieren, überprüfen und aufrechterhalten. • Anforderungen an Surveillance-Methoden mit Interpretation der Daten kennen • Überregionale Surveillance-Systeme für die eigene Einrichtung nutzen und anwenden können • Leitlinien, Antiinfektiva-Listen sowie Sonderrezeptregelungen gestalten können • Interventionsstrategien zur Qualitätssicherung von Antibiotikaverordnungen planen und umsetzen können • Deeskalierende Behandlungsstrategien bzw. klinische Dosierungskonzepte kennen und anwenden • Cycling- bzw. Switch-Strategien kennen und bewerten können • Verordnungsanalysen zur Entwicklung von ABS-Maßnahmen planen und durchführen können
Modul IV – Projektarbeit zur Umsetzung von Antibiotikastrategien: ABS-Strukturen, ABS-Maßnahmen, ABS-Controlling	**Kompetenzziel:** Der Teilnehmer kann seine gewonnenen Kenntnisse im Rahmen einer Projektarbeit anwenden. • Befähigung zur Implementierung von ABS-Strukturen im eigenen Krankenhaus • Erfahrung in der Planung, Durchführung und Bewertung von ABS-Maßnahmen sammeln • Befähigung zur Integration von ABS in das Qualitätsmanagement der eigenen Abteilung erlangen • Konstruktiv an ABS-Netzwerken teilnehmen
Modul V – Kolloquium der Projektarbeiten: ABS-Strukturen, ABS-Maßnahmen, ABS-Controlling	**Kompetenzziel:** Der Teilnehmer kann die Funktion eines ABS-Experten ausüben. • Vorstellung und kritische Beleuchtung der in Modul IV erstellen Projektarbeiten im Plenum der Teilnehmer

Stichwortverzeichnis

S. Schulz-Stübner, *Antibiotic Stewardship im Krankenhaus*,
https://doi.org/10.1007/978-3-662-60558-5